Planejamento e Gestão do
Programa de Controle Médico de
Saúde Ocupacional (PCMSO)

MEDICINA DO TRABALHO

Medicina do Trabalho — Outros livros de Interesses

A Ciência e a Arte de Ler Artigos Cientificos – Braulio Luna Filho
A Didática Humanista de um Professor de Medicina – Decourt
A Questão Ética e a Saúde Humana – Segre
A Saúde Brasileira Pode Dar Certo – Lottenberg
A Vida por um Fio e por Inteiro – Elias Knobel
Artigo Científico - do Desafio à Conquista - Enfoque em Testes e Outros Trabalhos Acadêmicos – Victoria Secaf
As Lembranças que não se Apagam – Wilson Luiz Sanvito
Coluna: Ponto e Vírgula 7ª ed. – Goldenberg
Como Ter Sucesso na Profissão Médica - Manual de Sobrevivência 4ª ed. – Mario Emmanuel Novais
Cuidados Paliativos – Diretrizes, Humanização e Alívio de Sintomas – Frankilin Santana
Dicionário de Ciências Biológicas e Biomédicas – Vilela Ferraz
Dicionário Médico Ilustrado Inglês-Português – Alves
Epidemiologia 2ª ed. – Medronho
Gestão Estratégica de Clínicas e Hospitais – Adriana Maria André
Guia de Consultório - Atendimento e Administração – Carvalho Argolo
Internet - Guia para Profissionais da Saúde 2ª ed. – Vincent
Medicina: Olhando para o Futuro – Protásio Lemos da Luz
Medicina, Saúde e Sociedade – Jatene
Nem Só de Ciência se Faz a Cura 2ª ed. – Protásio da Luz
O Que Você Precisa Saber sobre o Sistema Único de Saúde – APM-SUS
Patologia do Trabalho (2 vols.) 2ª ed. – René Mendes
Politica Públicas de Saúde Interação dos Atores Sociais – Lopes
Psiquiatria Ocupacional – Duílio Antero de Camargo e Dorgival Caetano
Saúde Ocupacional: Autoavaliação e Revisão – Gurgel
Sono - Aspectos Profissionais e Suas Interfaces na Saúde – Mello
Trabalho em Turnos e Noturno na Sociedade 24 Horas – Rotemberg e Frida
Tratado de Medicina de Urgência – Lopes e Penna Guimarães
Um Guia para o Leitor de Artigos Científicos na Área da Saúde – Marcopito Santos
Vias Urinárias - Controvérsias em Exames Laboratoriais de Rotina 2ª ed. – Paulo Antonio Rodrigues Terra

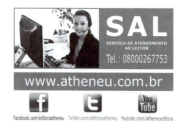

Planejamento e Gestão do Programa de Controle Médico de Saúde Ocupacional (PCMSO)

Medicina do Trabalho

2ª edição
Revista e Atualizada

Prof. Dr. Jorge Luiz Ramos Teixeira

Médico pela Universidade Federal Fluminense (UFF). Especialista em Medicina do Trabalho pela AMB/ANAMT. Pós-Graduado em Ergonomia pela COPPE/UFRJ e Mestre em Educação. Médico do trabalho da Petrobras e Membro do Departamento de Saúde do Trabalhador da UERJ. Professor do Curso de Pós-Graduação de Medicina do Trabalho do CENBRAP, nas disciplinas de Fisiologia do Trabalho e Doenças Ocupacionais e Coordenador do Curso de Pós-Graduação em Medicina do Trabalho e Perícia Médica da Universidade São Camilo. Foi Superintendente de Saúde Ocupacional do Estado do Rio de Janeiro (1999 a 2001); Superintendente de Recursos Humanos da Secretária de Saúde do Estado do Rio de Janeiro (2002 a 2003); Assessor Especial da Presidência da Fundacentro (2010 a 2013) e Diretor da Fundacentro do Rio de Janeiro (2013 a 2015). Diretor-Presidente do INQUALIT (Instituto Nacional de Saúde e Qualidade de Vida no Trabalho).

Com a inclusão da NR-37

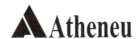

EDITORA ATHENEU

São Paulo —	Rua Jesuíno Pascoal, 30 Tels.: (11) 2858-8750 Fax: (11) 2858-8766 E-mail: atheneu@atheneu.com.br
Rio de Janeiro —	Rua Bambina, 74 Tel.: (21) 3094-1295 Fax: (21) 3094-1284 E-mail: atheneu@atheneu.com.br
Belo Horizonte — Rua Domingos Vieira, 319 — Conj. 1.104	

Design gráfico e editoração: Priscila Vieira Cardoso
Copydesk e Revisão: Priscila Vieira Cardoso e Milton Pereira
CAPA: Paulo Verardo
CRÉDITO CAPA: Paula Santos U. Pneumologia Ocupacional Ilustrada: Fotos e Fatos. Atheneu, São Paulo, Rio de Janeiro, 2014: Foto 6, p. 147.

Dados Internacionais de Catalogação na Publicação (CIP)
(Câmara Brasileira do Livro, SP, Brasil)

Teixeira, Jorge
Planejamento e gestão do Programa de Controle Médico de Saúde
    Ocupacional (PCMSO) / Jorge Teixeira. -- São Paulo : Editora Atheneu,
    2016.

Bibliografia.
ISBN 978-85-388-0706-3

1. Doenças profissionais 2. Medicina do trabalho 3. Segurança do trabalho
    4. Serviço de saúde - Administração I. Título. II. Título: Programa de
    Controle Médico de Saúde Ocupacional.

16-03023   CDD-616.9803

Índices para catálogo sistemático:

1. Medicina do trabalho   616.9803

TEIXEIRA, J. L. R.
Planejamento e Gestão do Programa de Controle Médico de Saúde Ocupacional (PCMSO) – 2ª edição – Revista e atualizada

© *Direitos reservados à Editora ATHENEU – São Paulo, Rio de Janeiro, Belo Horizonte, 2017.*

Dedicatória

Dedico este livro aos trabalhadores, aos alunos, ex-alunos e demais profissionais da área de saúde do trabalhador. Por fim dedico às novas flores do meu canteiro: Eduardo, Miguel e Alice (netos).

Procure entender:

"A indignação é o único sentimento humano que, inerente à sua natureza, é capaz de mudar a sua condição. E indignação é do senso comum, no que tange à doença e à morte no trabalho" (diálogo entre o professor Renê Mendes e Luiz Carlos Fadel, expoentes na saúde do trabalhador).

A minha vida é marcada por muita indignação, mas alimentada de muita esperança de que estou contribuindo para a conquista de um ambiente de trabalho digno e saudável.

Prefácio

O Dr. Jorge Luiz Ramos Teixeira me convidou para prefaciar a presente obra. Ao receber essa incumbência, e aceitá-la de imediato (o que não poderia ser diferente!), fui tomado de uma doce gratidão por Deus e pela vida. Sim, pois quando um ex-aluno é chamado para prefaciar a obra de um de seus grandes professores, o sentimento de privilégio é incomum. A honra é enorme.

Tranquilamente e com toda franqueza, posso dizer que foi o Dr. Jorge quem me apresentou à Medicina do Trabalho. A primeira aula sobre essa especialidade médica que tive foi com o "Jorginho". E que aula! Magistral, alegre e consistente. Há quem diga que quando o mestre é apaixonado pela disciplina que ministra, isso é contagiante. E assim foi! Apaixonei-me logo e fiz da Medicina do Trabalho o meu maior objeto de estudo e apreciação, graças ao Mestre Jorginho.

Mestre Jorginho! Nome de sambista. Sambista dos bons. Além da Medicina do Trabalho, o Dr. Jorge me ensinou uma coisa muito mais séria do que um dia imaginei ser: é preciso alegria para viver com saúde. E isso o Jorginho tem de sobra. Uma alegria que se espalha fácil, um papo agradável e leve, típico dos bons e velhos sambistas de raiz, do Rio de Janeiro.

Grande Jorginho! Meu amigo. Amigo de minha família. Mestre querido, que um dia, por gentileza do destino, passou a ser meu colega de trabalho. Juntos, já ministramos centenas de aulas por esse Brasil imenso. De cada uma delas, sempre trago de volta ótimas conversas, excelentes análises: sobre os trabalhadores, sobre os empregadores, sobre nós mesmos, sobre os políticos, sobre a família, sobre o Brasil, enfim, sobre tudo.

Como coordenador do curso de Pós-Graduação em Medicina do Trabalho operacionalizado pelo CENBRAP – Centro Brasileiro de Pós-Graduações, tomo a liberdade de falar agora em nome dos nossos milhares de alunos: muito obrigado, Dr. Jorge! Pelos ensinamentos e pelas belas e ótimas reflexões que nos provocou. Pelos saudáveis debates de pontos convergentes e divergentes entre nós. Crescemos juntos. Valeu demais!

Sim, essa é a obra de um Mestre (palavra cujo sinônimo é "professor de grande e notório saber"). Nas páginas a seguir, o Dr. Jorge buscou, não somente passar os conhecimentos inerentes aos temas abordados, mas também fazer isso de uma forma palatável e de fácil aprendizado. Os Mestres sabem fazer isso! Acima de tudo, trata-se de um importante e rico livro de consulta, escrito por alguém que conhece dos assuntos tratados como poucos.

Parabéns, Professor Jorge! Boa leitura a todos.

Marcos Henrique Mendanha

Médico. Especialista em Medicina do Trabalho. Especialista em Medicina Legal e Perícias Médicas. Advogado. Especialista em Direito do Trabalho e Processo do Trabalho. Perito Judicial TRT-GO e TRF-GO. Assistente Técnico em Processos Judiciais Diversos. Professor de Cursos de Pós-Graduação em Medicina do Trabalho, Ergonomia, Perícias Médicas e Direito Médico. Diretor Técnico da Clínica ASMETRO — Assessoria em Segurança e Medicina do Trabalho Ltda. Coordenador do CENBRAP — Centro Brasileiro de Pós-Graduações. Coordenador do Congresso Brasileiro de Medicina do Trabalho e Perícias Médicas. Mantenedor do blog: SaudeOcupacional.org.

Sumário

Capítulo 1
Introdução, *3*

Capítulo 2
Planejamento do PCMSO, *7*

Capítulo 3
Gestão de Saúde em uma Empresa, *15*

Capítulo 4
Importância do Reconhecimento e da Avaliação Qualitativa de Riscos Ocupacionais para a Elaboração do PCMSO, *19*

Capítulo 5
Metodologias para Reconhecimento e Avaliação de Riscos, *49*

Capítulo 6
Desafios e Oportunidades para o Brasil de Hoje, para o Planejamento e a Gestão do PCMSO, *65*

Capítulo 7
Proposta para os Três Momentos do PCMSO, *69*

Capítulo 8
Exame Médico Ocupacional, *81*

Capítulo 9
Considerações Finais, *165*

SEÇÃO ANEXOS

Anexo 1
O Limbo Trabalhista Previdenciário Controvérsias entre Médico do Trabalho e Médico Perito do INSS: a Quem Seguir?, *171*

Anexo 2
NR-7 – Programa de Controle Médico de Saúde Ocupacional, *187*

Anexo 3
NR-9 – Programa de Prevenção de Riscos Ambientais, *199*

Anexo 4
NR-32 – Segurança e Saúde no Trabalho em Serviços de Saúde, *205*

Anexo 5
Trabalho em Altura e Espaço Confinado, *251*

Anexo 6
ASO – Atestado de Saúde Ocupacional, *254*

Anexo 7
Planilha do PCMSO, *255*

Anexo 8
Calendário de Vacinação Ocupacional, *256*

Anexo 9
Sugestão para Rotina de Exames e Avaliação no Periódico, *258*

Anexo 10
Relatório Anual do PCMSO (Aprovado pela Portaria SSST nº 24, de 29 de dezembro de 1994), *259*

Anexo 11
NR-37 - Gestão de Segurança e Saúde no Trabalho (Texto proposto - Ministério do Trabalho e Emprego - MTE), *262*

Anexo 12
Cronograma Anual do PCMSO, *271*

Bibliografia Consultada, *272*

Planejamento e Gestão do Programa de Controle Médico de Saúde Ocupacional (PCMSO)

Ponto Prático

O Programa de Controle Médico de Saúde Ocupacional acaba de completar 20 anos. Seu planejamento e sua gestão serão focalizados de forma a alcançar a promoção e preservação da saúde dos trabalhadores, dentro dos princípios da clínica médica, dos conhecimentos da legislação e da ética médica.

Objetivos

Após a leitura deste trabalho, os leitores deverão ser capazes de:

1.1 Saber planejar o Programa através da compilação de dados e informações de uma empresa.

2.2 Estar cientes dos desafios que o médico enfrenta no desenvolvimento das etapas de planejamento de um Programa e na metodologia de administração, devido às imprecisões e falhas na preparação do profissional com a gestão de documentos legais, particularmente do PCMSO, durante a formação médica.

3.3 Conhecer e interpretar corretamente a Norma Regulamentadora nº 7 (NR-7), os documentos complementares e o Despacho da Secretaria de Segurança e Saúde no Trabalho (de 1º de outubro de 1996).

Introdução

Com o fim da escravatura e a chegada dos imigrantes europeus, no alvorecer do século XX, ocorrem profundas modificações na relação capital-trabalho no Brasil. A partir deste período, passamos a ter dois referenciais: as influências externas, doutrinárias, provenientes da Europa e dos Estados Unidos, e internamente, o reflexo das transformações políticas e as grandes mudanças sociais no país. No início do século XX, médicos da Faculdade Nacional de Medicina, na Praia Vermelha – Distrito Federal (hoje Rio de Janeiro), protestavam contra as péssimas condições dos trabalhadores nas fábricas.

No Congresso da principiante República do Brasil, surge a proposta, em 1904, de que se concedam benefícios previdenciários a trabalhadores acidentados no trabalho, uma constante na Capital Federal (Mendes, 1980). Esse foi o caminho para o aparecimento do ensino de Higiene Ocupacional nos cursos de sanitaristas e posteriormente, mesmo que de forma tímida, nos cursos de Medicina em todo o Brasil. Mas, de forma contraditória, em pleno Estado Novo, (ditadura Vargas), surgiu a Consolidação das Leis Trabalhistas – CLT (1º de maio de 1943), representando um notável avanço do ponto de vista da legislação trabalhista.

Os anos 1950 representaram o segundo grande surto industrial do Brasil e nesse contexto histórico aparecem as Escolas de Medicina Preventiva, que vão incorporar a multiprofissionalidade e a interdisciplinaridade ao desenho original de Medicina do Trabalho, que passou a incorporar a Saúde Ocupacional. Portanto, a década de 1950 foi marcada pela proliferação de serviços médicos de empresas e pelo desenvolvimento técnico-científico da Medicina do Trabalho.

Os anos 1960 serão marcados pela efervescência política, que terminou com o golpe militar de 1964. Posteriormente, acontecia o terceiro grande surto industrial do país, com a expansão da construção civil pesada e obras faraônicas, como a ponte Rio-Niterói, a Transamazônica, Itaipu Binacional, estádios de futebol, entre outras. O Brasil era transformado num verdadeiro "canteiro de obras", mas em contrapartida, gerava um verdadeiro genocídio, com trabalhadores morrendo todos os dias.

> *Subiu a construção como se fosse máquina*
> *Ergueu no patamar quatro paredes sólidas*
> *Tijolo com tijolo num desenho mágico*
> *Seus olhos embotados de cimento e lágrima*
> *Sentou pra descansar como se fosse sábado*
> *Comeu feijão com arroz como se fosse um príncipe*
> *Bebeu e soluçou como se fosse um náufrago*
> *Dançou e gargalhou como se ouvisse música*
> *E tropeçou no céu como se fosse um bêbado*
> *E flutuou no ar como se fosse um pássaro*
> *E se acabou no chão feito um pacote flácido*
> *Agonizou no meio do passeio público*
> *Morreu na contramão atrapalhando o tráfego*
> Chico Buarque, 1971

Era o "milagre econômico brasileiro", que ao mesmo tempo levaria o país à condição de "Brasil, campeão mundial de acidentes de trabalho". Pouca ou nenhuma ação acontecia para prevenir as doenças do trabalho. A intervenção do governo militar, em 1977, ocorre com o surgimento da Lei 6.514, que modifica a CLT e cria os artigos pertinentes a Segurança, Higiene e Saúde no Trabalho (artigos do 154 ao 201). Estava o Brasil preparado para a Normatização das Ações de Segurança e Medicina do Trabalho, entrando em cena em junho de 1978 a Portaria 3.214 do Ministério do Trabalho, que cria o elenco de 28 Normas Regulamentadoras (as NRs).

Os anos 1980 vieram com a afirmação de uma nova área, a Saúde do Trabalhador, vinda no sentido de preencher o espaço deixado pelos desenhos anteriores, da Medicina do Trabalho clássica e da Saúde Ocupacional, que se apresentavam insuficientes. A Saúde do Trabalhador assumiu bandeiras importantes, dentre as quais podemos destacar e grifar, para quem pretende elaborar e promover a gestão de um Programa de Controle Médico de Saúde Ocupacional:

- direito de saber;
- recusa ao trabalho em situações de risco;
- saúde não se troca por dinheiro;
- inclusão de cláusulas de saúde e ambientais nos acordos coletivos de trabalho;
- integralidade nas ações de saúde do trabalhador;
- reconhecimento do saber operário;
- participação na gestão dos serviços de saúde;
- validação consensual;
- grupos homogêneos de risco;
- incorporação da epidemiologia como instrumento de reconhecimento de riscos e danos à saúde e ao meio ambiente.

(Oddone, 1986)

Ainda podemos destacar, na década de 1980, outros elementos que acabaram por influenciar a saúde do trabalhador:

- a Oficina Pan-Americana Sanitária (OPAS), lançando os "Programas de Ação da Saúde dos Trabalhadores";
- a OIT/OMS, lançando a Convenção 161 e a Recomendação 171 (Serviço de Saúde no Trabalho). Essas duas tiveram papel importante na alteração da NR-7 e no aparecimento do PCMSO;
- os Programas de Saúde do Trabalhador (implantados em vários estados nos anos 1980);
- a VIII Conferência Nacional de Saúde, em 1986, marcando os debates dos princípios doutrinários do SUS;
- a realização da I Conferência Nacional de Saúde do Trabalhador;
- a Constituinte e a Reforma Constitucional de 1988[1], que definiu como direitos de cidadania "Saúde e Trabalho".

---

[1] Da Constituição de 1988, posteriormente em nosso estudo vamos destacar em seu Título II (Dos Direitos e Garantias Fundamentais) Capítulo II (Dos Direitos Sociais), o Artigo 7º.

Introdução

No início dos anos 1990, o Brasil promulgou a Lei Orgânica de Saúde/Lei 8.080, uma referência dos SUS. Essa Lei, além de definir os princípios do SUS (descentralização, universalidade, integralidade e a hierarquização dos serviços), contempla a Saúde do Trabalhador, conforme seu Artigo 6º.

Lei 8.080/SUS e a redação do Artigo 6º: http://www.planalto.gov.br/ccivil_03/Leis/L8080.htm.

Em dezembro de 1994, o Ministério da Saúde apresentou a NOST (Norma Operacional de Saúde do Trabalhador no SUS). Esse documento objetivou propor uma diretriz para a prática da Atenção Integral à Saúde dos Trabalhadores. Foi exatamente neste ano que o Ministério do Trabalho modificou diversas normas regulamentadoras que permaneciam com a mesma redação desde o aparecimento da Portaria 3.214 do MT (08/06/1978)[2]. Uma das Normas que sofreu modificação foi a NR-7, que através da Portaria nº 24, de 29 de dezembro de 1994, passa a ser intitulada Programa de Controle Médico de Saúde Ocupacional. Nessa mesma época surge a Portaria nº 25 (28/12/1994), que cria na NR-9 o Programa de Prevenção de Riscos Ambientais – PPRA.

---

[2] As Normas Regulamentadoras da Portaria 3.214 hoje são reformuladas ou criadas a partir do debate democrático na CTPP (Comissão Tripartite Paritária Permanente).

Planejamento do PCMSO

O que É Planejamento?

É um processo contínuo e dinâmico que consiste em um conjunto de ações intencionais, integradas, coordenadas e orientadas para tornar realidade um objetivo futuro, de forma a possibilitar a tomada de decisões antecipadamente.

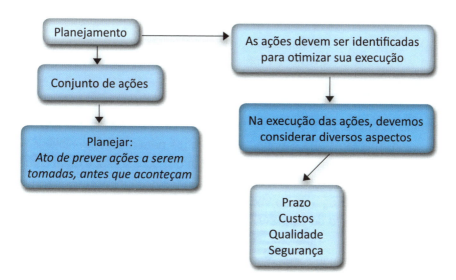

Que Ações Devem Ser Desenvolvidas no Planejamento do PCMSO?

A metodologia do conjunto de ações para o planejamento do PCMSO pode ser delineada por dois momentos: a Visita Preliminar à empresa pelo futuro coordenador do programa e o Inquérito Preliminar de Saúde e Segurança do Trabalho ou *Walkthrough*. Assim, o mínimo que se requer do Programa é um estudo *in loco* para o reconhecimento dos riscos ocupacionais existentes em um ambiente de trabalho.

Cabe ressaltar que o reconhecimento de riscos deve ser feito através de dados e informações colhidos nas etapas de planejamento do Programa. Essa determinação está claramente estampada na redação do Despacho da Secretaria de Segurança e Saúde no Trabalho, de 1º de outubro de 1996, DOU de 04/10/1996. Portanto, não existe possibilidade do Planejamento do PCMSO sem a presença do médico (futuro coordenador) principalmente na execução do Inquérito Preliminar de Saúde e Segurança do Trabalho (*walkthrough*). Essa é a contradição que nos deparamos nas auditorias em PCMSO, isto é, a constatação de que não ocorreu o "reconhecimento dos riscos ocupacionais" por parte do "futuro coordenador".

Tal erro é frequente, em razão da falsa premissa que o PPRA, e tão somente o PPRA, serve para balizar a elaboração do PCMSO. A Secretaria de Segurança e Saúde do Ministério do Trabalho (antiga SSST), em seu Manual de Técnica de Procedimentos, confirma que não existe um "modelo" para a elaboração da "programação" do PCMSO ou de seu "relatório" (Quadro III da NR-7). Portanto, pergunto: O que é o PCMSO?

> "É planejar (programar), fazer (executar) e relatar o que fez..."

Planejamento ótimo

Oferece inúmeras vantagens à equipe de projetos:
- permite controle apropriado;
- produtos e serviços entregues conforme requisitos exigidos;
- melhor coordenação das interfaces do projeto;
- possibilita resolução antecipada de problemas e conflitos;
- propicia um grau mais elevado de assertividade nas tomadas de decisão.

O "Planejamento Ótimo" do PCMSO vai permitir a *gestão* adequada dos exames médicos, dos exames complementares que servem de parâmetros para o controle biológico da exposição ocupacional aos agentes de risco químicos e a outros riscos à saúde, bem como de outras ações de promoção e preservação da saúde do conjunto dos trabalhadores. Exemplo: Programa de Saúde do Viajante/Programa de Vacinação, entre outros.

O tempo de planejamento do PCMSO deve ser adequado à operacionalização da fase de execução. Isso poderá evitar transtornos em observar a falta de coerência entre a avaliação clínica e os exames complementares, a atividade desenvolvida pelo trabalhador e os riscos ocupacionais a que ele está exposto.

Se o planejamento é uma "ferramenta administrativa", devemos, em relação ao PCMSO, perguntar:

Planejar (programar) o quê?

A Norma diz que "o PCMSO deve incluir, *entre outros*, a realização obrigatória de exames médicos:
- admissional;
- periódico;
- de retorno ao trabalho;
- de mudança de função;
- demissional.

Planejamento ótimo é:
Preparar-se para o inevitável, prevenindo o indesejável e controlando o que for controlável.

O tempo do planejamento
O tempo dedicado ao planejamento é vital para evitar problemas na **fase de execução**. O objetivo central do **planejamento** é minimizar a necessidade de **revisões durante a execução**.

Portanto, está clara a abrangência do PCMSO: são cinco tipos distintos de exames médicos, que devem ser encadeados, complementares, articulados entre si. Cada exame médico ou "exame de saúde", deve ser constituído por:

- avaliação clínica, abrangendo anamnese ocupacional, exames físico e mental;
- exames complementares, realizados de acordo com os termos especificados nos **Quadros I** e **II** da NR-7, e seus anexos.

Nota: estaremos comentando de forma mais detalhada a avaliação clínica e os exames complementares apontados no PCMSO.

Planejamento, uma ferramenta administrativa

O planejamento é uma ferramenta administrativa que possibilita **perceber a realidade, avaliar os caminhos, construir um referencial futuro,** estruturando o trâmite adequado e reavaliar todo o processo a que o planejamento se destina.

PLANEJAMENTO É O LADO RACIONAL DA AÇÃO

Metodologia de administração

Consiste, basicamente, em determinar os objetivos a alcançar, as ações a serem realizadas, compatibilizando-as com os meios disponíveis para a sua execução.

Na metodologia de administração do PCMSO, que objetivos queremos alcançar? Que ações devem ser realizadas?

Quem não sabe o que procura não pode interpretar o que encontra...

A Norma enuncia o objetivo do PCMSO: "Promoção e preservação da saúde do conjunto (...) dos trabalhadores" (NR-7, item 7.1.1).

A resposta mais completa ao questionamento está no item 7.2.3 da Norma, entre as "Diretrizes" do PCMSO, a saber:

"o PCMSO deverá ter caráter de prevenção ..."

"... rastreamento ..."

"... e diagnóstico precoce ..."

"... dos agravos à saúde relacionados ao trabalho ..."

"... inclusive de natureza subclínica ..."

"... além da constatação da existência de casos de doenças profissionais ..."

"... ou danos irreversíveis à saúde dos trabalhadores."

A excelência na administração é de fundamental importância para alcançar os objetivos esse programa. É impossível falar em administração sem falar em objetivos. Então, a seguir amos procurar elencar as principais funções administrativas do médico do trabalho coordeador do PCMSO.

Funções administrativas do médico do trabalho coordenador do PCMSO

1. **Organizar e alocar recursos** – **o** coordenador deve ter **responsabilidade na escolha de profissionais, como, por exemplo, médicos encarregados da realização dos exames médicos ocupacionais;** fazer a devida avaliação de **recursos financeiros** necessários para a execução do planejado no PCMSO, e **avaliar os recursos tecnológicos de laboratórios, clínicas, centros de audiometria, etc.**

2. **Comunicar, dirigir e motivar as pessoas** (o médico do trabalho coordenador do PCMSO deve ter *liderança*).

3. Negociar (entendimento com a alta direção da empresa, com a CIPA, com os Sindicatos e com os trabalhadores).

4. Tomar decisões rápidas e precisas.

5. Mensurar e avaliar (controlar).

6. **Fixar objetivos** (planejamento do PCMSO). "É impossível falar em administração sem falar em objetivos".

7. **Analisar e conhecer os problemas** (p. ex., agentes de risco que podem comprometer a saúde dos trabalhadores).

8. **Solucionar problemas** (principalmente através de uma perfeita sintonia com o profissional responsável pelo PPRA).

Médico do Trabalho Coordenador do PCMSO

No planejamento do programa, o coordenador deve participar da definição das políticas de saúde da empresa.
Exemplos: metas a serem atingidas, indicadores de saúde acompanhados por períodos preestabelecidos, etc.

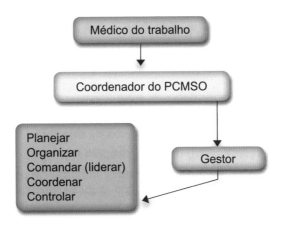

> **Gestor**
> Na **gestão** não basta apenas ser uma **pessoa boa**, é necessário que **tenha nascido para vencer**, vitória essa que está relacionada com a **busca constante de desafios**, com a **coragem de mobilizar-se, de assumir seu papel** diante de seus pares, de seus colaboradores e de seus supervisores.

Planejamento do PCMSO

Envolve a determinação, no presente, do que se espera para o futuro nas iniciativas da empresa, no campo da saúde dos trabalhadores, o que inclui as decisões a serem tomadas para que as metas sejam alcançadas.

Organização do PCMSO

Pode-se constatar que, se fosse possível sequenciar, diríamos que depois de traçada(s) a(s) meta(s) organizacional(ais), é necessário que as **atividades sejam adequadas às pessoas** (aos trabalhadores e à direção da empresa) e **aos recursos da organização,** ou seja, chega a hora de definir **o que deve ser feito, por quem deve ser feito, como deve ser feito, a quem devemos nos reportar, e o que é preciso para a realização da tarefa.**

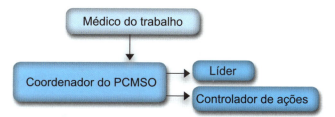

> **Líder:** Influencia pessoas para que trabalhem num objetivo comum:
> *Promoção e preservação da saúde do conjunto dos trabalhadores da empresa*

Políticas de Saúde no Ambiente de Trabalho

O que São Políticas?

São as formas pelas quais as organizações se relacionam com as *partes interessadas*.

Políticas de Saúde nas Organizações

Quais as partes interessadas?
Exemplos:
Um acionista de uma indústria petrolífera vai ficar bastante preocupado com a explosão de uma plataforma de petróleo. Certamente o preço da ação vai "despencar" na bolsa de valores.
O consumidor deixou de comprar uma marca que foi denunciada na mídia por desenvolver trabalho análogo ao escravo.
A comunidade próxima a uma fábrica desenvolveu um protesto contra a poluição do ar.

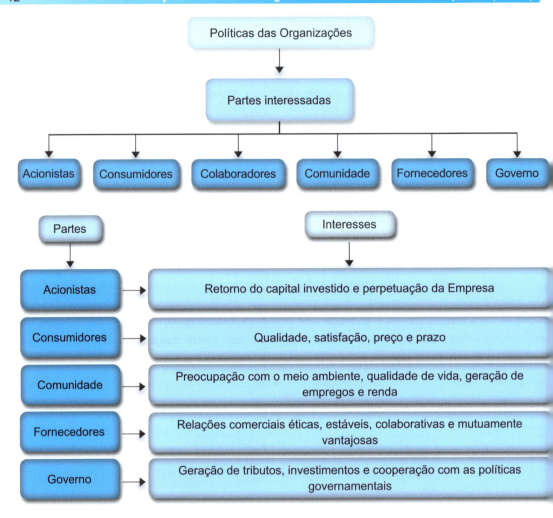

Algumas empresas estão implantando o Sistema Integrado de Segurança, Meio Ambiente e Saúde (SMS). Essas empresas estão cada vez mais preocupadas com a questão ambiental e tornam-se mais exigentes na qualidade do PCMSO.

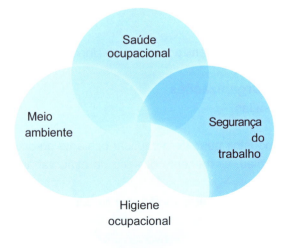

É muito importante "ganhar" a alta direção da empresa e toda a força de trabalho para a aplicabilidade do PCMSO. Existem estudos comprovando que, a cada R$ 1,00 investido no campo da segurança e saúde do trabalhador, o retorno é de 4,00.

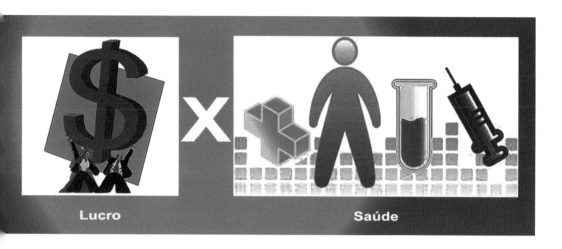

Gestão de Saúde em uma Empresa

3

Saúde do trabalhador – Constitui uma área da saúde pública que tem como objeto de estudo e intervenção as relações entre *trabalho* e *saúde*.

> Objetivos: promoção e proteção da saúde do trabalhador.

Devemos perceber que o coordenador do PCMSO, principalmente quando médico do Serviço Especializado em Segurança e Medicina do Trabalho, é o gestor de saúde da empresa. E ele deve trabalhar em sintonia com a equipe de profissionais do SESMT (NR-4), visando as ações de promoção e proteção da saúde do conjunto de trabalhadores.

Promoção de Saúde

Exemplo: Implementação de um programa de alimentação saudável ou um programa de atividade física na empresa.

Proteção da Saúde do Trabalhador

Exemplo: Desenvolvimento de ações de vigilância dos riscos presentes nos ambientes e condições de trabalho, dos agravos à saúde do trabalhador e a organização e prestação da assistência aos trabalhadores, compreendendo procedimentos de *diagnóstico, treinamento e reabilitação* de forma integrada.

Atenção à Saúde dos Trabalhadores

Não pode ser desvinculada daquela prestada à população em geral. É desenvolvida em diferentes espaços institucionais, com objetivos e práticas distintas:
- pelas empresas – SESMT;
- por um serviço de saúde;
- pelas organizações de trabalhadores;
- pelo Estado;
- pelos planos de saúde;
- pelos serviços organizados em hospitais universitários.

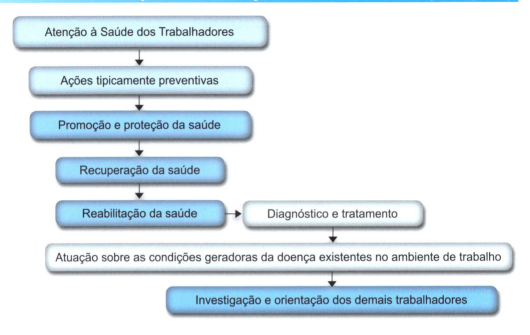

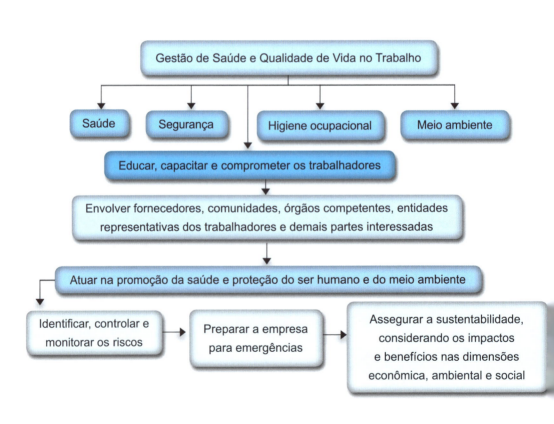

Operacionalização dos Princípios do PCMSO em Diferentes Cenários

Considerar as questões incidentes sobre o indivíduo e a coletividade de trabalhadores, privilegiando o instrumental clínico-epidemiológico na abordagem da relação entre sua saúde e o trabalho.

Várias são as possibilidades para a operacionalização deste princípio.

1ª Possibilidade:

Empresa em que já existem informações disponíveis sobre a situação das condições e dos ambientes de trabalho, e sobre os problemas de saúde da coletividade de trabalhadores, e estas parecem ser de boa qualidade: *aproveitar estas informaçoes para planejar seu PCMSO*.

Nesta empresa, provavelmente já vinham sendo realizados os exames médicos de saúde (admissional, periódico, etc.). Neste caso, o PCMSO poderá ser o simples enunciado do que vai ser feito (com base no que vinha sendo feito).

Agregar, se necessário, pequenas modificações consideradas adequadas, ou até necessárias à luz do novo texto da NR-7, como, por exemplo, periodicidade do "exame periódico", inclusão do "exame de retorno ao trabalho", inclusão dos exames de mudança de função", (re)definição do tipo e da periodicidade de parâmetros para controle biológico da exposição (**Quadros I e II**) e sua periodicidade, etc.

Neste caso, provavelmente estarão, também, atendidos o espírito e a letra da diretriz explicitada no item 7.2.4, da Norma, quando estabelece que "o PCMSO deverá ser planejado e implementado com base nos riscos à saúde dos trabalhadores, especialmente os identificados nas avaliações previstas nas demais NRs.

Este será o provável procedimento para *grandes empresas.*

2ª Possibilidade:

Empresas nas quais não existem informações disponíveis sobre as condições e os ambientes de trabalho, tampouco sobre as condições de saúde de seus empregados ("de que adoecem, incapacitam-se ou morrem...").

Neste caso, três poderão ser as posturas, sequenciais, simultâneas ou mutuamente exclusivas, a saber:

1ª postura: O (futuro) "médico coordenador" vai à empresa e faz uma vistoria geral prévia, das condições e dos ambientes de trabalho (identificação genérica dos riscos). O **Anexo 1,** tal como muitos outros roteiros ou formulários desenvolvidos, constitui sugestão de Roteiro para esta "vistoria", mais corretamente denominada "Inquérito Preliminar de Saúde e Segurança do Trabalho", ou *Walkthrough.* Com base nas observações qualitativas obtidas, ele poderá se sentir em condições de definir, ainda que provisoriamente, o conteúdo do PCMSO.

Este seria o procedimento recomendado para *pequenas e microempresas.*

2ª postura: O (futuro) "médico coordenador" inclui em seu PCMSO a encomenda de uma avaliação qualitativa e quantitativa mais técnica, a ser oportunamente realizada por profissionais "do ramo", qualificados (engenheiros de segurança do trabalho, higienistas, técnicos de segurança do trabalho, etc.). Desejavelmente, esta avaliação deverá ser feita de acordo com a NR-9, que trata do Programa de Prevenção de Riscos Ambientais (PPRA), irmão gêmeo do PCMSO. Para o ano seguinte, os resultados desta avaliação deverão ser incorporados ao PCMSO, aperfeiçoando-o ou corrigindo-o.

Este seria o procedimento recomendado para *empresas de porte médio.*

3ª postura: O (futuro) "médico coordenador" sente-se despreparado ou prefere esperar os resultados da avaliação ambiental (ou do PPRA) para se pronunciar sobre o conteúdo do PCMSO. Pode ser uma atitude técnica e eticamente correta, porém ela é pouco prática, do ponto de vista operacional, até porque as empresas estarão sendo cobradas pela fiscalização, para apresentar seu PCMSO. É preferível apresentar uma proposta provisória, sujeita a revisão, a não apresentar nada, esperando que a Segurança do Trabalho faça a sua parte (PPRA).

Neste caso, poderá ser que o ótimo passe a ser inimigo do bom...

De certa forma, as mesmas diretrizes relativas à questão da existência (ou não) de informações sobre a natureza dos riscos – norteadora principal do PCMSO – servirão para a questão das informações sobre a morbidade ou natureza e gravidade dos danos à saúde ou sobre a informação "de que os trabalhadores adoecem, incapacitam-se ou morrem" – norteadora complementar do PCMSO.

Se existirem e forem de boa qualidade, elas deverão ser levadas em consideração no planejamento do PCMSO. Se não existirem, ou forem de má qualidade, deverá ser incluída no planejamento do próximo PCMSO a tarefa de sua identificação e análise, e o oportuno aproveitamento no próximo PCMSO.

Procedimentos ou Termos que Necessitam Ser Definidos para a Adequada Operacionalização

- Avaliação Clínica (7.4.2): roteiro ou ficha clínica a serem desenvolvidos/adaptados.
- Anamnese Ocupacional (7.4.3).
- Inquérito Preliminar de Saúde e Segurança do Trabalho.
- Exame Admissional (7.4.1): procedimento, formulário ou ficha a serem desenvolvidos.
- Exame Periódico (7.4.1): idem.
- Exame de Retorno ao Trabalho (7.4.1): idem.
- Exame de Mudança de Função (7.4.1): idem.
- Exame Demissional (7.4.1): idem.
- Atestado de Saúde Ocupacional (ASO): definir seu desenho, seguindo o estabelecido na NR 7.4.4.3.
- Doença Profissional: seguir a conceituação legal (Lei 8.213/91 e Decreto 611/92), complementada pela Relação de Doenças Profissionais, que constitui o **Anexo II do Decreto 611/92**.
- Fluxograma e procedimentos para a realização dos "exames para controle biológico da exposição" constantes nos **Quadros I e II** da NR-7: a definir.
- Prontuário Clínico Individual: definir o conteúdo e seu formato.

Importância do Reconhecimento e da Avaliação Qualitativa de Riscos Ocupacionais para a Elaboração do PCMSO

4

O objetivo desse capítulo é apresentar propostas metodológicas para o *reconhecimento de riscos.* Faz-se necessário deixar claro qual o conceito de risco que estaremos utilizando. O termo inglês *hazard* vem sendo traduzido como "perigo" ou "fator de risco", ou mesmo "situação de risco". Na nossa abordagem estaremos utilizando a denominação "situação de risco" ou "fator de risco" como tradução de *hazard.*

Estaremos adotando a definição de *risco* como sendo a *possibilidade de perda ou dano* e a "probabilidade de que tal perda ou dano ocorra".

O conceito de *risco* é bidimensional e pode representar duas situações:

1. possibilidade de um efeito adverso;
2. incerteza da ocorrência, distribuição no tempo ou magnitude do resultado adverso.

E quando existe a possibilidade de efeito adverso num ambiente de trabalho?

A possibilidade de um efeito adverso somente existirá se houver a *exposição* a uma *situação* ou *fator de risco* (*hazard*) que tenha potencial para tal efeito.

O que É Situação ou Fator de Risco?

É uma condição ou um conjunto de circunstâncias que tem o potencial de causar um efeito adverso. Esse efeito adverso pode causar morte, lesões, doenças em geral, danos à propriedade, danos ao meio ambiente, danos ao ambiente de trabalho, acidentes e doenças relacionadas ao trabalho.

Portanto, de forma global, os fatores de risco, quanto à sua natureza, podem ser classificados como:

1. ambiental:
   - físico (ruído, vibração ou alguma forma de energia);
   - químico (substâncias);
   - biológico (microrganismos patogênicos e fungos);
2. situacional (instalações, ferramentas, equipamentos, materiais, operações);
3. humano ou comportamental (ação ou omissão).

No campo da saúde do trabalhador, os *fatores ergonômicos* podem incluir *fatores ambientais, situacionais ou humanos.*

Podemos afirmar que *reconhecer riscos* significa identificar no ambiente de trabalho *fatores* ou *situações* com potencial de *dano,* isto é, há a possibilidade de dano.

> **Avaliar o risco significa estimar a probabilidade do dano**

Para pavimentar o caminho do reconhecimento e da avaliação dos riscos propostos propomos os seguintes questionamentos:

Reconhecimento dos Riscos

Perguntas:

1. Que fatores de risco (agentes ou condições) estão presentes no ambiente de trabalho que têm o potencial de causar danos à saúde ou ameaçar a integridade física dos trabalhadores? (identificação dos fatores de risco).
2. Qual é a população exposta a estes fatores de risco? Quais são as condições de exposição? (caracterização das exposições).
3. Que *medidas de controle* para prevenir a ocorrência desses efeitos adversos existem ou deveriam existir? Essas medidas são adequadas ao tipo de risco? (identificação dos controles).

As respostas das perguntas 1 e 2 são de muita importância para a elaboração do PCMSO, com ou sem o PPRA, independentemente dos Anexos da NR-15 (Atividades ou Operações Insalubres), ou do modelo de mapeamento de riscos anteriormente explicitado na NR-5 (CIPA). Assim, na fase do planejamento do PCMSO, quando da realização do Inquérito Preliminar de Segurança e Saúde no Trabalho ou *Walkthrough*, o médico coordenador deverá ter atenção especial na *identificação dos fatores de risco* e na *caracterização das exposições*. Devendo, quando possível, confrontar as *respostas* com as etapas do PPRA, bem como participar de entendimentos para a implantação das medidas de controle (respostas ao questionamento nº 3).

Avaliação dos Riscos

Perguntas:

1. Quais são os efeitos adversos ou danos?
2. Qual a magnitude ou gravidade do dano?
3. Qual é a probabilidade de que os efeitos adversos se concretizem?

Ter conhecimentos sólidos de clínica médica aplicada à medicina do trabalho é de fundamental importância na avaliação dos riscos. A estimativa do tamanho do risco pode ser feita pela combinação da estimativa da probabilidade da ocorrência dos danos e da estimativa da gravidade dos mesmos. A estimativa de risco pode ser evidenciada em duas expressões:

> Acidentes de trabalho: Risco = Probabilidade x Gravidade do dano

> Doenças relacionadas ao trabalho: Exposição x Gravidade do efeito sobre a saúde

O tamanho do risco pode ser estimado *qualitativamente* a partir da atribuição de índices para a probabilidade de ocorrência de acidentes ou exposição e de índices relacionados com a magnitude e intensidade da consequência ou dos danos potenciais à saúde humana.

No caso de *Acidentes de Trabalho*, o índice de probabilidade poderá ser atribuído com base em dados e informações colhidos durante a etapa denominada Visita Preliminar de Planejamento do PCMSO. Portanto, é um julgamento profissional:

1. a frequência de acidentes ocorridos na empresa com emissão de CAT;
2. a frequência de acidentes ou "quase acidentes" ocorridos na empresa, mas não registrados formalmente;
3. a frequência de acidentes ocorridos em situações análogas registrada na literatura técnica ou em dados estatísticos.

A **probabilidade** da ocorrência de acidentes de trabalho também poderá ser estimada tendo-se em vista a eficácia da medida preventiva existente, avaliada pela sua adequação e manutenção. Atribui-se um índice menor para situações de risco onde existirem **medidas de controle** adequadas e índices altos quando as medidas preventivas estiverem ausentes.

No caso de doenças relacionadas ao trabalho, a probabilidade pode ser representada pelo grau de exposição. Quanto maior a exposição (no sentido de dose), maior a probabilidade de ocorrência do efeito adverso à saúde. A exposição pode ser estimada levando-se em conta os seguintes fatores:

- intensidade da exposição;
- duração da exposição;
- frequência da exposição.

Atenção: Para a estimativa da exposição por aerodispersoides (poeira, neblina, névoas, fumos metálicos) e ao ruído, recomenda-se **não levar em conta a utilização de equipamentos de proteção individual** (EPI, como protetor respiratório ou auricular), uma vez que são os últimos recursos na hierarquia das medidas de controle que podem ser adotados.

O contato acidental de produtos químicos com a pele e os olhos, ou ainda a ingestão, devem ser tratados em termos de probabilidade de ocorrência desses eventos, isto é, como *acidentes*.

Como Estimar a Gravidade do Dano?

Para estimar a gravidade do dano pode-se atribuir um índice relacionado com o potencial de danos à saúde do agente ou com a magnitude e intensidade das consequências do *acidente*. Efeitos leves e reversíveis recebem índices baixos e efeitos sérios e irreversíveis ou fatais recebem índices altos.

A avaliação final do *risco* significa chegar a um índice que represente tanto a probabilidade como a gravidade do dano. Implica também em julgar se o *risco estimado é tolerável ou não*. Tolerável nesse contexto significa se o risco foi reduzido ao nível mais baixo razoavelmente praticável.

Quais os objetivos do "Reconhecimento de Riscos" no Inquérito Preliminar durante o Planejamento de PCMSO?

Fornecer dados para a elaboração do PCMSO, no caso, terá que indicar a matriz:

> Funções (atividades desenvolvidas) x Fatores de risco

Estes dados devem ser confrontados com os elementos utilizados na elaboração do PPRA, isto é, os fatores de risco reconhecidos e quantificados, bem como as medidas de controle adotadas.

A Investigação das Relações Saúde-Trabalho, o Estabelecimento do Nexo Causal da Doença com o Trabalho e as Ações Decorrentes*

O reconhecimento do papel do trabalho na determinação e evolução do processo saúde-doença dos trabalhadores tem implicações éticas, técnicas e legais, que se refletem sobre a organização e o provimento de ações de saúde para esse segmento da população, na rede de serviços de saúde.

Nessa perspectiva, o estabelecimento da relação causal ou do nexo entre um determinado evento de saúde – dano ou doença – individual ou coletivo, potencial ou instalado, e uma dada condição de trabalho constitui a condição básica para a implementação das ações de Saúde do Trabalhador nos serviços de saúde. De modo esquemático, esse processo pode se iniciar pela identificação e pelo controle dos fatores de risco para a saúde presentes nos ambientes e condições de trabalho e/ou a partir do diagnóstico, tratamento e prevenção dos danos, lesões ou doenças provocados pelo trabalho, no indivíduo e no coletivo de trabalhadores.

Apesar de fugir aos objetivos deste texto, que trata dos aspectos patogênicos do trabalho, potencialmente produtor de sofrimento, adoecimento e morte, é importante assinalar que, na atualidade, cresce em importância a valorização dos aspectos positivos e promotores de saúde, também presentes no trabalho, que devem estar contemplados nas práticas de saúde.

Serão apresentados, resumidamente, os aspectos conceituais sobre as formas de adoecimento dos trabalhadores e de sua relação com o trabalho, alguns dos recursos e instrumentos disponíveis para a investigação das relações saúde-trabalho-doença e para o estabelecimento do nexo do dano/doença com o trabalho e as ações decorrentes que devem ser implementadas. Ao final, encontra-se relacionada uma bibliografia sugerida para o aprofundamento do tema.

O ADOECIMENTO DOS TRABALHADORES E SUA RELAÇÃO COM O TRABALHO

Os trabalhadores compartilham os perfis de adoecimento e morte da população em geral, em função de sua idade, gênero, grupo social ou inserção em um grupo específico de risco. Além disso, os trabalhadores podem adoecer ou morrer por causas relacionadas ao trabalho, como consequência da profissão que exercem ou exerceram, ou pelas condições adversas em que seu trabalho é ou foi realizado. Assim, o perfil de adoecimento e morte dos trabalhadores resultará da amalgamação desses fatores, que podem ser sintetizados em quatro grupos de causas (Mendes & Dias, 1999):

- doenças comuns, aparentemente sem qualquer relação com o trabalho;
- doenças comuns (crônico-degenerativas, infecciosas, neoplásicas, traumáticas, etc.) eventualmente modificadas no aumento da frequência de sua ocorrência ou na precocidade de seu surgimento em trabalhadores, sob determinadas condições de trabalho. A hipertensão arterial em motoristas de ônibus urbanos, nas grandes cidades, exemplifica esta possibilidade;
- doenças comuns que têm o espectro de sua etiologia ampliado ou tornado mais complexo pelo trabalho. A asma brônquica, a dermatite de contato alérgica, a perda auditiva induzi

---

* Extraído de: Doenças Relacionadas ao Trabalho - Manual de Procedimentos para os Serviços de Saúde. Ministério da Saúde do Brasil. Representação no Brasil da OPAS/OMS. Brasília DF, 2001.

da pelo ruído (ocupacional), doenças musculoesqueléticas e alguns transtornos mentais exemplificam esta possibilidade, na qual, em decorrência do trabalho, somam-se (efeito aditivo) ou multiplicam-se (efeito sinérgico) as condições provocadoras ou desencadeadoras destes quadros nosológicos;

- agravos à saúde específicos, tipificados pelos acidentes do trabalho e pelas doenças profissionais. A silicose e a asbestose exemplificam este grupo de agravos específicos.

Os três últimos grupos constituem a família das doenças relacionadas ao trabalho. A natureza dessa relação é sutilmente distinta em cada grupo. O Quadro I resume e exemplifica os grupos das doenças relacionadas de acordo com a classificação proposta por Schilling (1984).

Grupo I: doenças em que o trabalho é causa necessária, tipificadas pelas doenças profissionais, *stricto sensu*, e pelas intoxicações agudas de origem ocupacional.

Grupo II: doenças em que o trabalho pode ser um fator de risco contributivo, mas não necessário, exemplificadas pelas doenças comuns, mais frequentes ou mais precoces em determinados grupos ocupacionais e para as quais o nexo causal é de natureza eminentemente epidemiológica. A hipertensão arterial e as neoplasias malignas (cânceres), em determinados grupos ocupacionais ou profissões, constituem exemplo típico.

Grupo III: doenças em que o trabalho é provocador de um distúrbio latente ou agravador de doença já estabelecida ou preexistente, ou seja, concausa, tipificadas pelas doenças alérgicas de pele e respiratórias e pelos distúrbios mentais, em determinados grupos ocupacionais ou profissões.

Entre os agravos específicos estão incluídas as doenças profissionais, para as quais se considera que o trabalho ou as condições em que ele é realizado constituem causa direta. A relação causal ou nexo causal é direta e imediata. A eliminação do agente causal, por medidas de controle ou substituição, pode assegurar a prevenção, ou seja, sua eliminação ou erradicação. Esse grupo de agravos, Schilling I, tem, também, uma conceituação legal no âmbito do SAT da Previdência Social e sua ocorrência deve ser notificada segundo regulamentação na esfera da Saúde, da Previdência Social e do Trabalho.

Quadro I
Classificação das Doenças Segundo sua Relação com o Trabalho

Categoria	Exemplos
I – Trabalho como causa necessária	Intoxicação por chumbo Silicose Doenças profissionais legalmente reconhecidas
II – Trabalho como fator contributivo, mas não necessário	Doença coronariana Doenças do aparelho locomotor Câncer Varizes dos membros inferiores
III – Trabalho como provocador de um distúrbio latente ou agravador de doença já estabelecida	Bronquite crônica Dermatite de contato alérgica Asma Doenças mentais

(Adaptado de Schilling, 1984.)

Os outros dois grupos, Schilling II e III, são formados por doenças consideradas de etiologia múltipla, ou causadas por múltiplos fatores de risco. Nessas doenças comuns, o trabalho poderia ser entendido como um fator de risco, ou seja, um atributo ou uma exposição que estão associados a uma probabilidade aumentada de ocorrência de uma doença, não necessariamente um fator causal (Last, 1995). Portanto, a caracterização etiológica ou nexo causal será essencialmente de natureza epidemiológica, seja pela observação de um excesso de frequência em determinados grupos ocupacionais ou profissões, seja pela ampliação quantitativa ou qualitativa do espectro de determinantes causais, que podem ser mais bem conhecidos a partir do estudo dos ambientes e das condições de trabalho. A eliminação desses fatores de risco reduz a incidência ou modifica o curso evolutivo da doença ou agravo à saúde.

Classicamente, os fatores de risco para a saúde e segurança dos trabalhadores, presentes ou relacionados ao trabalho, podem ser classificados em cinco grandes grupos:

Físicos: ruído, vibração, radiação ionizante e não ionizante, temperaturas extremas (frio e calor), pressão atmosférica anormal, entre outros;

Químicos: agentes e substâncias químicas, sob a forma líquida, gasosa ou de partículas e poeiras minerais e vegetais, comuns nos processos de trabalho;

Biológicos: vírus, bactérias, parasitas, geralmente associados ao trabalho em hospitais, laboratórios e na agricultura e pecuária;

Ergonômicos e Psicossociais: decorrem da organização e gestão do trabalho, como, por exemplo: da utilização de equipamentos, máquinas e mobiliário inadequados, levando a posturas e posições incorretas; locais adaptados com más condições de iluminação, ventilação e de conforto para os trabalhadores; trabalho em turnos e noturno; monotonia ou ritmo de trabalho excessivo, exigências de produtividade, relações de trabalho autoritárias, falhas no treinamento e na supervisão dos trabalhadores, entre outros;

Mecânicos e de Acidentes: ligados à proteção das máquinas, arranjo físico, ordem e limpeza do ambiente de trabalho, sinalização, rotulagem de produtos e outros que podem levar a acidentes do trabalho.

RECURSOS E INSTRUMENTOS PARA A INVESTIGAÇÃO DAS RELAÇÕES SAÚDE-TRABALHO-DOENÇA

Os recursos e instrumentos tecnicamente disponíveis para a investigação das relações saúde-trabalho-doença estão sumariados no Quadro II. Estão organizados e apresentados segundo o foco da investigação, do dano e/ou dos fatores de risco, no indivíduo e no coletivo de trabalhadores. Mais informações quanto aos aspectos conceituais e operacionais, seus usos e limitações poderão ser encontradas na bibliografia sugerida ao final do capítulo.

É importante ressaltar que, para a investigação das relações saúde-trabalho-doença, é imprescindível considerar o relato dos trabalhadores, tanto individual quanto coletivo. Apesar dos avanços e da sofisticação das técnicas para o estudo dos ambientes e condições de trabalho, muitas vezes, apenas os trabalhadores sabem descrever as reais condições, circunstâncias e imprevistos que ocorrem no cotidiano e são capazes de explicar o adoecimento.

No âmbito dos serviços de saúde, o principal instrumento para a investigação das relações saúde-trabalho-doença e, portanto, para o diagnóstico correto do dano para a saúde e da relação etiológica com o trabalho, é representado pela anamnese ocupacional. Lamentavelmente, na formação médica, pouca ou nenhuma atenção é dada ao desenvolvimento dessa habilidade, fazendo com que os profissionais tenham dificuldade para utilizá-la no dia a dia de trabalho.

QUADRO II
INSTRUMENTOS DE INVESTIGAÇÃO DAS RELAÇÕES SAÚDE-TRABALHO-DOENÇA

Natureza	Nível de Aplicação	Abordagem/Instrumentos	
Dano ou Doença	Individual	Clínica	História clínica/Anamnese ocupacional
		Complementar: laboratoriais, toxicológicos, provas funcionais	Exames laboratoriais, provas funcionais
	Coletivo	Estudos epidemiológicos	• Estudos descritivos de morbidade e mortalidade • Estudos analíticos, tipo caso-controle, de "coorte" prospectivos e retrospectivos
Fatores ou Condições de Risco	Individual	• Estudo do posto ou estação de trabalho, por meio da análise ergonômica da atividade • Avaliação ambiental qualitativa ou quantitativa, de acordo com as ferramentas da Higiene do Trabalho	
	Coletivo	• Estudo do posto ou estação de trabalho, por meio da análise ergonômica da atividade • Avaliação ambiental quantitativa e qualitativa • Elaboração do mapa de risco da atividade • Inquéritos coletivos	

A anamnese ocupacional faz parte da entrevista médica, que compreende a história clínica atual, a investigação sobre os diversos sistemas ou aparelhos, os antecedentes pessoais e familiares, a história ocupacional, hábitos e estilo de vida, o exame físico e a propedêutica complementar.

De acordo com a situação específica, a exploração das condições de exposição a fatores de risco para a saúde presentes nos ambientes e condições de trabalho, levantadas a partir da entrevista com o paciente/trabalhador, poderá ser complementada por meio da literatura técnica especializada, da observação direta do posto de trabalho, da análise ergonômica da atividade, da descrição dos produtos químicos utilizados no processo de trabalho e da respectiva ficha toxicológica obtida diretamente dos responsáveis pelo processo, como encarregados, gerentes, fabricantes de produtos e junto aos próprios trabalhadores.

Ouvir o trabalhador falando de seu trabalho, de suas impressões e sentimentos em relação ao trabalho, de como seu corpo reage no trabalho e fora dele, é de fundamental importância para a identificação das relações saúde-trabalho-doença. É a tradução prática da recomendação feita em 1700 pelo médico italiano Bernardino Ramazzini, de que todos os médicos deveriam perguntar a seus pacientes: Qual é a sua profissão?

A realização da anamnese ocupacional deve estar incorporada à entrevista clínica e seguir uma sistematização para que nenhum aspecto relevante seja esquecido, por meio de algumas perguntas básicas: O que faz? Como faz? Com que produtos e instrumentos? Quanto faz? Onde? Em que condições? Há quanto tempo? Como se sente e o que pensa sobre seu trabalho? Conhece outros trabalhadores com problemas semelhantes aos seus? Assim é possível se ter uma ideia das condições de trabalho e de suas repercussões sobre a saúde do trabalhador.

Igual importância deve ser dada às ocupações anteriores desempenhadas pelo trabalhador, particularmente aquelas às quais o trabalhador dedicou mais tempo ou que envolveram situações de maior risco para a saúde.

Vários roteiros para a realização da anamnese ocupacional estão disponíveis, podendo ser adaptados às necessidades e/ou particularidades dos serviços de saúde e da população trabalhadora atendida. Podem ser abreviados e expandidos, ou focalizar algum aspecto particular, de acordo com as queixas e o quadro do paciente. Um roteiro básico para a realização de uma anamnese ocupacional é apresentado no Quadro IV.

Ainda que não seja possível fazer um diagnóstico de certeza, a história ocupacional colhida do trabalhador servirá para orientar o raciocínio clínico quanto à contribuição do trabalho, atual ou anterior, na determinação, na evolução ou no agravamento da doença. Em alguns casos, a história ocupacional pode desvelar a exposição a uma situação ou fator de risco para a saúde presente no trabalho que, mesmo na ausência de qualquer manifestação clínica e laboratorial, indica a necessidade de monitoramento ou vigilância, como no caso de um paciente que relata, na sua história ocupacional, exposição significativa ao *asbesto*, à *sílica* ou a *solventes orgânicos*, por exemplo.

Além da ocupação atual, é importante investigar as ocupações anteriores, dada a variabilidade dos períodos de latência requeridos para o surgimento de uma patologia relacionada ao trabalho: de algumas horas, como no caso de uma conjuntivite por exposição a irritantes químicos ou para o desencadeamento de um quadro de asma ocupacional, a períodos superiores a 20 anos, como no caso da silicose e de alguns cânceres.

Em algumas situações particulares pode ser útil a realização da anamnese ocupacional de um grupo de trabalhadores que desenvolvem uma mesma atividade (grupo operário homogêneo), em uma adaptação da metodologia desenvolvida por profissionais de saúde e sindicalistas italianos, nos anos 1980. Essa prática tem se revelado um importante instrumento de resgate e valorização do saber dos trabalhadores sobre os processos de trabalho, suas consequências para a saúde e a identificação de estratégias visando a melhoria das condições de trabalho e saúde.

O ESTABELECIMENTO DA RELAÇÃO CAUSAL ENTRE O DANO OU DOENÇA E O TRABALHO

A decisão quanto à existência de relação causal entre uma doença diagnosticada ou suspeita e uma situação de trabalho ou ambiental é considerada por Dembe (1996) como processo social. Segundo Desoille, Scherrer & Truhaut (1975), a comprovação deve basear-se em "argumentos que permitam a sua presunção, sem a existência de prova absoluta". A noção de presunção na legislação de diferentes países visou a beneficiar o trabalhador e a evitar discussões intermináveis sobre essas relações.

Como diretriz básica, a resposta positiva à maioria das questões apresentadas a seguir auxilia no estabelecimento de relação etiológica ou nexo causal entre doença e trabalho:

- natureza da exposição: o agente patogênico pode ser identificado pela história ocupacional e/ou pelas informações colhidas no local de trabalho e/ou de pessoas familiarizadas com o ambiente ou local de trabalho do trabalhador?
- especificidade da relação causal e a força da associação causal: o agente patogênico ou o fator de risco pode estar contribuindo significativamente entre os fatores causais da doença?
- tipo de relação causal com o trabalho: de acordo com a Classificação de Schilling, o trabalho é considerado causa necessária (Tipo I)? Fator de risco contributivo de doença de etiologia multicausal (Tipo II)? Fator desencadeante ou agravante de doença preexistente (Tipo III)? No caso de doenças relacionadas ao trabalho, do Tipo II, as outras causas, não ocupacionais, foram devidamente analisadas e hierarquicamente consideradas em relação às causas de natureza ocupacional?
- grau ou intensidade da exposição: é compatível com a produção da doença?
- tempo de exposição: é suficiente para produzir a doença?
- tempo de latência: é suficiente para que a doença se instale e manifeste?
- registros anteriores: existem registros quanto ao estado anterior de saúde do trabalhador? Em caso positivo, esses contribuem para o estabelecimento da relação causal entre o estado atual e o trabalho?
- evidências epidemiológicas: existem evidências epidemiológicas que reforçam a hipótese de relação causal entre a doença e o trabalho presente ou pregresso do segurado?

O Quadro III mostra as etapas da investigação da relação causal entre doença e trabalho apresentadas a seguir, sintetiza as etapas que podem auxiliar o médico a identificar os elementos de sustentação para sua hipótese diagnóstica e a decisão quanto à relação causal com o trabalho. Ao mesmo tempo exemplifica os procedimentos a serem adotados na abordagem do paciente, de modo a facilitar sua conclusão e assegurar-se de seu acerto. O reconhecimento da relação etiológica entre o dano/doença e o trabalho tem, frequentemente, implicações previdenciárias, trabalhistas, de responsabilidade civil e às vezes criminal, além de desencadear ações preventivas. Uma investigação incompleta ou displicente pode acarretar sérios prejuízos para o paciente.

A identificação ou comprovação de efeitos da exposição ocupacional a fatores ou situações de risco, particularmente em suas fases mais precoces, pode exigir a realização de exames complementares específicos: toxicológicos, eletromiográficos, de imagem, clínicos especializados, provas funcionais respiratórias, audiometria, entre outros. Deve-se estar atento para os cuidados necessários à correta coleta, armazenamento e transporte do material biológico a ser enviado para exame ou para sua realização. Por exemplo, para a realização de uma audiometria é necessário o repouso acústico pré-exame. Para a visualização de alterações radiológicas pulmonares, em caso de uma suspeita de pneumoconiose, é necessário que o exame seja feito segundo a técnica padronizada pela OIT, para que os resultados possam ser considerados.

Os exames toxicológicos são uma importante ferramenta auxiliar da clínica para avaliação da intoxicação pelas substâncias químicas presentes no trabalho. São utilizados para confirmar casos clinicamente suspeitos, detectar novos casos de exposição, controlar a qualidade dos produtos ou alimentos potencialmente associados à exposição e controlar os níveis de poluentes nos ambientes e os níveis biológicos de exposição aos agentes patogênicos. Porém, geralmente têm custo elevado e exigem laboratórios bem equipados e de boa qualidade analítica.

Quadro III
Etapas da Investigação de Nexo Causal entre Doença e Trabalho

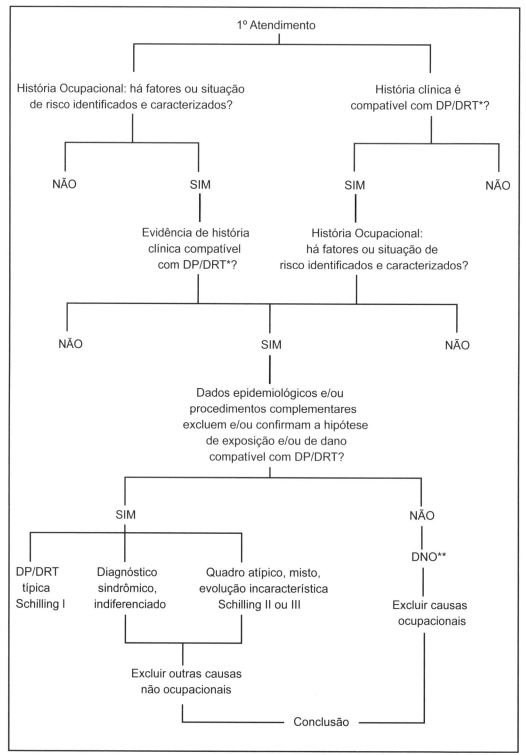

* DP/DRT (doença profissional ou doença relacionada ao trabalho); **DNO (dano não ocupacional).

Os resultados dos exames toxicológicos têm valor relativo e devem sempre ser interpretados em estreita correlação com a clínica (Câmara & Galvão, 1995).

A principal limitação ao seu emprego, entretanto, decorre do despreparo e desaparelhamento dos laboratórios da rede de serviços de saúde para sua realização. Outras dificuldades referem-se às situações de exposições múltiplas, com superposição de quadros clínicos e resultados incaracterísticos e inconclusivos.

A monitorização biológica de trabalhadores expostos a substâncias químicas potencialmente lesivas para a saúde, por meio da realização de exames toxicológicos, é importante para os procedimentos de vigilância. A legislação trabalhista, por meio da Norma Regulamentadora (NR) nº 7, da Portaria/MTb n.º 3.214/1978, e seus complementos, estabelece as situações, as condições e os parâmetros, ou Indicadores Biológicos, para sua realização e interpretação. Entre esses parâmetros estão o Índice Biológico Máximo Permitido (IBMP) e o Valor de Referência da Normalidade (VRN).

Para a comprovação diagnóstica e o estabelecimento da relação da doença com o trabalho podem ser necessárias informações complementares sobre os fatores de risco, identificados a partir da entrevista com o paciente. No caso de trabalhadores empregados, essas informações poderão ser solicitadas ao empregador, como os registros de estudos e levantamentos ambientais, qualitativos ou quantitativos, contidos no Programa de Prevenção de Riscos Ambientais (PPRA), feito por exigência da NR 9, da Portaria/MTb n.º 3.214/1978. Também podem ser úteis os resultados de avaliações clínicas e laboratoriais realizadas para o Programa de Controle Médico de Saúde Ocupacional (PCMSO), em cumprimento da NR-7, da mesma portaria referida anteriormente, e registros de fiscalizações realizadas pelo poder público.

Entretanto, na grande maioria dos casos, o médico ou o profissional de saúde que atende ao trabalhador tem muita dificuldade para conseguir as informações necessárias para completar o diagnóstico, porque o empregador não cumpre a legislação ou as informações não existem, perderam-se ou não são confiáveis. Nesses casos, a estimativa da exposição aos fatores de risco pode ser feita por meio da identificação das tarefas mais frequentes, das exigências em termos de esforço físico, posturas, gestos e movimentos, descrição de produtos usados, com respectivas quantidades e tempo de uso, presença ou não de cheiros e/ou interferências em atividades (por exemplo, ruído e comunicação), número de peças produzidas, intensidade e formas de controle de ritmos de trabalho, interações existentes com outras tarefas, imprevistos e incidentes que podem aumentar as exposições, dados do ambiente físico, como tipo de instalação, *layout*, contaminação por contiguidade, ruído, emanações, produtos intermediários, ventilação, medidas de proteção coletivas e individuais.

Entre as principais dificuldades para o estabelecimento do nexo ou da relação trabalho--doença estão:
- ausência ou imprecisão na identificação de fatores de risco e/ou situações a que o trabalhador está ou esteve exposto, potencialmente lesivas para sua saúde;
- ausência ou imprecisão na caracterização do potencial de risco da exposição;
- conhecimento insuficiente quanto aos efeitos para a saúde associados com a exposição em questão;
- desconhecimento ou não valorização de aspectos da história de exposição e da clínica, já descritos como associados ou sugestivos de doença ocupacional ou relacionada ao trabalho;
- necessidade de métodos propedêuticos e abordagens por equipes multiprofissionais, nem sempre disponíveis nos serviços de saúde.

É importante lembrar que, apesar da importância da abordagem multiprofissional para a atenção à saúde do trabalhador, o estabelecimento da relação causal ou nexo técnico entre a doença e o trabalho é de responsabilidade do médico, que deverá estar capacitado para fazê-lo. Essa atribuição está disciplinada na Resolução/CFM n.º 1.488/1988. De acordo com o artigo 2º dessa Resolução, para o estabelecimento da relação (nexo) causal entre os transtornos de saúde e as atividades do trabalhador, além do exame clínico (físico e mental) e dos exames complementares, quando necessários, deve o médico considerar:

- a história clínica e ocupacional, decisiva em qualquer diagnóstico e/ou investigação de nexo causal;
- estudo do local de trabalho;
- estudo da organização do trabalho;
- os dados epidemiológicos;
- a literatura atualizada;
- a ocorrência de quadro clínico ou subclínico em trabalhador exposto a condições agressivas;
- a identificação de riscos físicos, químicos, biológicos, ergonômicos, de acidentes e outros;
- o depoimento e a experiência dos trabalhadores;
- os conhecimentos e as práticas de outras disciplinas e de seus profissionais, sejam ou não da área de saúde.

Finalizando, é importante destacar que o médico e a equipe de saúde responsáveis pelo atendimento de trabalhadores devem buscar um relacionamento de cooperação com os colegas envolvidos com o paciente, na empresa, em outros serviços de saúde e com os peritos da Previdência Social. Entretanto, considerando a natureza frequentemente conflituosa dessas relações, é aconselhável que todos os procedimentos sejam registrados e bem documentados.

AÇÕES DECORRENTES DO DIAGNÓSTICO DE UMA DOENÇA OU DANO RELACIONADO AO TRABALHO

Uma vez estabelecida a relação causal ou nexo entre a doença e o trabalho desempenhado pelo trabalhador, o profissional ou a equipe responsável pelo atendimento deverá assegurar:

- a orientação ao trabalhador e a seus familiares quanto ao seu problema de saúde e os encaminhamentos necessários para a recuperação da saúde e melhoria da qualidade de vida;
- afastamento do trabalho ou da exposição ocupacional, caso a permanência do trabalhador represente um fator de agravamento do quadro ou retarde sua melhora, ou naqueles nos quais as limitações funcionais impeçam o trabalho;
- o estabelecimento da terapêutica adequada, incluindo os procedimentos de reabilitação;
- solicitação à empresa da emissão da CAT para o INSS, responsabilizando-se pelo preenchimento do Laudo de Exame Médico (LEM). Essa providência se aplica apenas aos trabalhadores empregados e segurados pelo SAT/INSS. No caso de funcionários públicos, por exemplo, devem ser obedecidas as normas específicas;
- notificação à autoridade sanitária, por meio dos instrumentos específicos, de acordo com a legislação da saúde estadual e municipal, viabilizando os procedimentos da vigilância em saúde. Também deve ser comunicado à DRT/MTE e ao sindicato da categoria a que o trabalhador pertence.

Quadro IV
Exemplo de Roteiro para Anamnese Ocupacional

Identificação:
Nome:
Endereço:
Naturalidade: *Data de Nascimento:*   *Idade:*
Profissão:

Atividade atual

- Identificação da empresa e do sindicato de trabalhadores (nome e endereço).

- Processo de produção: matérias-primas, instrumentos e máquinas, processos auxiliares, produto final, subproduto e resíduos, fluxograma de produção.

- Organização do trabalho, contrato de trabalho, salário, jornada diária, pausas, horas extras, férias, relacionamento com colegas e chefias. Percepção do trabalhador sobre seu trabalho, grau de satisfação, mecanismos de controle do ritmo e da produção.

- Instalações da empresa, área física, tipo de construção, ventilação e iluminação. Condições de conforto e higiene (banheiros, lavatórios, bebedouros, vestiário, refeitório, lazer, etc.).

- Descrição da função ou do posto de trabalho em um dia típico de trabalho: o que faz, como faz, com que faz, quanto faz?

- Presença de fatores de risco para a saúde: físicos, químicos, biológicos, ergonômicos, de acidentes e outros. Medidas de proteção coletiva e individual: existência, adequação, utilização e eficácia em relação aos riscos.

- Percepção do trabalhador sobre seu trabalho e relacionamento com chefias e colegas.

- Recursos de saúde: realização de exames pré-admissional, periódico e demissional, atuação do SESMT e da Comissão Interna de Prevenção de Acidentes (CIPA), recursos de saúde, plano de saúde, etc.

Atividades anteriores

As mesmas questões deverão ser perguntadas sobre as atividades anteriores mais significativas, tanto pela presença de fatores de risco quanto pela duração da exposição.

Aspectos ambientais referentes à habitação anterior e atual, ocupação dos outros membros da família; *hobbies* (pintura, escultura, armas de fogo, cerâmica, jardinagem, etc.); facilidades de saneamento básico (abastecimento de água, esgotamento sanitário, coleta de resíduos sólidos, etc.).

A decisão quanto ao afastamento do trabalho é difícil, exigindo que inúmeras variáveis de caráter médico e social sejam consideradas:

- os casos com incapacidade total e/ou temporária devem ser afastados do trabalho até melhora clínica ou mudança da função e afastamento da situação de risco;
- no caso do trabalhador ser mantido em atividade, devem ser identificadas as alternativas compatíveis com as limitações do paciente e consideradas sem risco de interferência na evolução de seu quadro de saúde;
- quando o dano apresentado é pequeno ou existem atividades compatíveis com as limitações do paciente e consideradas sem risco de agravamento de seu quadro de saúde, ele pode ser remanejado para outra atividade, em tempo parcial ou total, de acordo com seu estado de saúde;
- quando houver necessidade de afastar o paciente do trabalho e/ou de sua atividade habitual, o médico deve emitir relatório justificando as razões do afastamento, encaminhando-o ao médico da empresa ou ao responsável pelo PCMSO. Se houver indícios de exposição de outros trabalhadores, o fato deverá ser comunicado à empresa e solicitadas providências corretivas.

Atenção especial deve ser dada à decisão quanto ao retorno ao trabalho. É importante avaliar se a empresa ou a instituição oferece programa de retorno ao trabalho, com oferta de atividades compatíveis com a formação e a função do trabalhador, que respeite suas eventuais limitações em relação ao estágio pré-lesão e prepare colegas e chefias para apoiar o trabalhador na nova situação, alargando a concepção de capacidade para o trabalho adotada na empresa, de modo a evitar a exclusão do trabalhador no seu local de trabalho.

Considerando o caráter de construção da Área de Saúde do Trabalhador, é importante que os profissionais dos serviços de saúde estejam imbuídos da responsabilidade de produção e divulgação do conhecimento acumulado.

BIBLIOGRAFIA E LEITURAS COMPLEMENTARES SUGERIDAS

Almeida IM. Dificuldades no diagnóstico de doenças ocupacionais e do trabalho. Jornal Brasileiro de Medicina. 1998;74(1/2): 35-48.

ATLAS. Segurança e medicina do trabalho: Portaria n.º 3.214/1978. 48. ed. São Paulo: Atlas; 2001.

Burgess WA. Identificação de possíveis riscos à saúde do trabalhador nos diversos processos industriais. Belo Horizonte: ERGO; 1995.

Buschinelli JTP, Rocha LE, Rigotto RM (Eds.). Isto é trabalho de gente? Petrópolis: Vozes; 1994.

Câmara V, Galvão LA. A patologia do trabalho numa perspectiva ambiental. In: Mendes R (Ed.). Patologia do trabalho. Rio de Janeiro: Atheneu; 1995, p. 609-630.

Dembe E. Occupation and disease: how social factors affect the conception of work-related disorders. New Haven: Yale University; 1996.

Desoille H Scherrer J, Truhaut R. Précis de médecine du travail. Paris: Masson; 1975. p. 290-303.

International Labour Office (ILO). Encyclopaedia of occupational health and safety. 4th ed. Geneva: ILO; 1998.

Last JM. Dictionary of epidemiology. 3th ed. Oxford: Oxford University; 1995.

Mendes R. Aspectos conceituais da patologia do trabalho. In: Mendes R (Ed.). Patologia do trabalho. Rio de Janeiro: Atheneu; 1995. p. 33-47.

Mendes R, Dias EC. Saúde dos trabalhadores. In: Rouquayrol MZ, Almeida Filho N (Eds.). Epidemiologia & Saúde. 5ª ed. Rio de Janeiro: Medsi; 1999. p. 431-456.

Schilling RSF. More effective prevention in occupational health practice. Journal of the Society of Occupational Medicine. 1984;39:71-79.

INSTITUIÇÕES DE REFERÊNCIA

Fundacentro – Centro Técnico Nacional. Rua Capote Valente, 710. São Paulo, CEP: 05 409-002. Fone: (11) 3066 6258.

IARC – International Agency for Research on Cancer. 150 Cours Albert Thomas, F-69372, Lyon Cédex 08, France.

INRS – Institut National de Recherche et de Securité. 30, Rue Olkivier-Noyer, 75680, Paris, Cedex 14, France.

IPCS – International Programme on Chemical Safety, World Health Organization (WHO), 1211 Geneva, 27. Switzerland.

ILO – CIS (International Occupational Safety & Health Information Center) International Labour Organization. 1211 Geneva, 22 . Switzerland.

NIOSH – National Institute for Occupational Safety and Health – Public Health Service, 4676 Columbia Parkway – Cincinnati, Ohio 45226 USA.

OPAS – Organização Pan-Americana da Saúde/OMS – Organização Mundial da Saúde/Representação no Brasil, Setor de Embaixadas Norte, 400 – Lote 19, Brasília – DF, CEP: 70.800-400.

UNEP/IRPTC – Registro Internacional de Produtos Químicos Potencialmente Tóxicos. *E-mail:* irptc@unep.ch

BASES TÉCNICAS PARA O CONTROLE DOS FATORES DE RISCO E PARA A MELHORIA DOS AMBIENTES E DAS CONDIÇÕES DE TRABALHO*

A eliminação ou a redução da exposição às condições de risco e a melhoria dos ambientes de trabalho para promoção e proteção da saúde do trabalhador constituem um desafio que ultrapassa o âmbito de atuação dos serviços de saúde, exigindo soluções técnicas, às vezes complexas e de elevado custo. Em certos casos, medidas simples e pouco onerosas podem ser implementadas, com impactos positivos e protetores para a saúde do trabalhador e o meio ambiente.

O controle das condições de risco para a saúde e melhoria dos ambientes de trabalho envolve as seguintes etapas:
- identificação das condições de risco para a saúde presentes no trabalho;
- caracterização da exposição e quantificação das condições de risco;
- discussão e definição das alternativas de eliminação ou controle das condições de risco;
- implementação e avaliação das medidas adotadas.

---

* Extraído de: Doenças Relacionadas ao Trabalho - Manual de Procedimentos para os Serviços de Saúde. Ministério da Saúde do Brasil. Representação no Brasil da OPAS/OMS. Brasília DF, 2001.

É muito importante que os trabalhadores participem de todas as fases desse processo, pois, como foi assinalado no capítulo anterior, em muitos casos, a despeito de toda sofisticação técnica, apenas os trabalhadores são capazes de informar sutis diferenças existentes entre o trabalho prescrito e o trabalho real, que explicam o adoecimento e o que deve ser modificado para que se obtenham os resultados desejados.

Na atualidade, a preocupação com o meio ambiente e a saúde das populações residentes na área de influência das unidades produtivas vem fortalecendo o movimento que busca a mudança de processos de trabalho potencialmente lesivos para a saúde das populações e o ambiente, o que pode ser um aliado importante para a saúde do trabalhador.

São apresentadas, a seguir, algumas considerações sobre o conceito de risco e fator ou condições de risco para a saúde; as metodologias disponíveis para o reconhecimento dos riscos; algumas das alternativas para a eliminação ou a redução da exposição às condições de risco para a saúde e a melhoria dos ambientes de trabalho visando à proteção da saúde do trabalhador. Mais informações e o aprofundamento dessas questões podem ser obtidos na bibliografia relacionada ao final do capítulo.

IDENTIFICAÇÃO E AVALIAÇÃO DAS CONDIÇÕES DE RISCO

O conceito de risco aqui utilizado deriva da palavra inglesa *hazard,* que vem sendo traduzida para o português como perigo ou fator de risco ou situação de risco. Segundo Trivelato (1998), o conceito de risco é bidimensional, representando a possibilidade de um efeito adverso ou dano e a incerteza da ocorrência, distribuição no tempo ou magnitude do resultado adverso. Assim, de acordo com essa definição, *situação* ou *fator de risco* é "uma condição ou conjunto de circunstâncias que tem o potencial de causar um efeito adverso, que pode ser: morte, lesões, doenças ou danos à saúde, à propriedade ou ao meio ambiente". Ainda segundo Trivelato (1998), os fatores de risco podem ser classificados, segundo sua natureza, em: AMBIENTAIS:
- físico: alguma forma de energia: radiação, ruído, vibração, etc.;
- químico: substâncias químicas, poeiras, etc.;
- biológico: bactérias, vírus, fungos, etc.;
SITUACIONAIS: instalações, ferramentas, equipamentos, materiais, operações, etc.;
HUMANOS OU COMPORTAMENTAIS: decorrentes da ação ou omissão humana.

O reconhecimento das condições de risco no trabalho envolve um conjunto de procedimentos que visam a definir se existe ou não um problema para a saúde do trabalhador e, no caso afirmativo, a estabelecer sua provável magnitude, a identificar os agentes potenciais de risco e as possibilidades de exposição. É uma etapa fundamental do processo que, apesar de sujeita às limitações dos recursos disponíveis e a erros, servirá de base para a decisão quanto às ações a serem adotadas e para o estabelecimento de prioridades. *Reconhecer o risco* significa identificar, no ambiente de trabalho, fatores ou situações com potencial de dano, isto é, se existe a possibilidade de dano. *Avaliar o risco* significa estimar a probabilidade e a gravidade de que o dano ocorra.

Para reconhecer as condições de risco é necessário investigar as possibilidades de geração e dispersão de agentes ou fatores nocivos associados aos diferentes processos de trabalho, às operações, às máquinas e a outros equipamentos, bem como às diferentes matérias-primas, aos produtos químicos utilizados, aos eventuais subprodutos e aos resíduos. Os possíveis efeitos dos agentes potencialmente presentes sobre a saúde devem ser estudados. Assim, o conhecimento disponível sobre os riscos potenciais que ocorrem em determinada situação de trabalho deve ser acompanhado de uma observação cuidadosa *in loco* das condições reais de exposição dos trabalhadores.

Deve ser lembrado que existe uma diferença entre a capacidade que tem um agente para causar dano e a possibilidade de que este agente cause dano. O potencial intrínseco de um agente tóxico para lesar a saúde só se concretiza se houver condições para que este agente alcance o(s) órgão(s) crítico(s) que ele pode danificar. Por exemplo: a *sílica livre cristalina* é o agente etiológico da silicose, portanto um bloco de granito "encerra" o risco de silicose. Entretanto, esse bloco só oferecerá risco real de doença se for submetido a algum processo de subdivisão que produza partículas suficientemente pequenas para serem inaladas e depositadas nos alvéolos pulmonares. Se o bloco de granito fizer parte de um monumento, não haverá risco de silicose, porém se este mesmo bloco de granito estiver em um canto no local de trabalho é importante investigar para que será utilizado. O fato de, no momento, não estar oferecendo risco não significa que assim será no futuro.

Alguns exemplos, não exaustivos, de agentes químicos, físicos e biológicos que podem oferecer risco para a saúde, bem como de locais onde podem ocorrer, são apresentados no Quadro V.

A presença de contaminantes atmosféricos pode passar despercebida, configurando os riscos escondidos. A falta de propriedades características ou a presença simultânea de uma multiplicidade de fatores no ambiente de trabalho pode mascarar riscos, como, por exemplo, o odor. Quando o risco provém de substâncias ou produtos utilizados é simples associar sua presença com determinadas operações, como no caso de vapores de solventes em fornos de secagem ou limpeza a seco de vestuário; neblinas de *ácido crômico* na cromagem de peças; ou poeira de *sílica* em operações de jateamento de areia. O mesmo não acontece quando os agentes químicos ocorrem como subprodutos, ou resíduos, ou são produzidos acidentalmente como resultado de reações químicas de combustão ou pirólise, decomposição de certos materiais, ou aparecem como impurezas. Alguns exemplos desses riscos escondidos são apresentados no Quadro VI.

O problema das impurezas deve ser cuidadosamente examinado, visto que certos produtos químicos podem conter contaminantes muito mais tóxicos do que eles próprios, oferecendo riscos para a saúde. Por exemplo, o *benzeno*, altamente tóxico e cancerígeno, pode ser encontrado como impureza na gasolina e em outros solventes menos tóxicos, como o *tolueno* e o *xileno*. Certos talcos podem conter *asbesto* como impureza. A *arsina* e a *fosfina*, gases muito tóxicos, podem ser encontrados como impurezas no *acetileno*, que é muito menos tóxico.

Produtos vendidos sob nomes comerciais, sem informação detalhada quanto à composição química, geralmente criam problemas para o reconhecimento de riscos. Tais informações devem ser exigidas dos fabricantes e fornecedores, uma vez que análises de amostras de tais produtos são trabalhosas e caras. Na atualidade, estão disponíveis bases de dados com informações sobre produtos a partir dos nomes comerciais, incluindo informações toxicológicas. Algumas dessas fontes de informação estão referenciadas na bibliografia, ao final deste capítulo.

Quadro V

Exemplos de Agentes Químicos e Outros Contaminantes Atmosféricos que Podem Oferecer Risco para a Saúde dos Trabalhadores Expostos

Líquida, gasosa ou de partículas	Ácido cianídrico	Galvanoplastia, fumigação
	Ácido sulfídrico	Decomposição de matéria orgânica, indústria de *rayon* pelo processo viscose
	Arsênio	Refinação do cobre, fabricação e uso de pesticidas, fabricação de vidro, produtos farmacêuticos, preservação da madeira, indústria do couro, etc.
	Benzeno	Coquerias, indústria química e petroquímica ou como impureza em certos solventes, etc.
	Chumbo	Mineração, refinação, fundição, fabricação de baterias e pilhas, tintas e pigmentos, cerâmica, recuperação de sucata, indústria química, etc.
	Carvão mineral	Processo cloro-álcali, equipamentos eletrônicos, fabricação de pilhas, indústria farmacêutica, de pesticidas, termômetros, manômetros, barômetros, etc.
	Monóxido de carbono	Formado em processos de combustão incompleta, motores de combustão interna, etc.
	Solventes (hidrocarbonetos alifáticos, clorados aromáticos)	Indústria química, lavanderia com limpeza a seco, desengraxamento de peças, limpeza de metais, etc.
Poeiras minerais e vegetais*	Asbesto (utilizado ou removido)	Mineração, beneficiamento, manufatura de produtos têxteis de amianto e de lonas de freios, cimento-amianto e sua utilização na construção civil, etc.
	Sílica livre cristalina	Mineração (de ouro, cobre), pedreiras de granito ou de arenito, fabricação de abrasivos, fundições, construção civil, utilização de jato de areia, etc.
	Carvão mineral	Mineração de carvão
	Algodão	Preparação, carda e fiação
	Sisal	Fabricação de cordas
	Poeira de madeira	Serraria, fábricas de móveis e outros artefatos de madeira, construção civil, etc.

* As poeiras também são agentes químicos, mas são classificadas como um grupo à parte para facilitar a compreensão.

Outro aspecto importante da toxicidade das substâncias químicas refere-se às suas propriedades físicas. A proporção dos componentes de um vapor pode diferir muito de sua proporção na mistura líquida que lhe deu origem. Por exemplo, uma mistura contendo 10% de *benzeno* e 90% de *xileno* na fase líquida conterá 65% de *benzeno* e 35% de *xileno* na fase de vapor, portanto, uma proporção muito maior do componente mais tóxico. Líquidos contendo pequenas proporções de impurezas muito tóxicas, porém com alta pressão de vapor, podem dar origem a vapores perigosos, se inalados.

QUADRO VI
EXEMPLOS DE FORMAÇÃO ACIDENTAL DE AGENTES QUÍMICOS

Óxidos de nitrogênio e ozônio	Solda elétrica (particularmente se executada em local confinado)
Óxidos de nitrogênio	Quando há contato de ácido nítrico com matéria orgânica, como madeira; decapagem de metais com ácido nítrico
Ácido sulfídrico, amônia, metano	Decomposição de matéria orgânica (em cisternas abandonadas, velhos poços, condutos de esgotos, silos)
Ácido sulfídrico	Produção de *rayon* pelo processo viscose; reação de ácido sulfúrico concentrado com reboco de gesso (semidecomposto)
Arsina (ou hidrogênio arseniacal)	Contato de hidrogênio nascente com minérios ou metais contendo arsênio, ou da água com AlAs e CaAs; ou impureza no acetileno
Fosfina	Usinagem do ferro nodular; impureza no acetileno
Fosgênio e ácido clorídrico	Decomposição de hidrocarbonetos clorados (tetracloreto de carbono, tricloroetileno) pela ação de chama, calor ou radiação ultravioleta
Monóxido de carbono	Na combustão incompleta, em fornos e fornalhas, fundições e siderúrgicas, motores de combustão interna (oficinas de reparação de automóveis, galpões fechados com máquinas em funcionamento; cozinhas fechadas com fogões a lenha, ou onde haja queima de gás)
Ácido cianídrico, ácido clorídrico, isocianetos, óxido de estireno	Resultam da pirólise de certos plásticos

Quanto às poeiras, sua composição pode diferir muito da composição da rocha que lhe deu origem, devido às diferenças na friabilidade dos componentes. Também seu aspecto visual pode enganar. Nuvens de poeira visíveis podem ser menos prejudiciais que nuvens praticamente invisíveis, pois a fração respirável de algumas poeiras, a mais nociva, pode não ser vista a olho nu. Devido ao seu pequeno tamanho e pouco peso, podem ficar em suspensão no ar durante muito tempo e atingir grandes distâncias, afetando trabalhadores que parecem não estar expostos.

Outro risco, às vezes esquecido, decorre da falta de oxigênio, que pode levar rapidamente à morte. Pode ocorrer quando certos contaminantes atmosféricos, não necessariamente tóxicos em si, deslocam o oxigênio, como no caso de recintos fechados onde há fermentação e o CO_2 desloca o oxigênio.

Com exceção das radiações ionizantes, os riscos de natureza física são geralmente fáceis de reconhecer, pois atuam diretamente sobre os sentidos. No Quadro VII estão relacionados alguns exemplos de agentes físicos e respectivas situações de exposição.

A exposição aos agentes biológicos está geralmente associada ao trabalho em hospitais, laboratórios de análises clínicas e atividades agropecuárias, porém pode ocorrer, também, em outros locais. O fato de que frequentemente ocorrem em situações não ocupacionais complica o estabelecimento do nexo causal. Os agentes biológicos incluem vírus, bactérias, riquétsias*, protozoários e fungos e seus esporos. No Quadro VIII, apresentado a seguir, estão relacionados alguns exemplos desses agentes e as respectivas situações ocupacionais de exposição.

QUADRO VII
EXEMPLOS DE AGENTES FÍSICOS QUE PODEM OFERECER RISCO PARA A SAÚDE DOS TRABALHADORES EXPOSTOS

Ruído	Caldeiras, prensas, serras, rebitagem, utilização de martelos pneumáticos, fiação e tecelagem, aeroportos, construção civil, etc.
Vibrações	Utilização de marteletes pneumáticos, tratores, construção civil, etc.
Calor	Fundição, forjas, fábricas de vidro, fornalhas, construção civil, etc.
Pressão atmosférica anormal	Trabalhos em tubulões de ar comprimido, altitude, mergulhos, etc.
Radiações ionizantes	Serviços de saúde, utilização industrial de raios X
Radiações não ionizantes	Solda elétrica, trabalhos ao sol, radares, construção civil, etc.

QUADRO VIII
EXEMPLOS DE AGENTES BIOLÓGICOS QUE PODEM OFERECER RISCO PARA A SAÚDE DOS TRABALHADORES E AS RESPECTIVAS SITUAÇÕES DE EXPOSIÇÃO

Bacilo (carbúnculo ou antraz)	Trabalho com carcaça, couro ou peles de animais infectados
Fungo (alveolite alérgica extrínseca)	Trabalho em silos (bagaço de cana, cereais), trabalhos em locais fechados com ar condicionado
Platelminto (*S. mansoni*)	Trabalho na água, em plantações de arroz, na abertura e limpeza de canais, barragens, etc.
Vírus (hepatite B e HIV)	Trabalho em hospitais e laboratórios, bancos de sangue, etc.

Os fatores de adoecimento relacionados à organização do trabalho, em geral considerados nos riscos ergonômicos, podem ser identificados em diversas atividades, desde a agricultura tradicional até processos de trabalho modernos que incorporam alta tecnologia e sofisticadas estratégias de gestão. Os processos de reestruturação produtiva e globalização da economia de mercado, em curso, têm acarretado mudanças significativas na organização e gestão do trabalho com repercussões importantes sobre a saúde do trabalhador. Entre suas consequências destacam-se os problemas osteomusculares e o adoecimento mental relacionados ao trabalho, que crescem em importância em todo o mundo. A exigência de maior produtividade, associada à redução contínua do contingente de trabalhadores, à pressão do

---

* Riquétsias – do latim *rickettsia* (sing.)/*rickettsiae* (pl.): qualquer escotobactéria da ordem *Rickttsiales*.

tempo e ao aumento da complexidade das tarefas, além de expectativas irrealizáveis e as relações de trabalho tensas e precárias, constituem fatores psicossociais responsáveis por situações de estresse relacionado ao trabalho.

O reconhecimento das condições de risco presentes no trabalho pode ser realizado com o auxílio de metodologias variadas, porém todas elas incluem três etapas fundamentais:

a) o estudo inicial da situação;

b) inspeção do local de trabalho para observações detalhadas;

c) análise dos dados obtidos.

O estudo inicial da situação é indispensável para que fatores ou condições de risco não sejam negligenciados durante a inspeção do local de trabalho, requerendo conhecimento técnico, experiência e acesso a fontes especializadas e atualizadas de informação. O estudo preliminar do(s) processo(s) de trabalho, que precede a inspeção, pode ser feito utilizando as fontes de informação disponíveis (literatura especializada, bancos de dados eletrônicos, relatórios técnicos de levantamentos prévios realizados no mesmo local ou em locais seme-lhantes) e por meio de perguntas antecipadas à própria empresa que vai ser estudada, como, por exemplo, a lista de produtos comprados com a respectiva taxa de consumo (semanal ou mensal), como e onde são utilizados. Assim, é possível determinar a *priori* quais as princi-pais possibilidades de risco, o que será de grande utilidade e otimizará o tempo durante a inspeção propriamente dita. Concluída a investigação dos agentes de risco potenciais, que podem ocorrer no local de trabalho, é necessário verificar quais são seus possíveis efeitos para a saúde. Além disso, também devem ser consultadas as tabelas contendo os Limites de Exposição Ocupacional (LEO) ou Limites de Tolerância (LT), pois os valores de exposição permitidos para os diferentes agentes dão uma ideia do grau de dano que podem causar e são úteis para se fazer comparações e estabelecer prioridades. Por exemplo, um agente químico cujo LT é 0,5 mg/m^3 será muito mais perigoso que um agente cujo LT é 200 mg/m^3.

As informações relativas ao estado de saúde do trabalhador, incluindo as queixas, sinto-mas observados ou outros efeitos sobre a saúde e alterações precoces nos parâmetros de saúde ou nos resultados de monitorização biológica, também podem auxiliar na identificação de condições de risco existentes no ambiente de trabalho. Uma colaboração estreita entre os responsáveis pelo estudo do ambiente e das condições de trabalho (higienistas, engenheiros de segurança, ergonomistas) e os responsáveis pela saúde do trabalhador (médicos, psicó-logos, enfermeiros do trabalho, toxicologistas) é indispensável para uma avaliação correta das exposições ocupacionais. O enfoque multidisciplinar e o trabalho em equipe permitem desvendar relações causais que de outra forma podem passar despercebidas.

O potencial de causar dano de um determinado agente encontrado no ambiente de traba-lho é importante para o estabelecimento de prioridades, mesmo para as observações iniciais, alertando para a presença de condições graves que requerem ação imediata, como no caso da exposição a substâncias muito tóxicas, cancerígenas ou teratogênicas. O modo de ação de um agente sobre o organismo (rápido, lento) e a possibilidade de penetrar através da pele intacta são dados importantes para orientar as observações *in loco* e o estabelecimento da estratégia de amostragem, se necessária.

Relatórios e resultados de investigações prévias devem ser analisados, considerando a possibilidade de que tenham ocorrido mudanças nas condições de trabalho.

Na inspeção do local de trabalho é importante definir um ponto focal que, necessaria-mente, deve ser uma pessoa que conheça bem todo o processo de trabalho, assegurando o acesso às pessoas que possam dar informações pertinentes, principalmente os trabalhadores. Todas as informações colhidas devem ser anotadas com clareza, dentro de um formato preparado com antecedência, incluindo *checklists* relativos aos possíveis fatores de risco em cada operação. É indispensável obter ou preparar um fluxograma do processo.

Se não for possível antes, quando no momento da inspeção do local de trabalho deve ser obtida uma lista dos materiais e diferentes produtos comprados e utilizados. Informações quanto a taxas de consumo (semanal, mensal) e de como e onde são utilizados podem auxiliar no estabelecimento da ordem de grandeza do provável risco e na localização das fontes que poderiam escapar à observação, particularmente se estiverem escondidas. Nem sempre a utilização de produtos químicos é aparente. Áreas de recebimento de materiais e de armazenamento não podem ser esquecidas. Entre as perguntas a serem respondidas estão: que substâncias são usadas? Em que quantidades? Como e onde? No caso de agentes químicos e poeiras, qual a capacidade de evaporação ou de dispersão?

Outros aspectos que devem ser observados são: tecnologia de produção e processos, equipamentos e máquinas, fontes potenciais de contaminantes, inclusive condições que possam levar à formação acidental, como, por exemplo, o armazenamento inadequado de substâncias reativas e circunstâncias que podem influenciar na sua dispersão no ambiente de trabalho, bem como a direção provável de propagação desses contaminantes a partir da fonte. Possibilidades de vazamentos e emissões fugitivas em processos fechados ou isolados devem ser cuidadosamente investigadas. Entre as perguntas a serem respondidas estão: quais as fontes de emissão? Trata-se de processo necessário? Pode a tarefa ser executada com menor risco? O que pensa o trabalhador? No caso de processo fechado, há possibilidade de emissões fugitivas?

É importante perguntar sobre processos esporádicos que podem não estar sendo executados na ocasião da inspeção. Todos os ciclos do processo devem ser investigados e, de preferência, observados. Os trabalhadores podem dar informações valiosas a esse respeito.

As características gerais do local de trabalho e a possível influência de ambientes contíguos também devem ser observadas. Exemplo: podem ocorrer intoxicações por gases de exaustão de veículos deixados com o motor ligado numa plataforma de carga/descarga adjacente a janelas abertas de um local de trabalho onde não há contaminantes atmosféricos prejudiciais. Situações ainda mais graves podem ocorrer, e têm ocorrido, quando contaminantes tóxicos são conduzidos, pelo vento ou por um escape, para pontos de entrada de ar de sistemas de ventilação.

O *layout* do ambiente deve ser anotado, os postos de trabalho e as tarefas devem ser observados e analisados. Além de estudar a possível ocorrência de condições de risco no local de trabalho e os efeitos nocivos que podem causar, é necessário observar as condições de exposição, que incluem aspectos como as vias de entrada no organismo, nível de atividade física e o tempo de exposição. A investigação das condições de exposição também é necessária para a definição da estratégia de amostragem, para uma avaliação quantitativa correta e o planejamento da prevenção e do controle.

Sobre as vias de entrada no organismo de agentes químicos e poeiras, é importante considerar que, nos ambientes de trabalho, a via respiratória é a mais importante. É influenciada pelo modo de respirar do trabalhador, se pelo nariz ou pela boca e pelo tipo de atividade, uma vez que o trabalho mais pesado requer maior ventilação pulmonar. Em repouso, uma pessoa respira, em média de 5 a 6 litros por minuto e ao realizar trabalho muito pesado passará a respirar de 30 a 50 litros por minuto. No caso das poeiras, o mecanismo de filtros existente no nariz é importante, podendo ocorrer uma diferença apreciável entre a quantidade de poeira inalada e depositada em diferentes regiões do aparelho respiratório, dependendo do tipo de respiração, se nasal ou oral. A respiração pela boca aumenta o depósito de poeira respirável na região alveolar, em relação à respiração pelo nariz. O grau de atividade física também tem grande influência, aumentando sensivelmente o depósito de poeira em todas as regiões do aparelho respiratório.

Algumas substâncias podem ser absorvidas através da pele intacta e passar à corrente sanguínea, contribuindo, significativamente, para a absorção total de um agente tóxico. Características das substâncias químicas que influenciam a absorção através da pele incluem a solubilidade (maior solubilidade em lipídios, maior absorção) e o peso molecular (quanto maior, menor a absorção). Outros fatores que influenciam a absorção incluem o tipo de pele, que varia de pessoa para pessoa e também de uma parte do corpo para outra; a condição da pele, como a existência de doenças de pele, tipo eczemas e fissuras; a exposição prévia aos solventes e o trabalho físico pesado, que estimula a circulação periférica de sangue. É importante investigar, entre os agentes potenciais de exposição, quais têm a propriedade de ser absorvidos através da pele. Mesmo produtos químicos em forma de grânulos ou escamas podem oferecer tal risco, se houver contato direto com a pele e se forem solúveis no suor, como, por exemplo, o *pentaclorofenol*. Essa situação é agravada em locais de trabalho quentes. A possibilidade de absorção através da pele modifica os procedimentos referentes à avaliação quantitativa da exposição por simples amostragem/análise do ar, que não será suficiente para avaliar a exposição total. Também o controle, por meio da proteção respiratória não será suficiente para proteger o trabalhador, que deverá incorporar práticas de trabalho adequadas, evitando contato com a pele e respingos nas roupas e instituir rigorosa higiene pessoal.

Apesar de a via digestiva ser a menos importante porta de entrada, em situações ocupacionais essa possibilidade deve ser investigada e eliminada por meio do estabelecimento de práticas de trabalho e de higiene adequadas.

O nível de atividade física exigido tem importância fundamental, também, nos casos de sobrecarga térmica pois, quanto mais intensa, maior será a produção de calor metabólico que deve ser dissipado.

A avaliação da dose realmente recebida pelo trabalhador, seja de um agente químico ou de um agente físico presente na situação de trabalho, depende da *concentração*, quando se trata de um contaminante atmosférico, ou da *intensidade*, quando se refere a um agente físico, e do *tempo de exposição*. Exemplos: segundo as normas vigentes, a exposição ao ruído não deve ultrapassar 85 dBA para uma exposição ocupacional de 8 horas diárias, porém pode ir a 88 dBA para 4 horas diárias ou a 91 dBA para 2 horas diárias. A exposição ao calor em um ambiente com Índice de Bulbo Úmido - Termômetro de Globo (IBUTG) igual a 29,5°C, para trabalho moderado, não é aceitável para trabalho contínuo, porém o seria para um esquema de 50% de trabalho e 50% de descanso em local fresco, por hora, ou seja, 30 minutos de trabalho, 30 minutos de descanso.

Para os agentes químicos, a influência do tempo de exposição varia para agentes de ação rápida no organismo ou aqueles de ação crônica. Quando a ação for rápida, mesmo exposições curtas devem ser evitadas. A exposição a agentes cancerígenos e teratogênicos deve ser eliminada e estar sob controle rigoroso.

Sobre as flutuações nas condições de exposição às substâncias químicas, na maioria dos casos, a liberação de contaminantes atmosféricos varia com o lugar e o tempo. Possibilidades de flutuações apreciáveis e de ocorrência de picos de concentração dos contaminantes atmosféricos devem ser observadas nos processos variáveis e nas operações esporádicas, como na abertura de fornos de secagem ou de reatores de polimerização. Essas informações são de importância fundamental para a elaboração de estratégias de amostragem, na avaliação quantitativa e para o planejamento de medidas de prevenção e controle que, em certos casos, devem visar a uma fase específica do processo de trabalho, como, por exemplo, a proteção respiratória na abertura de um forno de secagem.

O número de trabalhadores expostos que devem ser protegidos influi na escolha dos métodos e nas considerações econômicas. Quando poucos trabalhadores estão expostos, poderá ser aceitável controlar a exposição por meio do uso de Equipamentos de Proteção Individual (EPI), com limitação de exposição e sob estrita vigilância médica. Porém, não se pode esquecer que o ambiente é um todo e mesmo se poucos trabalhadores estão expostos, agentes nocivos podem sair do ambiente de trabalho para o exterior e causar danos às comunidades vizinhas e ao meio ambiente em geral, exigindo que sejam controlados na fonte.

Os sistemas de controle existentes, como, por exemplo, equipamentos de ventilação local exaustora e outros sistemas eventualmente existentes, devem ser cuidadosamente examinados para evitar falsa segurança. Processos fechados devem ser testados para vazamentos e emissões fugitivas. A existência de um sistema de ventilação exaustora não significa que haja controle efetivo, pois o sistema pode não estar funcionando adequadamente. Devem ser solicitados aos responsáveis os planos e os esquemas de verificação e manutenção periódica do sistema, pois se isto não for feito rotineira e corretamente, mesmo sistemas inicialmente excelentes, com o tempo, perderão sua eficiência. Deve também ser observado se os contaminantes não estão sendo jogados do ambiente de trabalho para o ambiente exterior. A disponibilidade de EPI para os trabalhadores não significa que eles estejam protegidos, pois os equipamentos podem não ser eficientes. No caso de máscaras para proteção respiratória, por exemplo, estas podem não estar ajustadas, podem ter vazamentos, os filtros podem estar vencidos ou ser inadequados. Filtros para partículas não servem na presença de vapores. Nenhum filtro serve, se houver falta de oxigênio.

Em determinadas situações podem ser utilizados instrumentos para o reconhecimento de condições de risco, de leitura direta, úteis para uma triagem inicial e verificação da presença de um determinado agente na atmosfera. Ainda que os resultados não sejam muito exatos e precisos, poderão servir para elucidar suspeita de riscos escondidos. Avaliações qualitativas ou semiquantitativas podem ser suficientes nessa etapa preliminar.

Um cuidado particular deve ser tomado quanto à possibilidade de *falsos negativos,* particularmente quando se tratar de exposição potencial a agentes muito perigosos, altamente tóxicos, cancerígenos ou teratogênicos, para os quais mesmo concentrações muito baixas são significativas. Nesses casos, o limite mínimo de detecção é crítico. Instrumentos pouco sensíveis poderão não registrar concentrações muito baixas, levando a uma suposição errônea de exposição zero em vez de *detecção zero,* o que pode ter graves consequências para os trabalhadores. Além disso, deve-se ter cuidado com outras interferências que podem mascarar os resultados.

Não se deve negligenciar a proteção das pessoas que fazem os levantamentos, pois poderão estar expostas a riscos sérios, como, por exemplo, a falta de oxigênio, altas concentrações de H_2S ao entrar em local confinado ou cancerígenos. Devem ter à sua disposição EPI adequados e instrumentos de leitura direta para testar, antes de entrar, atmosferas potencialmente perigosas. Esses procedimentos podem ser pedagógicos para as empresas e para os trabalhadores.

Concluída a inspeção do local de trabalho, é essencial redigir o relatório. Esse deve ser objetivo e exato, indicando claramente as características do local de trabalho, o nome e as coordenadas do ponto focal na empresa, todas as condições de risco observadas e demais fatores relevantes. Deve ser elaborado de tal forma que outras pessoas possam ter uma ideia clara da situação.

A análise das informações obtidas deverá orientar o estabelecimento das prioridades e a definição das ações posteriores, que são, em princípio, as seguintes:

- se a condição de risco é evidente e seu potencial de causar dano para a saúde é grave, este reconhecimento deve bastar para que se recomendem medidas preventivas imediatas, sem esperar pelo processo de avaliação quantitativa da exposição, geralmente demorado e dispendioso. Esse é o caso de operações reconhecidamente perigosas, como, por exemplo, o uso de jato de areia, transferência de pós muito tóxicos, solda elétrica em locais confinados, *spray* de pesticidas, transferência de metais em fusão, que são realizadas sem o controle necessário;
- se ficar evidenciado que não há risco, não há necessidade de avaliação quantitativa da exposição, porém, devem ser anotadas quaisquer mudanças futuras que possam alterar a situação de risco;
- se a situação de risco não é clara, é necessária uma avaliação quantitativa para confirmar a presença e determinar a magnitude das condições de risco.

As avaliações qualitativas para tomada de decisão quanto à prevenção e ao controle têm recebido atenção cada vez maior, devido ao fato de que é impossível fazer avaliações quantitativas corretas em todas as situações, além de serem muito mais caras e demoradas. Entretanto, as avaliações qualitativas devem seguir uma metodologia adequada, como, por exemplo, o *Banding Approach,* desenvolvido na Inglaterra, que é um guia para decisões quanto a medidas de controle para contaminantes atmosféricos, sem utilizar avaliações quantitativas e comparação com Limites de Exposição Ocupacional (HSE, 1999). A ideia é estimar o grau de risco a partir de informações toxicológicas, quantidades utilizadas das substâncias, possibilidade de dispersão ou evaporação e condições de uso e exposição. As informações obtidas são comparadas com tabelas previamente elaboradas que indicam os controles necessários. Em situações mais graves e complexas, recomenda-se a consulta a especialistas em prevenção e controle de riscos.

A abordagem proposta pela Ergonomia para a análise do trabalho difere da metodologia utilizada pela Higiene Ocupacional. Os fundamentos de sua prática baseiam-se no estudo do trabalho, particularmente na identificação das diferenças entre o *trabalho prescrito* e o *trabalho real*, que muitas vezes explicam o adoecimento dos trabalhadores. A complexidade crescente dos novos processos de trabalho, organizados a partir da incorporação das inovações tecnológicas e de novos métodos gerenciais, tem gerado formas diferenciadas de sofrimento e adoecimento dos trabalhadores, particularmente na esfera mental. Em muitas dessas situações, as prescrições clássicas da Higiene do Trabalho foram atendidas, porém permanecem presentes ou são acrescentadas outras condições de risco ergonômico e psicossociais decorrentes da organização do trabalho, responsáveis pela produção do adoecimento.

IDENTIFICAÇÃO E CONTROLE DOS FATORES DE RISCO NA PERSPECTIVA DA HIGIENE DO TRABALHO E DA ERGONOMIA

Os princípios básicos da tecnologia de controle, propostos pela Higiene do Trabalho, podem ser enunciados como:
- a) evitar que um agente potencialmente perigoso ou tóxico para a saúde seja utilizado, formado ou liberado;
- b) se isso não for possível, contê-lo de tal forma que não se propague para o ambiente;
- c) se isso não for possível ou suficiente, isolá-lo ou diluí-lo no ambiente de trabalho; e, em último caso,
- d) bloquear as vias de entrada no organismo: respiratória, pele, boca e ouvidos, para impedir que um agente nocivo atinja um órgão crítico, causando lesão.

A cadeia de transmissão do risco deve ser quebrada o mais precocemente possível. Assim, a hierarquia dos controles deve buscar, sequencialmente, o controle do risco na fonte; o controle na trajetória (entre a fonte e o receptor) e, no caso de falharem os anteriores, o controle da exposição ao risco no trabalhador. Quando isso não é possível, o que frequentemente ocorre na prática, o objetivo passa a ser a redução máxima do agente agressor, de modo a minimizar o risco e seus efeitos sobre a saúde.

A informação e o treinamento dos trabalhadores são componentes importantes das medidas preventivas relativas aos ambientes de trabalho, particularmente se o modo de executar as tarefas propicia a formação ou dispersão de agentes nocivos para a saúde ou influencia as condições de exposição, como, por exemplo, a posição em relação à tarefa/máquina, a possibilidade de absorção através da pele ou ingestão, o maior dispêndio de energia, entre outras. Em situações especiais, podem ser adotadas medidas que limitem a exposição do trabalhador por meio da redução do tempo de exposição, treinamento específico e utilização de EPI.

As estratégias para o controle dos riscos devem visar, principalmente, à prevenção, por meio de medidas de engenharia de processo que introduzam alterações permanentes nos ambientes e nas condições de trabalho, incluindo máquinas e equipamentos automatizados que dispensem a presença do trabalhador ou de qualquer outra pessoa potencialmente exposta. Dessa forma, a eficácia das medidas não dependerá do grau de cooperação das pessoas, como no caso da utilização de EPI.

O objetivo principal da tecnologia de controle deve ser a modificação das situações de risco, por meio de projetos adequados e de técnicas de engenharia que:
- eliminem ou reduzam a utilização ou a formação de agentes prejudiciais para a saúde, como, por exemplo, a substituição de materiais ou equipamentos e a modificação de processos e de formas de gestão do trabalho;
- previnam a liberação de tais agentes nos ambientes de trabalho, como, por exemplo, os sistemas fechados, enclausuramento, ventilação local exaustora, ventilação geral diluidora, armazenamento adequado de produtos químicos, entre outras;
- reduzam a concentração desses agentes no ar ambiente, como, por exemplo, a ventilação local diluidora e limpeza dos locais de trabalho.

Todas as possibilidades de controle das condições de risco presentes nos ambientes de trabalho por meio de Equipamentos de Proteção Coletiva (EPC) devem ser esgotadas antes de se recomendar o uso de EPI, particularmente no que se refere à proteção respiratória e auditiva. As estratégias de controle devem incluir os procedimentos de vigilância ambiental e da saúde do trabalhador. A vigilância em saúde deve contribuir para a identificação de trabalhadores hipersensíveis e para a detecção de falhas nos sistemas de prevenção. A informação e o treinamento dos trabalhadores são componentes essenciais das medidas preventivas relativas aos ambientes de trabalho, particularmente se o modo de executar as tarefas propicia a formação ou dispersão de agentes nocivos para a saúde ou influencia as condições de exposição.

Sumariando, as etapas para definição de uma estratégia de controle incluem:

RECONHECIMENTO E AVALIAÇÃO DOS AGENTES E FATORES QUE PODEM OFERECER RISCO PARA A SAÚDE E PARA O MEIO AMBIENTE, INCLUINDO A DEFINIÇÃO DE SEU IMPACTO: devem ser determinadas e localizadas as fontes de risco; as trajetórias possíveis de propagação dos agentes nos ambientes de trabalho; os pontos de ação ou de entrada no organismo; o número de trabalhadores expostos e a existência de problemas de saúde entre os trabalhadores expostos ao agente. A interpretação dos resultados vai possibilitar conhecer o risco real para saúde e a definição de prioridades para a ação;

TOMADA DE DECISÃO: resulta do reconhecimento de que há necessidade de prevenção, com base nas informações obtidas na etapa anterior. A seleção das opções de controle deve ser adequada e realista, levando em consideração a viabilidade técnica e econômica de sua implementação, operação e manutenção, bem como a disponibilidade de recursos humanos e financeiros e a infraestrutura existente;

PLANEJAMENTO: uma vez identificado o problema, tomada a decisão de controlá-lo, estabelecidas as prioridades de ação e disponibilizados os recursos, deve ser elaborado um projeto detalhado quanto às medidas e aos procedimentos preventivos a serem adotados;

AVALIAÇÃO.

No que se refere às condições de trabalho nocivas para a saúde, que decorrem da organização e gestão do trabalho, as medidas recomendadas podem ser resumidas em:

- aumento do controle real das tarefas e do trabalho por parte daqueles que as realizam;
- aumento da participação real dos trabalhadores nos processos decisórios na empresa e facilidades para sua organização;
- enriquecimento das tarefas, eliminando as atividades monótonas e repetitivas e as horas extras;
- estímulo a situações que permitam ao trabalhador o sentimento de que pertencem e/ ou de que fazem parte de um grupo;
- desenvolvimento de uma relação de confiança entre trabalhadores e demais integrantes do grupo, inclusive superiores hierárquicos;
- estímulo às condições que ensejem a substituição da competição pela cooperação.

O Quadro IX resume as medidas de proteção da saúde e prevenção de doenças e agravos relacionados ao trabalho aplicáveis aos processos e ambientes de trabalho e ao trabalhador.

Quadro IX
MedidasdeProteçãodaSaúdeePrevençãodeDoençaseAgravosRelacionadosaoTrabalho Aplicáveis aos Processos e Ambientes de Trabalho e ao Trabalhador

Eliminação e controle das condições de risco para a saúde	Substituição do agente ou substância tóxica por outro menos lesivo ou tóxico. *Sempre que houver a substituição ou introdução de um material ou substância nova, é importante considerar a possibilidade de impactos sobre a saúde do trabalhador e o ambiente, para que não haja uma simples troca da situação de risco*	Substituição de matérias-primas, produtos intermediários ou reformulação dos produtos finais. Ex.: substituição do benzeno, substância cancerígena, nas misturas de solventes, pelo xileno ou tolueno, de menor toxicidade. Substituição de partes ou processos inteiros, maquinaria e equipamentos por outros que ofereçam menos risco para a saúde e segurança dos trabalhadores. Ex.: a substituição do emprego de jateamento de areia para limpeza de peças por limalha de ferro
	Instalação de dispositivos e controles de engenharia. *São mais factíveis do que a substituição de materiais*	Instalação de dispositivos destinados a melhorar as condições gerais físicas dos ambientes. Ex.: sistemas de exaustão e ventilação do ar, redesenho de máquinas e equipamentos, enclausuramento ou segregação de máquinas ou equipamentos que produzem ruído excessivo, ou radiação, ou de processos e de atividades que apresentem risco potencial para a saúde e a segurança dos trabalhadores, como a eliminação de poeiras ou substâncias tóxicas. Equipamentos e sistemas de proteção coletiva. Ex.: barreira acústica. Manutenção preventiva e corretiva de equipamentos e processos também são recursos de controle de engenharia
	Redesenho da tarefa ou do trabalho, mudanças na organização do trabalho e práticas alternativas de trabalho. *Em geral, combinam medidas de engenharia e medidas administrativas, buscando a proteção da saúde do trabalhador*	Enriquecimento do conteúdo das tarefas, nos trabalhos monótonos e repetitivos. Mecanização de tarefas de modo a tornar o trabalho físico mais leve e confortável. Incremento da participação dos trabalhadores nos processos de decisão, garantindo-lhes a autonomia para organizar o trabalho, diminuindo as pressões de tempo e de produtividade, entre outras
Medidas de proteção individual e de vigilância em saúde ou de controle médico aplicáveis aos trabalhadores.	Educação e informação do trabalhador. *É direito inalienável do trabalhador a informação correta acerca dos riscos à saúde decorrentes ou presentes no trabalho, bem como das medidas que visam à redução desses riscos*	Educação e informação sobre as condições de risco presentes nos processos e ambientes de trabalho, implicando em mudanças de comportamento dos trabalhadores e dos empregadores, chefes e encarregados, às vezes, culturalmente arraigados. A experiência mostra que o investimento em treinamentos e outras atividades educativas é insuficiente se não for acompanhado de investimentos na melhoria geral das condições coletivas de trabalho e de uma gestão participativa do trabalho

Medidas de proteção individual e de vigilância em saúde ou de controle médico aplicáveis aos trabalhadores. *Apesar de necessárias, são menos efetivas, pois potencialmente reduzem o dano que pode resultar da exposição a um fator de risco, mas não removem a causa ou fonte do problema*	EPI *Os equipamentos de proteção individual podem ser úteis e necessários em algumas circunstâncias, porém, não devem ser nem a única nem a mais importante medida de proteção*	Luvas, máscaras, protetores auriculares, roupas especiais, entre outros, devem ser adequados às situações reais de trabalho e às especificações e diferenças individuais dos trabalhadores. Além da garantia de qualidade, é importante que o EPI utilizado tenha sua efetividade avaliada em seu uso cotidiano, uma vez que as especificações do fabricante e testes de qualidade são feitos em condições diferentes do uso real. Os programas de utilização de EPI devem contemplar o treinamento adequado para uso, o acompanhamento e manutenção e/ou reposição periódica e higienização adequada
	Medidas organizacionais *As medidas organizacionais implicam em diminuição do tempo de exposição, podendo ser aplicadas a um ou poucos trabalhadores, ou envolver todos os trabalhadores de um setor ou da empresa*	Escalas de trabalho que contemplem tempos menores em locais com maior exposição a condições de risco para a saúde e rotatividade de tarefas ou setores devem ser cuidadosamente planejadas para evitar a diversidade de exposições atingindo maior número de trabalhadores
	Controle Médico	Exames pré-admissionais para identificação de características ou fatores de risco individuais que possam potencializar as exposições ocupacionais não devem ser realizados com o objetivo de exclusão e de seleção de super-homens e supermulheres. O mesmo raciocínio se aplica à realização dos exames periódicos de saúde. A legislação trabalhista vigente (NR-7) disciplina o PCMSO, estabelecendo os parâmetros para um Programa de Saúde e não simplesmente a emissão de atestado médico de saúde
	Rastreamento, monitoramento e vigilância	A vigilância em saúde do trabalhador, visando à detecção precoce de alterações ou agravos decorrentes da exposição a condições de risco presentes no trabalho, é importante para a identificação de medidas de controle ainda não detectadas ou de falhas nas medidas adotadas. Em geral, no âmbito das empresas, esse monitoramento é feito por exames periódicos de saúde, que devem ser programados considerando as condições de risco a que estão expostos os trabalhadores. A investigação de efeitos precoces em grupos de trabalhadores sob condições específicas de risco deve ser realizada por meio de estudos epidemiológicos

BIBLIOGRAFIA E LEITURAS COMPLEMENTARES SUGERIDAS

ATLAS. Segurança e Medicina do Trabalho – Portaria 3.214/1978. 48. ed. São Paulo: Atlas; 2001.

Burgess WA. Identificação de Possíveis Riscos à Saúde do Trabalhador nos Diversos Processos Industriais. Belo Horizonte: ERGO; 1995.

Data Base of Web Sites INH&S. Site indexador de outros sites de Segurança e Saúde no Trabalho; organizado pelo European Trade Union Technical Bureau for Health and Safety. Disponível em: http://www.ipielle.emr.it/bts/

International Labour Office (ILO). Encyclopaedia of Occupational Health and Safety. 4th ed. Geneva: ILO; 1998.

Trivellato GC. Metodologias de reconhecimento e avaliação qualitativa de riscos ocupacionais. São Paulo: Fundacentro; 1998.

INSTITUIÇÕES DE REFERÊNCIA

Fundacentro – Centro Técnico Nacional. Rua Capote Valente, 710. São Paulo, CEP: 05 409-002. Fone: (11) 3066 6258.

IARC – International Agency for Research on Cancer. 150 Cours Albert Thomas, F-69372, Lyon Cédex 08, France.

INRS – Institut National de Recherche et de Securité. 30, Rue Olkivier-Noyer, 75680, Paris, Cedex 14, France.

IPCS – International Programme on Chemical Safety, World Health Organization (WHO), 1211 Geneva, 27. Switzerland.

ILO – CIS (International Occupational Safety & Health Information Center) International Labour Organization. 1211 Geneva, 22 . Switzerland.

NIOSH – National Institute for Occupational Safety and Health – Public Health Service, 4676 Columbia Parkway - Cincinnati, Ohio 45226 USA.

OPAS – Organização Pan-Americana da Saúde/OMS – Organização Mundial da Saúde/ Representação no Brasil, Setor de Embaixadas Norte, 400 – Lote 19, Brasília – DF, CEP: 70.800-400.

UNEP/IRPTC – Registro Internacional de Produtos Químicos Potencialmente Tóxicos. E-mail: irptc@unep.ch

Metodologias para Reconhecimento e Avaliação de Riscos

5

Estratégia Proposta pela AIHA

A *American Industrial Hygiene Association* (AIHA, 1991) propõe uma estratégia para avaliação das exposições a agentes nocivos ou estressores ambientais. Ela é baseada num esquema básico que pressupõe uma caracterização básica: do ambiente e da força de trabalho. A partir dessa caracterização busca-se apontar os Grupos Homogêneos de Risco (dependendo dos objetivos da avaliação a ser feita), seguida da avaliação qualitativa para fins de se priorizar quais exposições serão monitoradas.

Certamente o leitor pode estar questionando: Essa estratégia é para a elaboração do PCMSO?

Ou para o PPRA?

Cabe ressaltar a importância do médico do trabalho (coordenador do PCMSO) em aprender esta estratégia, visando evitar erros frequentes no reconhecimento de riscos ambientais.

A estratégia para reconhecimento e avaliação de riscos proposta pela AIHA é uma avaliação qualitativa. Ela é feita através da atribuição de índices de uma escala de zero a 4 para estimar a exposição (veja **Tabela 1 e Figuras 1 e 2**) e índices também de uma escala de zero a 4 para estimar os efeitos dos agentes estressores (veja **Tabela 2**).

Tabela 1 – Gradação Qualitativa da Exposição

Categoria	Descrição
0 – Não há exposição	Nenhum contato com o agente ou contato improvável
1 – Exposição em níveis baixos	Contatos infrequentes com o agente
2 – Exposição moderada	Contato frequente com o agente em baixas concentrações ou infrequente em altas concentrações
3 – Exposição elevada	Contato frequente com o agente em altas concentrações
4 – Exposição elevadíssima	Contato frequente com o agente em concentrações altíssimas

Tabela 2 – Gradação Qualitativa dos Efeitos

Categoria	Descrição
0	Efeitos reversíveis de pouca importância ou não são conhecidos ou apenas suspeitos
1	Efeitos reversíveis preocupantes
2	Efeitos reversíveis severos e preocupantes
3	Efeitos irreversíveis preocupantes
4	Ameaça à vida ou doença/lesão incapacitante

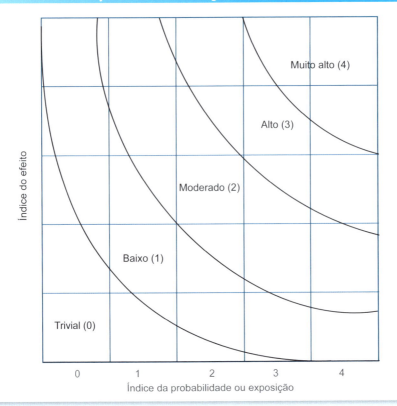

Figura 1 – Esquema qualitativo de graduação de risco.

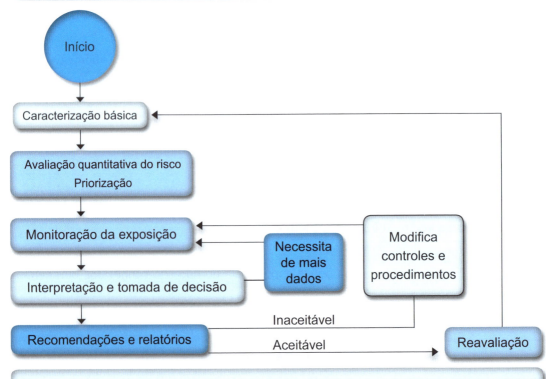

Figura 2 – Esquema básico para estratégia de avaliação de exposição proposto pela AIHA.

Estratégia Proposta pelo Ministério do Trabalho da França

No entendimento desta proposta metodológica do Ministério do Trabalho da França para reconhecimento e avaliação de riscos, o estabelecimento é um sistema complexo e não se pode tomar cada risco isoladamente. E é conveniente que a análise de risco se desenvolva pelo menos em duas etapas:

1ª Etapa: O levantamento e a análise de riscos por processo, operações ou atividades, ou ainda por função ou área de trabalho.

Os riscos a serem analisados estão relacionados com as seguintes categorias:

* iluminamento;
* ruído;
* vibrações;
* radiações;
* ambiente térmico;
* substâncias e preparações perigosas;
* ventilação, condicionamento do ar;
* máquinas e equipamentos;
* levantamento manual de pesos;
* telas de visualização (terminais de vídeo);
* ordem e limpeza;
* incêndios e explosões;
* eletricidade.

É conveniente selecionar adequadamente o nível de investigação a ser realizado para a avaliação dos riscos. Poderá ser todo o estabelecimento, um setor, um posto de trabalho e/ou função, ou ainda um grupo de postos de trabalho.

Para cada categoria de agente ou fator de risco a proposta é da utilização de um *checklist*, e recomendada em que situações são necessárias avaliações quantitativas.

2ª Etapa: A classificação dos riscos levantados dentro de quatro categorias que determinam as prioridades de ação a serem tomadas:

1. fatores do ambiente ou elementos materiais que não constituem incômodo nem risco para a integridade física;
2. fatores do ambiente ou elementos materiais que constituem incômodo sem ser fonte de risco para a integridade física;
3. fatores do ambiente ou elementos materiais que constituem risco para a integridade física do trabalhador, cujos valores ou importâncias estão notavelmente próximos dos limites regulamentares;
4. fatores do ambiente ou elementos materiais que constituem risco para a integridade física do trabalhador, com uma probabilidade de acidente ou doença elevada.

Depois desta classificação, para cada setor avaliado é construída uma planilha com os riscos identificados e classificados de acordo com as categorias acima. Com base nessa planilha são estabelecidas propostas de ação imediatas, a curto e médio prazos, bem como a necessidade de avaliações quantitativas ou de se recorrer a técnicos especializados.

Existem outras propostas metodológicas semelhantes, como a do Instituto de Pesquisa em Segurança e Saúde no Trabalho de Quebec (Menard et al., 1987), denominada de "Estratégia de Avaliação Exploratória do Ambiente de Trabalho", voltada principalmente para agentes e fatores de risco ambientais (físicos, químicos, biológicos).

O importante é destacar o que existe em comum nessas abordagens. Todas incluem:

- uma avaliação *a priori* separando situações de risco triviais daquelas com maior potencial de dano;
- uma forma sistemática de identificar os fatores de risco e caracterizar as exposições;
- uma avaliação qualitativa dos riscos identificados baseada em julgamento profissional e analogia, classificando-os em categorias que permitem que sejam priorizadas ações, quer sejam avaliações quantitativas a serem feitas para melhor estimar o risco ou priorizar a adoção de medidas de controle.

Estratégia do Instituto de Pesquisa em Segurança e Saúde no Trabalho de Quebec (Estratégia de Avaliação Exploratória do Ambiente de Trabalho)

Esta estratégia é voltada principalmente para agentes e fatores de risco ambientais (físicos, químicos e biológicos).

Estratégia do Processo de Avaliação de Riscos Proposto pela Norma Britânica – BS 8800 (Atual Diretriz 18001)– Sistema de Gestão em Segurança e Saúde Ocupacional

Esta estratégia propõe as seguintes etapas para o processo de avaliação de riscos:

- classificar as atividades de trabalho;
- identificar os *hazards*;
- determinar os riscos;
- decidir se os riscos são toleráveis;
- preparar plano de ação para controle dos riscos (se necessário);
- analisar criticamente a adequação do plano de ação.

Para realizar o levantamento sugere a elaboração de um formulário contendo os seguintes itens:

- atividade de trabalho;
- *hazard(s);*
- controles ativos;
- pessoal sujeito a riscos;
- probabilidade de dano;
- gravidade do dano;
- níveis de risco;
- ação a ser tomada após avaliação;
- detalhes administrativos (p. ex., nome do avaliador, data, etc.).

A estimativa do risco é determinada estimando-se a gravidade potencial do dano e a probabilidade de que o dano ocorra, de acordo com a **Tabela 3**. A partir dessas categorias de risco, as ações são priorizadas.

Todo o processo de avaliação é qualitativo, sem a utilização de instrumental, a não ser um "bom par de olhos" e habilidade de conversar com pessoas. Somente nos casos de situações

Metodologias para Reconhecimento e Avaliação de Riscos

de risco moderado ou substancial poderão ser necessárias avaliações quantitativas das exposições a agentes ambientais para melhor estimativa do risco.

Tabela 3 – Estimativa do Risco Segundo a BS8800 (Hoje Diretriz 18001)

	Levemente Prejudicial	*Prejudicial*	*Extremamente Prejudicial*
Altamente improvável	Risco trivial	Risco tolerável	Risco moderado
Improvável	Risco tolerável	Risco moderado	Risco substancial
Provável	Risco moderado	Risco substancial	Risco intolerável

O Reconhecimento e a Avaliação de Riscos – Proposta Metodológica para Adequação à NR-7 (PCMSO) e à NR-9 (PPRA)

PCMSO (NR-7) – Estratégias para Reconhecimento dos Riscos

Visita Preliminar

Consiste de uma **entrevista** produzida pelo Médico do Trabalho (Futuro Coordenador do PCMSO).

A entrevista deve ser feita com o objetivo de colher *dados* e *informações* associados às:
* demandas de gestão de RH ou de pessoas ou;
* demandas gerenciais ou;
* demandas trabalhistas ou;
* demandas técnicas: de engenharia de segurança, de engenharia de produção e outras ou;
* demandas dos empregados e/ou cipeiros.

Modelo de Questionário para a Visita Preliminar

1. Identificação da Empresa
1.1) Nome da Empresa:
1.2) Endereço:
1.3) Site: e-mail:
1.4) Telefone(s):   fax:
1.5) CNPJ: Insc. Estadual: Insc. Municipal:
1.6) CNAE: Código da Atividade:
1.7) Grau de Risco:
1.8) Números de empregados:
Quantos do sexo Masculino: do sexo Feminino:
1.9) Tipos de Jornada de Trabalho:
Diurno: Diurno e Noturno:
1.10) Carga horária semanal:

2. *Checklist* da Visita Preliminar
2.1) Possui SESMT?   (   ) Sim   (   ) Não
  2.1.1) Possui Técnico de Segurança?   (   ) Sim   (   ) Não
  2.1.2) Possui Engenheiro de Segurança?   (   ) Sim   (   ) Não

2.1.3) Possui Enfermeiro do Trabalho? ( ) Sim ( ) Não

2.1.4) Possui Técnico de Enf. do Trabalho ? ( ) Sim ( ) Não

2.2) Possui CIPA? ( ) Sim ( ) Não

2.2.1) Quantos membros possui a CIPA?_____

2.2.2) Quem é o Presidente? Quem é o Vice-Presidente?_____

2.2.3) Foi realizado o Curso de Treinamento de Cipeiros? ( ) Sim ( ) Não

2.2.4) Existe Livro de Atas da CIPA? ( ) Sim ( ) Não

2.2.5) Existe um cronograma para as Reuniões Ordinárias da CIPA? ( ) Sim ( ) Não

2.2.6) Existe Mapa de Risco? ( ) Sim ( ) Não

2.2.7) Caso não exista dimensionamento para CIPA, a empresa
possui o "Empregado Representante"? ( ) Sim ( ) Não

2.3) A empresa possui política de distribuição de EPI? ( ) Sim ( ) Não

2.3.1) A empresa possui Ordem de Serviço ou outro documento
que comprove a distribuição de EPI? ( ) Sim ( ) Não

2.3.2) A empresa possui evidência de Treinamento de
empregados quanto ao uso de EPI? ( ) Sim ( ) Não

2.4) Onde a empresa realiza ou realizava os Exames Médicos Ocupacionais? _____

2.4.1) Existem ASO's para avaliação? ( ) Sim ( ) Não

2.4.2) Os Exames Médicos Ocupacionais são atrelados
a Exames Complementares? ( ) Sim ( ) Não

Quais exames?_____

2.5) A empresa possui PPRA? ( ) Sim ( ) Não

2.5.1) Quem elaborou o PPRA? _____

2.6) A empresa possui Laudos Técnicos de Insalubridade? ( ) Sim ( ) Não

2.7) A empresa possui AET (Análise Ergonômica do Trabalho)? ( ) Sim ( ) Não

2.8) Quem realizou a AET?_____

**3. A empresa possui documentado o seu fluxograma
de processo industrial?** ( ) Sim ( ) Não

4. A empresa possui um *layout* para análise? ( ) Sim ( ) Não

5. Possui ambulatório médico? ( ) Sim ( ) Não

6. Possui material de primeiros socorros? ( ) Sim ( ) Não

6.1) Possui material humano devidamente treinado
para primeiros socorros? ( ) Sim ( ) Não

7. Possui convênio médico? ( ) Sim ( ) Não

7.1) Qual o Plano de Saúde?_____

7. 2) Qual o tipo de cobertura?_____

8. A empresa possui, em forma de documentação, um resumo do processo de produção: matérias-primas, meios de produção, fluxograma, processos auxiliares e/ou paralelos, subprodutos, produtos finais e resíduos? ( ) Sim ( ) Não

9. A empresa possui política de tratamento de resíduos industriais? ( ) Sim ( ) Não

10. É possível colher um resumo das condições sanitárias e de conforto da empresa?

( ) Sim ( ) Não

10.1) Situação das instalações sanitárias (banheiros, etc)._____

Metodologias para Reconhecimento e Avaliação de Riscos

10.2) Existe vestiário(s)?   ( ) Sim   ( ) Não
Qual a situação dos vestiários?_____
10.3) Existe refeitório?   ( ) Sim   ( ) Não
Qual a situação dos refeitórios?_____
10.4) Existe cozinha(s)?   ( ) Sim   ( ) Não
Qual a situação da(s) cozinha(s)?_____
Existe programa de alimentação?   ( ) Sim   ( ) Não
Existe Nutricionista?   ( ) Sim   ( ) Não
10.5) Existe alojamento?   ( ) Sim   ( ) Não
Qual a situação do(s) alojamento(s)?_____

11. Existe Brigada de Incêndio?   ( ) Sim   ( ) Não
12. A empresa possui política de sinalização de segurança?   ( ) Sim   ( ) Não

---

Inquérito Preliminar de Saúde e Segurança do Trabalho ou *Walkthrough*
"O PCMSO deve possuir diretrizes mínimas que possam balizar as ações desenvolvidas, de acordo com procedimentos em relação a condutas, dentro dos conhecimentos científicos atualizados e da boa prática médica."

"O mínimo que se requer do Programa é um **estudo *in loco*** para reconhecimento prévio dos riscos ocupacionais existentes. O reconhecimento de riscos deve ser feito através do **Inquérito Preliminar de Saúde e Segurança do Trabalho.**"

Inquérito Preliminar de Saúde e Segurança do Trabalho
Reconhecimento de Riscos
Utilizar o *checklist* seguinte
(Avaliação deve ser feita por cada atividade, por cada posto de trabalho)

Ruído contínuo?   ( ) Sim   ( ) Não
Ruído de impacto?   ( ) Sim   ( ) Não
Calor?   ( ) Sim   ( ) Não
Radiação ionizante?   ( ) Sim   ( ) Não
Trabalho sob condições hiperbáricas?   ( ) Sim   ( ) Não
Radiação não ionizante?   ( ) Sim   ( ) Não
Vibrações?   ( ) Sim   ( ) Não
Frio?   ( ) Sim   ( ) Não
Umidade?   ( ) Sim   ( ) Não
Existe manipulação e/ou exposição a produtos químicos?   ( ) Sim   ( ) Não
   Nota: analisar e listar os produtos químicos por procedimento(s) produtivos(s).
Poeiras minerais?   ( ) Sim   ( ) Não
Fumos metálicos?   ( ) Sim   ( ) Não
Neblina?   ( ) Sim   ( ) Não
Névoa?   ( ) Sim   ( ) Não
Agentes biológicos?   ( ) Sim   ( ) Não

PPRA (NR-9) Estratégias para Reconhecimento e Avaliação dos Riscos

De acordo com a NR-9, o reconhecimento de risco deverá abranger os seguintes itens:
- a sua identificação (refere-se a risco, mas risco é um conceito formal, no caso está se referindo a agentes de risco);
- a determinação e localização das possíveis fontes geradoras;
- identificação das possíveis trajetórias e dos meios de propagação dos agentes no ambiente de trabalho;
- identificação das funções e do número de trabalhadores expostos;
- a caracterização das atividades e do tipo de exposição;
- a obtenção de dados existentes na empresa, indicativos do possível comprometimento da saúde decorrente do trabalho;
- os possíveis danos à saúde relacionados aos riscos identificados, disponíveis na literatura técnica;
- a descrição das medidas de controle já existentes.

No entanto, isto não significa que do ponto de vista metodológico o reconhecimento de riscos deva ser realizado na ordem em que são enumerados. Faz necessário definir um método para obter os dados acima e sistematizá-los adequadamente.

Além disso, se o levantamento incluir aspectos de segurança e fatores ergonômicos, os itens relacionados na NR-9 não se aplicam necessariamente a todas as situações de risco.

Tomando por base as propostas já mencionadas, elaboramos uma outra que pode atender às exigências da NR-9 e ser adequada à nossa realidade, considerando os poucos recursos disponíveis na área de quantificação dos riscos ou o elevado custo desses serviços.

O esquema geral adotado é semelhante ao proposto pela AIHA e está representado na **Figura 3**. O esquema indica as outras etapas além do reconhecimento e da avaliação qualitativa de riscos.

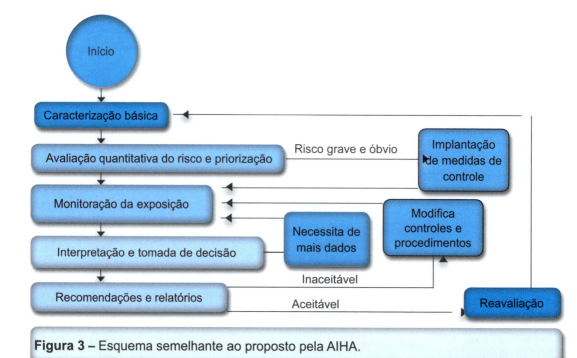

Figura 3 – Esquema semelhante ao proposto pela AIHA.

Principais Etapas da Proposta de Reconhecimento e Avaliação Qualitativa de Riscos*

As etapas básicas de nossa proposta são:

1. Caracterização geral da empresa: identificação, instalações físicas, atividades, ciclo produtivo, organização, ações da empresa na área.

2. Levantamento de dados preliminares sobre saúde e segurança que auxiliem na identificação e avaliação dos riscos:
   - dados disponíveis na literatura sobre os riscos relativos aos processos existentes;
   - acidentes e doenças ocupacionais registrados na empresa;
   - levantamentos anteriores realizados;
   - dados sobre a percepção de riscos dos trabalhadores;
   - ações da fiscalização.

Esses dados permitem estabelecer quais setores deverão ser investigados com maior profundidade e detalhamento.

Com base nos dados obtidos nas etapas 1 e 2, define-se a estratégia mais adequada para o reconhecimento de riscos. Dependendo da dimensão da empresa e da complexidade dos processos e operações, ela pode ser subdividida por processos, operações, setores ou postos de trabalho onde os funcionários estão aproximadamente expostos às mesmas situações de risco. Tais setores não equivalem necessariamente ao conceito de grupo homogêneo de risco adotado pela AIHA.

Dependendo dos dados preliminares, setores nos quais os riscos ocupacionais são triviais ou inexistentes poderão não receber o tratamento aprofundado aplicado a outros setores.

3. Caracterização dos riscos por setor ou posto de trabalho:
   Para cada setor é feita:
   - caracterização do ambiente e processo de trabalho, isto é, a descrição física do posto ou setor e das atividades, tarefas, materiais usados, equipamentos existentes no local, bem como as condições ambientais gerais e instalações;
   - caracterização da força de trabalho – enumeração e descrição de funções, organização do trabalho, horário e jornada, e outras observações relevantes para a avaliação dos riscos ou ações preventivas;
   - identificação e avaliação qualitativa dos riscos para cada atividade/tarefa ou aspecto considerado do posto de trabalho.

A identificação e a avaliação qualitativa deverão apontar para cada item (tarefa, atividade ou aspecto do presente no posto de trabalho/setor):
   - as situações de risco (agentes ou fatores de risco, com identificação das fontes, trajetórias de propagação de agentes, condições de exposição);
   - medidas de controle existentes e o grau de adequação ou eficácia das mesmas;

---

* **Proposta elaborada pelo Dr. Gilmar Trivellato - pesquisador da Fundacentro.**

- as consequências ou efeitos adversos potenciais para cada fator de risco;
- população exposta (função e número de expostos).

A avaliação qualitativa deverá indicar:

- índice de gravidade do efeito;
- índice de probabilidade do acidente ocorrer ou a gradação da exposição ao fator de risco (intensidade, duração e frequência);
- a gradação do risco.

Os critérios são semelhantes aos usados pela AIHA, atribuindo-se índices de 0 a 4 para a exposição (**Tabela 1**, pág. 49) ou probabilidade de ocorrência do dano (**Tabelas 4 e 5**), índices de 0 a 4 para a gravidade do dano no caso de acidentes (**Tabela 6**) ou efeito à saúde (**Tabela 2**, pág. 49, da proposta da AIHA). A diferença da proposta da AIHA é que incluímos critérios para estimar os efeitos de ação local de produtos químicos por contato e efeitos de carcinogenicidade, mutagenicidade e toxicidade para a reprodução (**Tabelas 7 e 8**).

Tabela 4 – Categorias de Probabilidade de Ocorrência de Acidentes

Índice	*Categoria*	*Descrição*
0	Insignificante	Provavelmente não ocorrerá
1	Baixa	É possível que ocorra a longo prazo
2	Média	É possível que ocorra a médio prazo
3	Alta	Provavelmente irá ocorrer a médio prazo
4	Muito alta	Provavelmente irá ocorrer em um curto espaço de tempo

Tabela 5 – Categorias de Probabilidade de Ocorrência de Acidentes em Função da Eficiência das Medidas Preventivas

Índice	*Categoria / Probabilidade*	*Descrição*
0	Insignificante	Muito boa
1	Baixa	Boa
2	Média	Apresenta pequenos desvios
3	Alta	Apresenta desvios ou problemas
4	Muito alta	Medidas preventivas inadequadas ou inexistentes

Tabela 6 – Categorias Relacionadas às Consequências do Acidente

Índice ou Grau	Categoria / Consequência	Descrição
0	Inexistente	O fato ocorrido não implicará em nenhum dano ou efeito adverso
1	Desprezível ou insignificante	Provavelmente não afetará a segurança e a saúde das pessoas, resultando em menos de um dia de trabalho perdido, entretanto é uma não conformidade com um critério específico
2	Marginal ou moderado	Pode causar uma lesão ou doença ocupacional de efeitos reversíveis de pouca importância, resultando na perda de dias de trabalho ou danos à propriedade irrelevantes
3	Crítico	Pode causar lesões severas, doenças ocupacionais severas ou danos significativos à propriedade
4	Catastrófico	Pode causar mortes ou perda das instalações

Tabela 7 – Categorias de Danos Potenciais à Saúde para Agentes que Atuam Preponderantemente por Contato

Índice	Categoria	Descrição
0	Mínimo	Não irritante de peles, olhos e mucosas
1	Leve	Levemente irritante para peles, olhos e mucosas. Vapores e fumos irritantes em contato com a pele, os olhos e membranas mucosas
2	Moderado	Irritante para membranas mucosas, olhos, pele, sistemas respiratório e digestivo
3	Sério	Altamente irritante para membranas mucosas, olhos, pele, sistemas respiratório e digestivo
4	Severo	Efeito cáustico e corrosivo sobre a pele, mucosa e olhos

Tabela 8 – Categorias de Danos Potenciais à Saúde para Agentes Carcinogênicos, Teratogênicos e Mutagênicos

Índice	Categoria	Descrição
0	Mínimo	O agente não é considerado um xenobiótico
1	Leve	Sem evidência de carcinogenicidade, teratogenicidade ou mutagenicidade
2	Moderado	Carcinogênico, teratogênico ou mutagênico confirmado somente para animais
3	Sério	Suspeito de ser carcinogênico, teratogênico ou mutagênico para seres humanos
4	Severo	Carcinogênico, teratogênico ou mutagênico confirmado para seres humanos

4. Caracterização de agentes e fatores de risco:

Simultaneamente à etapa anterior, para cada agente ou fator de risco é feita a caracterização que inclui a relação dos perigos potenciais e padrões recomendados cientificamente ou estabelecidos na legislação.

5. Priorização das ações:

Os riscos estão classificados em cinco categorias, descritas na **Tabela 9.**

O grau de risco pode ser estimado a partir dos índices de probabilidade de ocorrência do acidente ou exposição e o índice relacionado com a magnitude e intensidade da consequência ou danos potenciais à saúde humana, consultando-se o gráfico da **Figura 2** e a **Tabela 10**.

A priorização de ações é estabelecida de acordo com os seguintes critérios, descritos na **Tabela 11**.

Tabela 9 – Categorias de Risco

Grau	Risco
0	Insignificante ou trivial
1	Baixo
2	Moderado
3	Alto ou sério
4	Muito alto ou crítico

Tabela 10 – Estimativa do Grau de Risco

Grau de Risco	Significado
0	Fatores do ambiente ou elementos materiais que não constituem nem um incômodo nem um risco para a saúde ou integridade física.
1	Fatores do ambiente ou elementos materiais que constituem um incômodo sem ser uma fonte de risco para a saúde ou integridade física.
2	Fatores do ambiente ou elementos materiais que constituem um incômodo, podendo ser de baixo risco para a saúde ou integridade física.
3	Fatores do ambiente ou elementos materiais que constituem um risco para a saúde ou integridade física do trabalhador, cujos valores ou importâncias estão notavelmente próximos dos limites regulamentares.
4	Fatores do ambiente ou elementos materiais que constituem um risco para a saúde ou integridade física do trabalhador, com uma probabilidade elevada de acidente ou doença.

Metodologias para Reconhecimento e Avaliação de Riscos

Tabela 11 – Critérios para Priorização de Ações

Grau de Risco	Avaliação Quantitativa		Medida de Prevenção e Controle	
	Necessidade	Prioridade	Necessidade	Prioridade
0 – Insignificante	Não necessária.	–	Não necessária	–
1 – Baixo	Necessária para comprovar a eficácia das medidas de controle.	Baixa	Manter medidas existentes	Baixa
2 – Moderado	Necessária para avaliar a eficácia das medidas de controle.	Média	Necessária	Moderada
3 – Alto ou sério	Necessária para estimar exposição e verificar a necessidade de novas medidas de controle.	Alta	Necessária	Alta
4 – Muito alto ou crítico	Necessária para registrar a exposição excessiva. Não necessária para decidir a necessidade de adoção de medidas de controle.	Alta	Necessária, com adoção de alguma medida em caráter imediato	Alta, com ação imediata

6. Identificação e avaliação de outras não conformidades com as normas regulamentadoras:
Identificar outros aspectos legais que possam constituir passivo para a empresa, que devem ser considerados na elaboração do plano de ação.

No trabalho do Dr. Gilmar Trivellato, encontramos a operacionalização da proposta e, segundo ele, os seguintes aspectos devem ser considerados antes da coleta de dados e que podem interferir no processo de reconhecimento de riscos.

Nota do autor: Conforme já mencionamos anteriormente, no texto referente às etapas de planejamento do PCMSO (Visita Preliminar e Inquérito Preliminar de Segurança e Saúde no Trabalho), essa operacionalização deve ser utilizada pelo coordenador do PCMSO.

Qual a natureza e origem da demanda?

Quem irá responder à demanda (profissional da empresa ou externo contratado)?

Qual é o grau de liberdade para se efetuar o levantamento e as disponibilidades de tempo?

Qual é o nível de negociação e relacionamento entre empregadores, trabalhadores, autoridades e profissionais da área de SST?

Qual é a dimensão da empresa e a complexidade do processo?

Que ações já existem na empresa ou levantamentos anteriores já realizados?

Qual a cultura dominante na empresa em matéria de gestão de segurança e saúde ocupacional?

Qual a Natureza e Origem da Demanda?

Os procedimentos básicos são:

Coleta inicial de informações

Solicitar à empresa a disponibilização de informações sobre:

- atividades desenvolvidas na empresa – principais e auxiliares;
- plantas da empresa;
- fluxogramas do processo;
- lista de matérias-primas e auxiliares, produtos intermediários e finais. Se possível, onde são usados e a taxa de consumo;
- fichas de segurança de produtos químicos (quando disponíveis);
- máquinas e equipamentos existentes;
- estatísticas de acidentes e doenças ocupacionais registrados;
- mapas de riscos elaborados pela CIPA;
- registros dos agentes de fiscalização;
- relatórios técnicos de levantamentos de riscos realizados;
- listagem dos funcionários por função e setor de atividade.

Se o profissional for externo, por ocasião da coleta das informações acima, recomenda-se fazer uma visita geral para conhecimento das instalações da empresa (visão panorâmica).

Pesquisa bibliográfica:

- se o processo não for familiar ao técnico, este deve estudar teoricamente o processo, recorrendo a enciclopédias técnicas;
- levantamento em literatura técnica de SST de informações sobre os fatores de risco potenciais relacionados ao processo ou local de trabalho (existem livros que relatam os riscos para cada tipo de processo, p. ex., Burgess, 1995; Cralley, Enciclopédia da OIT, ou periódicos técnicos);
- conhecimentos disponíveis na literatura sobre os efeitos nocivos dos agentes e fatores identificados;
- conhecimentos disponíveis na literatura sobre as propriedades físico-químicas e toxicológicas de agentes químicos (MSDS).

Entrevistas com Diretores, Gerentes ou Encarregados Técnicos e do Setor de Pessoal

Num primeiro momento deve-se buscar sensibilizar e esclarecer a direção da empresa e todos os envolvidos para o trabalho a ser realizado, explicando as etapas.

Durante as entrevistas, levantar dados para caracterizar o processo de trabalho, definir o fluxograma das operações do ciclo produtivo, identificar as atividades auxiliares, localizar fisicamente todas as atividades e identificar os responsáveis.

Com o responsável pelo setor de pessoal ou recursos humanos, obter informações sobre a organização geral do trabalho.

Definição da Abordagem a Ser Adotada nas Visitas às Áreas

Com base nos dados obtidos nas etapas 1,2 e 3, definir os setores a serem avaliados e uma abordagem para realizar as visitas.

Há três possibilidades de abordagem para as inspeções nos locais de trabalho:

1. abordagem geográfica, isto é, através das instalações área por área, setor por setor, examinando todos os aspectos ali presentes;
2. abordagem por assunto que pode ser um setor, um posto de trabalho, uma operação, uma função ou mesmo uma tarefa específica;
3. seguir o processo, isto é, seguir o fluxo da linha de produção (mais adequada quando se quer conhecer o processo).

Pode-se ainda recorrer a uma combinação das três abordagens, o que em termos práticos é o que ocorre frequentemente.

Inspeções nos Locais de Trabalho

Coletar todos os dados, observando ou entrevistando pessoas, em particular trabalhadores, para fazer a caracterização do ambiente e processo de trabalho, da força de trabalho, identificação e avaliação de todos os fatores de risco presentes.

Para o levantamento em campo recomenda-se utilizar, como apoio, listas de verificações.

Durante as inspeções, recomenda-se verificar os seguintes aspectos:
- ritmo de produção;
- frequência e duração de processos de trabalhos cíclicos;
- condições anormais de operações.
- Em relação aos funcionários, recomenda-se obter e registrar dados sobre:
- tarefas efetivamente executadas;
- queixas e sintomas que possam ser atribuídos às exposições;
- percepção de riscos dos trabalhadores;
- hábitos de higiene pessoal, práticas de limpeza;
- revezamento ou rodízio entre os trabalhadores;
- mobilidade dos trabalhadores em relação aos setores e postos de trabalho;
- uso de equipamentos de proteção individual;
- hábitos pessoais: tabagismo, alcoolismo, uso de drogas, etc.

Este levantamento poderá incluir outros fatores de risco que não sejam os ambientais.

Organizar e Sistematizar os Dados

Para cada posto de trabalho, deve-se fazer a sistematização dos dados para caracterizar os riscos, fazer a avaliação qualitativa dos riscos de acordo com os critérios aqui propostos. Após a avaliação, fazer a identificação das necessidades de avaliações quantitativas e medidas de controle, indicando as prioridades.

Elaborar relatório e apresentar à empresa e ao médico coordenador do PCMSO.

Conclusões

As metodologias apresentadas mostram claramente que o processo de reconhecimento de riscos não pode se limitar apenas à identificação dos agentes ou fatores de risco. Deve ser um processo completo seguido de uma avaliação preliminar (qualitativa) dos riscos identificados para fins de priorização de ações.

Os riscos não identificados e não avaliados não podem ser controlados – quer do ponto de vista de medidas introduzidas no ambiente de trabalho ou de vigilância da saúde.

Se não for feita uma avaliação preliminar, priorizando-se em função do risco, isto pode implicar em gastos excessivos ou desnecessários com avaliações quantitativas ou exames clínicos.

A metodologia proposta, adaptada de outras existentes, pode-se constituir uma ferramenta útil no processo da gestão da segurança e da saúde na empresa. No entanto, ele vem romper com a tradição dominante no Brasil de se simplificar o processo de reconhecimento de riscos e partir direto para a quantificação, visando sobretudo a caracterização do processo de insalubridade. A proposta apresentada é útil para a prevenção e não é adequada para a caracterização de insalubridade.

Desafios e Oportunidades para o Brasil de Hoje, para o Planejamento e a Gestão do PCMSO

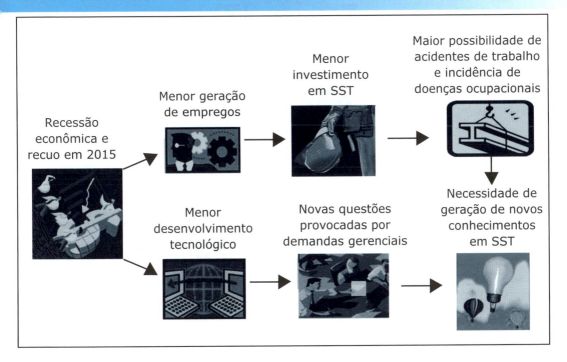

Dotar as empresas de capacidade de agir em favor de seu desenvolvimento institucional, inclusive por ganhos em visibilidade social, para dar resposta aos desafios socioeconômicos do Brasil.

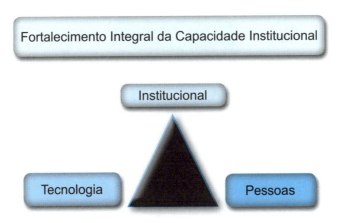

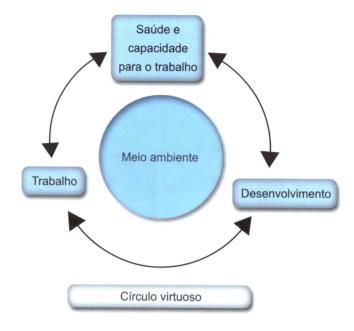

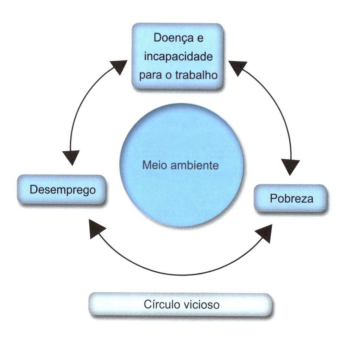

Nota: Adaptada da palestra do professor René Mendes, proferida em julho de 2010, na Fundacentro de Brasília.

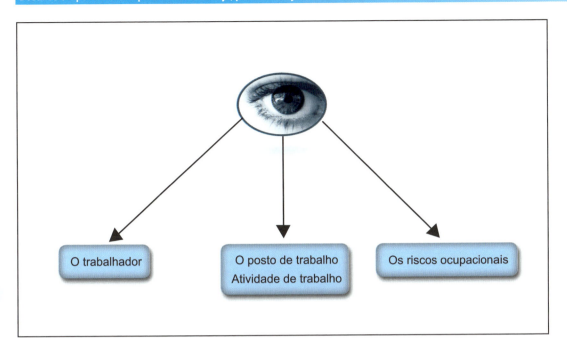

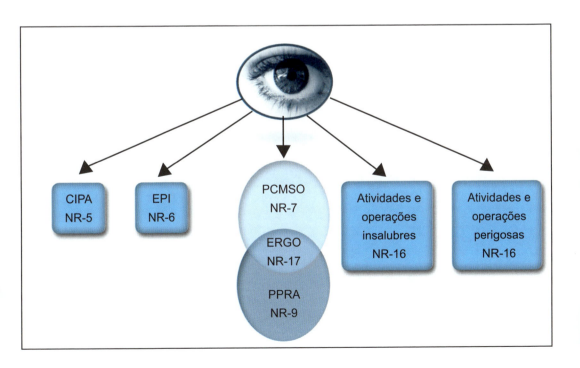

Proposta para os Três Momentos do PCMSO   7

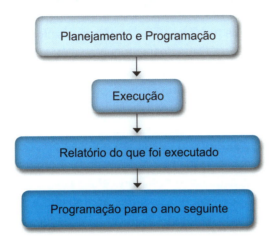

Planejamento

Visita Preliminar

Coleta de dados e informações das diversas demandas. Áreas sugeridas para coleta de dados e informações:

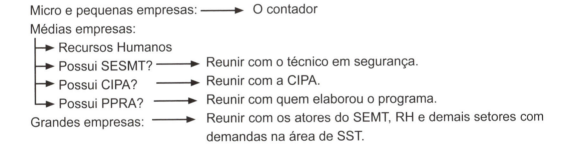

Modelo para um *checklist* visando coleta de dados e informações numa visita preliminar (vide página 53).

Inquérito Preliminar de Segurança e Saúde no Trabalho (*Walkthrough*)

O inquérito deve ser acompanhado por um funcionário da empresa – sugerimos que, caso exista CIPA, seja o vice-presidente da CIPA ou ainda o técnico de segurança do SESMT ou outra pessoa indicada pela empresa.

Proposta para o Inquérito

A nossa proposta é que exista uma interface do PCMSO com o PPRA e outros documentos legais. Por exemplo: Os riscos elencados nas etapas do PPRA devem ser os apontados no reconhecimento de risco durante o inquérito preliminar. Esses serão os riscos especificados no Atestado de Saúde Ocupacional (ASO) e em diversos documentos, como por exemplo no LTCAT, PPP, entre outros.

Sabemos que na Norma Regulamentadora nº 9, intitulada Programa de Prevenção de Riscos Ambientais (PPRA), os riscos ocupacionais citados são: físico, químico e biológico.

Entretanto, o PCMSO deve ser um programa que permite, em sua estratégia, o reconhecimento dos "fatores de risco" ou "situações de risco", independentemente das especificações contidas na NR-9. Portanto, é de fundamental importância a sintonia entre o coordenador do PCMSO e quem elaborou o PPRA. Cabe destacar que se o médico coordenador do PCMSO está diante de um ambiente que apresente a possibilidade de efeitos adversos por "desconforto no trabalho", ele deve sugerir no corpo do programa uma Análise Ergonômica do Trabalho (AET).

Voltamos a afirmar:

"Fator de risco" ou "situação de risco", segundo a nossa proposta para o Inquérito Preliminar de Segurança e Saúde no Trabalho (*Walkthrough*), é uma condição ou conjunto de circunstâncias que tem potencial de causar um certo efeito adverso, isto é, lesões, danos em geral, acidentes de trabalho, doenças relacionadas ao trabalho e morte. É importante ficar atento durante o inquérito a todos os *fatores de risco* ou *situações de risco* que possam desencadear, por exemplo, as doenças relacionadas ao trabalho da classificação proposta por Schilling (1984).

Proposta de *Checklist* para ser Utilizado no Inquérito Preliminar de Segurança e Saúde no Trabalho (*Walkthrough*) (**Tabelas 12** e **13**).

Tabela 12 – Fatores de Risco quanto à Natureza

Setor	Funções	Fator de Risco Físico	Fator de Risco Químico	Fator de Risco Biológico
		Ruído contínuo ( ) Sim ( ) Não	Poeiras ( ) Sim ( ) Não	Microrganismos ( ) Sim ( ) Não
		Ruído de impacto ( ) Sim ( ) Não	Fumos metálicos ( ) Sim ( ) Não	Fungos ( ) Sim ( ) Não
		Calor ( ) Sim ( ) Não	Névoas ( ) Sim ( ) Não	
		Radiação ionizante ( ) Sim ( ) Não	Neblinas ( ) Sim ( ) Não	
		Condições hiperbáricas ( ) Sim ( ) Não	Gases ( ) Sim ( ) Não	
		Radiações não ionizantes ( ) Sim ( ) Não	Substâncias químicas ou produtos químicos em geral encontrados no setor ( ) Sim ( ) Não	
		Vibrações ( ) Sim ( ) Não		
		Frio ( ) Sim ( ) Não		
		Umidade ( ) Sim ( ) Não		

Perguntas a serem respondidas pelo coordenador de PCMSO:

- Que fatores de risco (agentes ou condições) presentes neste setor têm potencial de causar danos à saúde ou ameaçar a integridade física dos trabalhadores? Como?
- Existem medidas de controle? Essas medidas são adequadas ao tipo de risco?
- Quais são os possíveis efeitos adversos ou danos?
- Qual a possível magnitude ou gravidade do dano (estimativa)?
- Qual é a probabilidade de que os efeitos adversos se concretizem?
- Qual é o grupo exposto a esses fatores de risco? Quais as condições de exposição?

Tabela 13 – Fatores de Risco quanto à Natureza Situacional

Setor	Funções	Fatores Ergonômicos	Fator de Risco de Acidentes
		Esforço físico intenso ( ) Sim ( ) Não	Explosivo (NR-16) ( ) Sim ( ) Não
		Levantamento manual de carga ( ) Sim ( ) Não	Inflamável (NR-16) ( ) Sim ( ) Não
		Transporte manual de carga ( ) Sim ( ) Não	Eletricidade (NR-16) ( ) Sim ( ) Não
		Controle rígido de produtividade ( ) Sim ( ) Não	Radiação ionizante (NR-16) ( ) Sim ( ) Não
		Exigência de postura inadequada ( ) Sim ( ) Não	Trabalho em atividades com exposição a roubos e outras espécies de violência física (NR-16) ( ) Sim ( ) Não
		Imposição de ritmos excessivos ( ) Sim ( ) Não	Atividades perigosas em motocicletas ( ) Sim ( ) Não
		Trabalho em turno e noturno ( ) Sim ( ) Não	Arranjo físico inadequado ( ) Sim ( ) Não
		Jornada prolongada de trabalho ( ) Sim ( ) Não	Máquinas e equipamentos sem proteção ( ) Sim ( ) Não
		Monotonia ( ) Sim ( ) Não	Ferramentas inadequadas e sem proteção ( ) Sim ( ) Não
		Movimentos repetitivos ( ) Sim ( ) Não	Armazenamento inadequado de produtos ( ) Sim ( ) Não
		Ruído desconfortável (NR-17) ( ) Sim ( ) Não	Animais peçonhentos ( ) Sim ( ) Não
		Temperatura desconfortável (NR-17) ( ) Sim ( ) Não	Situações de risco que poderão contribuir para a ocorrência de acidentes não listada ( ) Sim ( ) Não Quais?
		Mesas e cadeiras desconfortáveis ( ) Sim ( ) Não	
		Iluminamento irregular ( ) Sim ( ) Não	
		Situações causadoras de estresse físico e/ou psíquico não listadas ( ) Sim ( ) Não Quais?	

Observações:

Indicamos para o reconhecimento e avaliação dos fatores ou situações de risco, a estratégia proposta pela AIHA. Utilize as **Tabelas 1** e **2** (pág. 49).

Quando um setor de uma determinada empresa apresentar grande quantidade de produtos químicos considerados como fatores de risco, sugerimos solicitar à empresa uma lista de produtos químicos existentes naquele setor.

Para o fator de risco biológico propomos caracterizar como condição de risco as atividades citadas no Anexo 14 da NR-15, além das eventuais exposições do trabalhador a microrganismos ou fungos.

Deixar bem claro no corpo do PCMSO que os fatores ou situações de risco apontados durante o Inquérito Preliminar de Segurança e Saúde no Trabalho só poderão conferir adicional de insalubridade ou periculosidade por intermédio da elaboração de laudo, conforme o Artigo 195 da CLT e Anexos das NRs 15 e 16.

Na nossa proposta, indicamos que antes da realização da visita preliminar e do inquérito, que a empresa receba um cronograma das ações.

Exemplo:

Ações para Elaboração do PCMSO	Novembro 2016	Dezembro 2016
Visita preliminar	X	
Inquérito Preliminar de Segurança e Saúde no Trabalho	X	
Entrega do PCMSO à empresa		X

Deve ser negociada e previamente marcada com a empresa a realização da visita preliminar e do Inquérito Preliminar de Segurança e Saúde no Trabalho: dia, hora, quem vai receber e quem vai acompanhar.

O PCMSO e a NR-37 (Gestão de Segurança e Saúde no Trabalho)

No momento em que estávamos revisando e ampliando a segunda edição do livro Planejamento e Gestão do Programa de Controle Médico de Saúde Ocupacional, era colocada para consulta pública a Norma Regulamentadora número 37 (NR-37). O documento reforça o que mencionamos no Capítulo 3 envolvendo a "Gestão de Saúde em uma Empresa".

> "A gestão da segurança e saúde no trabalho deve ser desenvolvida por parte de todas as empresas."

O que é Gestão?

É o ato ou efeito de administrar; ação de governar ou gerir; exercer mando, ter poder de decisão (sobre), "dirigir", "gerir".

Em vários dicionários, gestão e administração são sinônimos. Portanto, os termos gestão e administração apontam para o ato de "governar" pessoas, organizações e instituições.

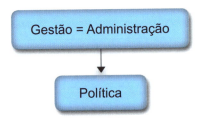

Gestão diz respeito à capacidade de dirigir, isto é, confunde-se com o exercício do poder. É a política no sentido mais amplo.

Na Grécia clássica, o termo "política" era a capacidade de fazer a gestão democrática das cidades. É importante destacar, portanto, a relação entre a gestão e política porque a construção da administração e da gestão como um espaço estruturado e sistemático de conhecimento implicou, exatamente, em fabricar uma descontinuidade entre a política e a gestão. No contexto histórico vale a pena ressaltar o papel do engenheiro norte-americano Frederick Taylor que, no alvorecer do século XX, publicou o livro "Princípios da Administração Científica". Taylor, no seu livro, pretendeu apresentar um método que permitisse a existência de uma gestão técnica, baseada em evidências. Tempos depois da obra de Taylor, ainda percebemos que a disciplina, o acompanhamento, a reavaliação e o controle continuam sendo pilares da metodologia de gestão. Mas, hoje, entendemos que a "gestão taylorista" com centralização do poder de planejar e decidir na direção da empresa, buscando limitar a autonomia e a iniciativa do trabalhador, não condiz com a gestão de segurança e saúde no trabalho.

Há, na gestão de pessoas de diversas empresas, uma verdadeira tentação ou até obsessão em suprimir o poder do trabalhador. É uma sistemática ultrapassada que, certamente, vai dificultar a integração das ações preventivas a todas as atividades da empresa e inibir o aperfeiçoamento contínuo dos níveis de proteção e desempenho no campo da segurança e saúde no trabalho.

A certeza que desponta com o aparecimento da NR-37 – Gestão de Segurança e Saúde no Trabalho – é da melhoria das condições de trabalho e do investimento sobre o afeto das pessoas, para condicioná-las aos objetivos de aprimorar o desempenho no cumprimento articulado das disposições contidas em Documentos Legais, incluindo o Programa de Controle Médico de Saúde Ocupacional (PCMSO). Não há solução para os graves problemas dos acidentes e doenças relacionados ao trabalho sem a cumplicidade de todos: trabalhadores, empregadores, sindicatos e centrais sindicais, entidades patronais e atores que constituem o Sistema de Gestão de Segurança e Saúde no Trabalho (SGSST).

"As empresas obrigadas a constituir SESMT, de acordo com a NR-4, devem desenvolver um Sistema de Gestão de Segurança e Saúde no Trabalho, incluindo a implementação das ações de avaliação e controle de riscos."

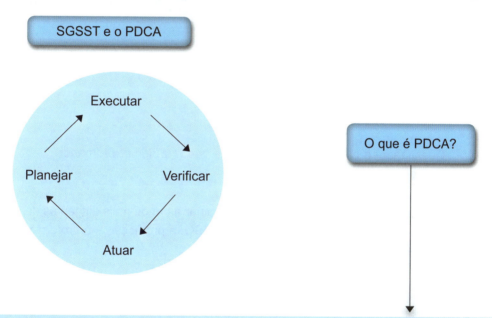

É o método interativo de gestão de quatro passos, utilizado para controle e melhoria contínua de processos e produtos.
Trata-se de um ciclo, pois a melhoria se torna contínua a cada vez que o ciclo é ativado e retorna ao seu início.

A base desta ferramenta está na repetição. Ela é aplicada sucessivamente nos processos para que se busque a melhoria de forma continuada. Neste contexto, o planejamento, a padronização e a documentação são práticas importantes, assim como medições precisas. Outros fatores abordados pelo ciclo PDCA são os talentos e habilidades dos profissionais envolvidos.

No Programa de Controle Médico de Saúde Ocupacional (PCMSO) é de fundamental importância a noção e aplicação do PDCA, principalmente para as empresas obrigadas a desenvolver SGSST (Sistema de Gestão de Segurança e Saúde no Trabalho) conforme o modelo proposto pela nova Norma Regulamentadora número 37 (NR-37).

PDCA

P = *PLAN* = Planejar

Significa planejar, em português. É a etapa em que se analisam os problemas que querem ser resolvidos.

A Proposta para os Três Momentos do PCMSO envolve exatamente o

P = **PLAN**

O Planejamento do PCMSO é norteado pela visita preliminar (coleta de dados e informações sobre a empresa) e o Inquérito Preliminar de Segurança e Saúde no Trabalho (*walktrough*) com a utilização do *checklist* para o reconhecimento dos fatores de risco quanto à natureza (página 71).

Portanto, o **P** do PDCA segue esta ordem:
- definição dos problemas;
- definição de objetivos;
- escolha dos métodos.

> Questionar-se cinco vezes sobre o que ocorreu, sempre tornando sua resposta mais completa.

Cada pergunta formulada durante a visita preliminar a um ou mais dirigentes de empresa deve focar objetivos a serem alcançados pelo PCMSO: a promoção e a proteção da saúde dos trabalhadores.

D = *DO* = Fazer

É a hora do trabalho efetivo, de colocar a mão na massa.

Fazer o quê?
Executar o quê?
O que foi planejado durante o P do PDCA, que no caso do PCMSO envolve as ações de promoção de saúde e preservação de saúde do conjunto de trabalhadores de uma empresa.

Envolvimento da etapa do **D**:
- treinar o método;
- executar;
- realizar eventuais mudanças; não procurar a perfeição, mas o que pode ser feito de forma prática;
- medir e registrar os resultados.

No caso do PCMSO, na etapa **D** do PDCA, treinar os "atores" que vão ficar envolvidos na execução do que for planejado é algo da maior importância.

O coordenador do PCMSO deverá "treinar" e "familiarizar o médico encarregado dos exames (médico examinador), por exemplo. Saliento que no sistema de gestão proposto pela NR-37 todas as etapas do PDCA devem estar devidamente registradas e evidenciadas.

C = CHECK = Checar

Esta é uma das etapas mais importantes que definem o conceito do PDCA num ciclo. Significa "checar" e procurar agir de forma melhorada.

"Checar" o quê?

O que está sendo EXECUTADO. Não adianta FAZER sem o "olhar crítico", sem acompanhamento, sem gestão.

O **C** do PDCA deve seguir esta ordem:

- verificar se o padrão está sendo obedecido;
- verificar o que está funcionando e o que está dando errado;
- perguntar por quê? a cada passo;
- com as respostas, treinar o método definido.

No caso do PCMSO, na etapa do **C** em atendimento à NR-37, isto é, ao SGSST, é de suma importância verificar se o padrão (a qualidade, por exemplo) dos exames médicos ocupacionais está sendo obedecido. O padrão estabelecido para os exames médicos é o que chamamos de controle médico em saúde ocupacional: anamnese, exame físico, história ocupacional, tudo deve ser permanentemente "checado". Verificar o que está funcionando nas ações desenvolvidas no PCMSO, as respostas fornecidas pelos indicadores de saúde, é usar a "régua de medição" de qualidade do PCMSO e do Sistema de Gestão de Segurança e Saúde no Trabalho.

Cabe ao Coordenador do PCMSO, na etapa **C** do PDCA, verificar (checar) a qualidade dos exames laboratoriais, audiométricos, radiográficos, espirométricos e outros exames da grade do Controle Médico em Saúde Ocupacional.

A = ACT = Hora de Agir

É o momento de agir com mais assertividade. Esta etapa envolve perguntas e tomadas de atitudes visando o reinício do ciclo na busca da melhoria constante.

O que envolve a etapa **A** no PDCA?

- As coisas estão conforme o programado? Continue assim!!!
- Na verdade existem inconformidades! Então: aja e previna os erros!!!
- Melhorar o sistema de trabalho.
- Respeitar as soluções que se mostrem adequadas.

No caso do PCMSO, a etapa do A é uma "autoauditoria" praticada pelo coordenador do PCMSO. É o relatório anual com a programação para o ano seguinte com perguntas e respostas, por exemplo:

Devemos realinhar os exames?

Devemos abolir exames complementares ou incluir outros?

O que devemos melhorar para promover a saúde dos trabalhadores?

O que os indicadores de saúde estão sinalizando?

Devemos propor algum tipo de ação de saúde não constante do planejamento anterior? Cabe a implantação, por exemplo, de um Programa de Alimentação Saudável?
Cabe encomendar à imprensa uma Análise Ergonômica do Trabalho?
A aplicação do PDCA deve envolver não apenas o PCMSO, e sim todo o sistema de Gestão de Segurança e Saúde no Trabalho (SGSST).

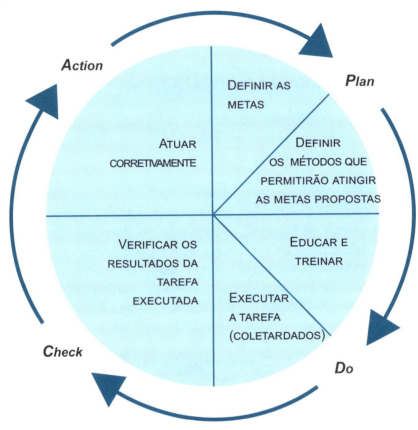

O PDCA é algo muito simples, mas vai exigir muita dedicação e atenção. Alguns cuidados devem ser tomados ao aplicar o método, por exemplo:
- nunca Fazer D sem Planejar P ;
- a humildade é uma grande arma. Na hora de Agir A , caso perceba um número acentuado de tentativas e repetições, saiba que é "hora de voltar ao P de Planejamento;
- procure evitar atropelos, pulando etapas, fases, ou não se dedicando de corpo e alma ao PDCA, com tempo suficiente para "questionamentos" e "porquês".

P (*Plan*) planejamento	**Identificar:** Problema ou meta **Análise:** Características do problema ou da meta **Plano de ação:** Traçar as estratégias e ações para resolver o problema ou atingir a meta
D (*Do*) fazer	**Execução:** Colocar o plano de ação em prática (treinamento e implantação das fases)
C (*Check*) avaliar	**Verificação:** Se os resultados esperados foram atingidos e por que
A (*Action*) ação corretiva	**Padronização:** Normatizar o que está funcionando **Conclusão:** Revisar as atividades e o planejamento para trabalho futuro Caso ainda não esteja no nível aceitável, seguir para o *Plan* (planejamento)

O PDCA é uma ferramenta aplicável em diversas situações, porém às vezes requer especializações para auxiliar as resoluções de problemas específicos.

Para finalizar, estamos elencando os erros mais comuns a um PDCA:
• falta de fundamentação ao responder os porquês;
• análise de cenários incompleta;
• treinamento ineficiente;
• registros incompletos;
• medicações imprecisas;
• padronização pouco detalhada.

Exame Médico Ocupacional

8

Introdução

De acordo com dados da Organização Internacional do Trabalho (OIT), ocorrem anualmente 300 milhões de acidentes de trabalho em todo o mundo. Aproximadamente 2,6 milhões deles resultam em mortes. Acidentes e doenças relacionadas ao trabalho consomem anualmente 4% do PIB mundial. Até recentemente, o Brasil ainda ocupava o 4º lugar em relação ao número de mortes, com mais de 2.600 óbitos. O país perde apenas para a China, os Estados Unidos e a Rússia.

Na década de 1970, o Brasil registrava uma média de 3.604 óbitos para 12.428.826 trabalhadores. Nos anos 1980, o número de trabalhadores aumentou para 21.077.804 e as mortes chegaram a 4.672. Já na década de 1990, houve diminuição: 3.925 óbitos para 23.648.341 trabalhadores. Os anos 2000 mostram ainda um quadro preocupante. Cerca de 700 mil casos de acidente de trabalho são registrados em média no Brasil todos os anos, sem contar os casos não notificados oficialmente. O país gasta cerca de R$ 70 bilhões com acidentes de trabalho anualmente.

Entre as causas frequentes dos acidentes e doenças relacionadas ao trabalho estão a precarização do trabalho, a terceirização, a intensificação e a fragmentação das tarefas, a subcontratação, a redução de pessoal acompanhada da polivalência (o auxiliar de serviços gerais que "faz tudo"), o estabelecimento de metas impossíveis de serem alcançadas (p. ex., bancários), a síndrome da jornada de trabalho de 24 horas por 7 dias, a imposição mais frequente de turnos e horários irregulares, a aceleração dos ritmos, o assédio moral, a cobrança exagerada e o desrespeito a diversos direitos. E ainda nos deparamos com empresas apresentando o meio ambiente de trabalho parecido com o do século XVIII, com névoas, neblinas, fumos metálicos, fumaça, maquinário velho e desprotegido, tecnologia ultrapassada, mobiliário inadequado... Tudo isso vem gerando impactos sobre a saúde física e psicológica dos trabalhadores.

A lombalgia é atualmente a principal causa de afastamento do trabalho e, muitas vezes, proporcionada pelos fatores ergonômicos. Há sem dúvida uma propagação epidêmica do estresse ocupacional e de diversas afecções do sistema osteomuscular. É cada vez mais nítida a presença do nexo técnico dos distúrbios mentais relacionados ao trabalho e a manutenção de diagnósticos das doenças relacionadas ao trabalho tradicionais.

Completamos 20 anos de PCMSO e precisamos de um bom planejamento e boa gestão do Controle Médico em Saúde Ocupacional. Precisamos de exames médicos ocupacionais de qualidade, dentro de um padrão de excelência em clínica médica.

Principais Objetivos dos Exames Médicos Ocupacionais

A. Avaliar a adequação das condições de saúde do trabalhador para determinadas atividades de trabalho.

B. Identificar os casos de doenças profissionais ou do trabalho com base na legislação vigente e a classificação de Schilling.

C. Avaliar qualquer deficiência de saúde potencialmente relacionada com a exposição a fatores de risco inerentes ao processo de trabalho.

D. Estabelecer o perfil de saúde dos(as) trabalhadores(as) de acordo com o programa de promoção de saúde previamente estabelecido.

E. Detectar anomalias pré-clínicas e clínicas em um momento em que uma intervenção pode trazer benefício para a saúde de um indivíduo.

F. Prevenção do agravo da saúde do(a) trabalhador(a).

G. Promoção da saúde do(a) trabalhador(a).

H. Avaliar a aptidão do(a) trabalhador(a) para determinada atividade de trabalho, num determinado posto, com a preocupação constante de adaptar a atividade ao posto de trabalho.

I. Fortalecer métodos de trabalho seguros e manutenção da saúde.

Tipos de Exames Médicos Ocupacionais (NR-7)

1. O PCMSO deve incluir, entre outros, a realização obrigatória dos exames médicos:
- admissional;
- periódico;
- de retorno ao trabalho;
- de mudança de função;
- demissional.

2. Os exames requeridos acima compreendem:
   a) avaliação clínica, abrangendo anamnese ocupacional e exame físico e mental;
   b) exames complementares, realizados de acordo com os termos específicos nesta NR e em seus anexos.

Para os trabalhadores cujas atividades envolvem os riscos discriminados nos Quadros I e II desta NR, os exames médicos complementares deverão ser executados e interpretados com base nos critérios constantes dos referidos quadros e seus anexos. A periodicidade de avaliação dos indicadores biológicos do Quadro I deverá ser, no mínimo, semestral, podendo ser reduzida a critério do médico coordenador, ou por notificação do médico agente da inspeção do trabalho, ou mediante negociação coletiva de trabalho.

Para os trabalhadores expostos a agentes químicos não constantes dos Quadros I e II, outros indicadores biológicos poderão ser monitorados, dependendo de estudo prévio dos aspectos de validade toxicológica, analítica e de interpretação desses indicadores.

Outros exames complementares usados normalmente em patologia clínica para avaliar o funcionamento de órgãos e sistemas orgânicos podem ser realizados, a critério do médico coordenador ou encarregado, ou por notificação do médico agente da inspeção do trabalho, ou ainda decorrente de negociação coletiva de trabalho.

A avaliação clínica referida no item 2, alínea "a", com parte integrante dos exames médicos constantes no item 1, deverá obedecer aos prazos e à periodicidade conforme previstos nos subitens abaixo relacionados:
- no exame médico admissional, deverá ser realizada antes que o trabalhador assuma suas atividades;

Exame Médico Ocupacional

- no exame médico periódico, de acordo com os intervalos mínimos de tempo a seguir discriminados:
  - a) para trabalhadores expostos a riscos ou a situações de trabalho que impliquem o desencadeamento ou agravamento de doença ocupacional, ou, ainda, para aqueles que sejam portadores de doenças crônicas, os exames deverão ser repetidos:
    - a.1) a cada ano ou a intervalos menores, a critério do médico encarregado, ou se notificado pelo médico agente da inspeção do trabalho, ou, ainda, como resultado de negociação coletiva de trabalho;
    - a.2) de acordo com a periodicidade especificada no Anexo nº 6 da NR 15, para os trabalhadores expostos a condições hiperbáricas;
  - b) para os demais trabalhadores:
    - b.1) anual, quando menores de 18 (dezoito) anos e maiores de 45 (quarenta e cinco) anos de idade;
    - b.2) a cada 2 anos, para os trabalhadores entre 18 (dezoito) anos e 45 (quarenta e cinco) anos de idade.

No exame médico de retorno ao trabalho, deverá ser realizada obrigatoriamente no primeiro dia da volta ao trabalho de trabalhador ausente por período igual ou superior a 30 (trinta) dias por motivo de doença ou acidente, de natureza ocupacional ou não, ou parto.

No exame médico de mudança de função, será obrigatoriamente realizada antes da data da mudança. Para fins desta NR, entende-se por mudança de função toda e qualquer alteração de atividade, posto de trabalho ou de setor que implique a exposição do trabalhador à risco diferente daquele a que estava exposto antes da mudança.

No exame médico demissional, será obrigatoriamente realizada até a data da homologação, desde que o último exame médico ocupacional tenha sido realizado há mais de: **(Alterado pela Portaria nº 8, de 05 de maio de 1996)**
- 135 (cento e trinta e cinco) dias para as empresas de graus de risco 1 e 2, segundo o Quadro I da NR-4;
- 90 (noventa) dias para as empresas de graus de risco 3 e 4, segundo o Quadro I da NR-4.

As empresas enquadradas nos graus de risco 1 ou 2, segundo o Quadro I da NR-4, poderão ampliar o prazo de dispensa da realização do exame demissional em até mais 135 (cento e trinta e cinco) dias, em decorrência de negociação coletiva, assistida por profissional indicado de comum acordo entre as partes ou por profissional do órgão regional competente em segurança e saúde no trabalho. **(Alterado pela Portaria nº 8, de 05 de maio de 1996)**

As empresas enquadradas nos graus de risco 3 ou 4, segundo o Quadro I da NR 4, poderão ampliar o prazo de dispensa da realização do exame demissional em até mais 90 (noventa) dias, em decorrência de negociação coletiva assistida por profissional indicado de comum acordo entre as partes ou por profissional do órgão regional competente em segurança e saúde no trabalho. **(Alterado pela Portaria nº 8, de 05 de maio de 1996).**

Por determinação do Superintendente Regional do Trabalho, com base em parecer técnico conclusivo da autoridade regional competente em matéria de segurança e saúde do trabalhador, ou em decorrência de negociação coletiva, as empresas poderão ser obrigadas a realizar o exame médico demissional independentemente da época de realização de qualquer outro exame, quando suas condições representarem potencial de risco grave aos trabalhadores. **(Alterado pela Portaria nº 8, de 05 de maio de 1996)**

Atendimento humanizado do trabalhador no exame médico ocupacional

O atendimento não deve se limitar apenas a receber o trabalhador, mas envolver uma série de procedimentos que compõem o processo de trabalho em saúde, abrangendo as relações humanas como um todo. Baseia-se na humanização do atendimento efetuado pelo atendente ao atendido, e envolve a boa vontade de ouvir, a importância dada aos sintomas, o reconhecimento de suas necessidades, individuais ou não, que devem ser o alvo de todas as ações de saúde. Uma boa postura acolhedora deve fazer parte das habilidades dos profissionais das equipes no atendimento ao trabalhador, independendo da hora ou do local.

O atendimento humanizado ao trabalhador deve estabelecer-se rigorosamente nos fundamentos da ética médica. A segurança do atendido é de suma importância para se criar uma boa relação entre o médico e o paciente e ser o principal motivo para uma conclusão satisfatória e eficaz no tratamento. Para melhor aproveitamento das informações obtidas é preciso constituir um ambiente calmo, tranquilo e acolhedor e realizar as condutas preventivas de acordo com cada caso.

A conduta no atendimento humanizado ao trabalhador, tanto no exame médico como em qualquer circunstância, objetiva:

- verificar as queixas sentidas pelo paciente e identificar as suas necessidades;
- oferecer agilidade no serviço de atendimento, com racionalização de recursos;
- encaminhar o paciente para profissionais especializados nos casos necessários;
- em casos de emergência e urgência, deve-se garantir que seja prestado um pronto-atendimento de qualidade e em tempo hábil;
- compreender melhor o motivo pelo qual foi procurado o serviço pelo paciente e valorizar o quadro clínico em que ele se enquadra, de acordo com as condições de seu posto de trabalho;
- manter um sistema de consultas agendadas para dar maior rapidez ao atendimento;
- usar parâmetros de apoio, humanidade e cidadania;
- transmitir segurança ao paciente no encontro de soluções para seus problemas.

Exame médico

Para facilitar a avaliação clínica, é indicado que o paciente, no momento do exame médico, esteja usando trajes fáceis de vestir. A fim de facilitar a adoção desta medida pelos funcionários, orientamos que esta informação seja descrita nos manuais apresentados na empresa no momento de implantação ou renovação do PCMSO.

Anamnese

O exame médico deve se iniciar com a anamnese, que precisa abordar tanto o histórico clínico quanto o ocupacional, de acordo com os preceitos da propedêutica médica. A finalidade é encontrar a história clínica mais completa possível, sem deixar de lado sintomas, queixas e sinais clínicos, investigando a fundo com os exames complementares que se fizerem necessários.

Anamnese clínica

Pesquisar os hábitos e o estilo de vida do paciente, uso crônico de remédios, a existência de queixas, bem como doenças atuais e pregressas, acidentes e ocorrência de cirurgias. Os sinais e sintomas em cada aparelho ou sistema devem ser minuciosamente investigados, com o objetivo de diagnosticar e prevenir possíveis problemas de saúde

Anamnese ocupacional

Pesquisar a ocorrência de doenças relacionadas ao trabalho, os antecedentes ocupacionais, a ocorrência de acidentes de trabalho e afastamentos. As funções exercidas pelo paciente devem ser detalhadas a fim de evidenciar os instrumentos com os quais ele entra em contato, as condições ambientais e substâncias às quais ele se submete, e o tempo que exerce a profissão. As exposições a substâncias e riscos específicos devem ser correlacionadas com a existência de alguma enfermidade sofrida pelo paciente. Deve-se, também, indagar ao trabalhador se colegas seus na mesma função apresentam sintomas similares, e qual o grau de satisfação em cumprir sua função e escala de trabalho.

É importante considerar:

- condições do ambiente de trabalho (exposição a calor, frio, umidade, radiação, vibração, etc.);
- tempo e ritmo de trabalho, pausas, descanso semanal, exigências de produtividade, relações interpessoais;
- postura requerida para a função, esforço físico, carregamento manual de peso, levantamento de cargas, exigência de esforço repetitivo;
- o controle de sua produção, o uso de ferramentas, máquinas e equipamentos;
- a existência de produtos tóxicos, químicos ou biológicos, com detalhamento de toda matéria-prima à qual o trabalhador é exposto.

Exame físico

Deve-se iniciar o exame com a aferição da pressão arterial, do peso e da altura, com o cálculo do índice de massa corporal (IMC) e a identificação do biotipo (normolíneo, brevilíneo ou longilíneo). Em caso de o paciente ter em mãos algum exame laboratorial ou de imagem, é necessário avaliá-lo, pois qualquer alteração pode indicar a investigação mais acentuada em determinada área corporal, durante o exame físico.

Em seguida, procede-se a verificação do pulso e da frequência cardíaca, com ausculta pulmonar e cardíaca. O estado geral deve ser avaliado, definido como BEG (bom), REG (regular) ou MEG (mau), que se determina também pelo estado das mucosas (coradas ou descoradas), pela saúde bucal, hidratação epitelial e caracterização da fácies. São inspecionados a cabeça e o pescoço, a orofaringe, os olhos, a audição, as orelhas, a voz, o nariz, e os membros inferiores e superiores (inspeção estática, dinâmica e palpação). Segue-se a inspeção, palpação e ausculta do abdome e tórax, e a avaliação da coluna vertebral (inspeção estática, dinâmica, percussão e palpação), com atenção para os sintomas osteomusculares e queixas de dor, fraqueza e fadiga.

A abordagem do exame físico requer a investigação e o registro dos resultados da avaliação dos sistemas e aparelhos conforme os critérios da semiologia médica, para o admissional, o periódico, mudança de função, retorno ao trabalho e demissional. Devem-se evitar condutas antiéticas que abreviem a consulta, mesmo com a anuência do paciente. Especial atenção deve ser dada aos novos processos produtivos, que trazem riscos à saúde, tanto físicos quanto mentais, que antigamente não existiam. A abordagem é finalizada com o registro de achados neurológicos e psíquicos observados na consulta.

Prontuários

Todas as informações referentes ao paciente devem ser anotadas em prontuário médico em papel ou em mídia virtual, conforme a Resolução do Conselho Federal de Medicina – CFM nº 1.638/2002, que torna obrigatória a criação de Comissão de Revisão de Prontuário nas instituições de saúde e determina o significado do prontuário médico; e a Resolução do Conselho Federal de Medicina – CFM nº 1.639/2002, que estabelece termos para a certificação dos sistemas de informação e delibera sobre o tempo de guarda dos prontuários.

Os prontuários informatizados não podem deixar de conter todos os dados de anamnese, exames físicos e complementares, incluindo o parecer conclusivo, a fim de facilitar o acesso para possíveis avaliações posteriores ou revisões de casos. Nenhuma informação obrigatória deve ser omitida. A fim de possibilitar estudos epidemiológicos posteriores, todos os diagnósticos das doenças relacionadas ou não relacionadas ao trabalho, mas que influenciam no trabalho, devem ser codificados como o estabelecido no Código Internacional de Doenças (CID-10).

Conforme a NR-7, os prontuários devem ser arquivados por 20 anos. Porém, para os trabalhadores expostos a radiações e asbesto, os protocolos devem ser arquivados por 30 anos após o consumar-se a exposição. O médico coordenador deve se responsabilizar pela guarda e pelo sigilo dos prontuários, que podem ser arquivados em seu consultório próprio ou, no caso de a empresa possuir ambulatório, os mesmos podem ficar a cargo de um responsável médico da companhia. O arquivamento dos prontuários é importante não só pela exigência legal, mas porque a maioria das doenças ocupacionais tem um período muito longo de latência entre a exposição e a manifestação dos sintomas, em alguns casos levando até 40 anos. Sendo assim, seja para atender a uma necessidade futura de recuperar a história do trabalhador, ou para estudos epidemiológicos, é imperiosa a necessidade de conservar os prontuários.

Por serem documentos com informações confidenciais da saúde do trabalhador, conforme o Código de Ética Médica, a informatização destes documentos deve resguardar o direito de sigilo médico. No caso de haver substituição do médico coordenador, o médico que assumir seu cargo deve responsabilizar-se imediatamente pela guarda destes documentos.

Ações assistenciais

É necessário que as equipes de saúde sejam submetidas a treinamento relativo aos preceitos éticos normatizados pelos Conselhos de Medicina do Trabalho, a fim de melhor auxiliar na avaliação de saúde dos trabalhadores.

Exames complementares

De acordo com a NR-7, para os trabalhadores com atividades que abrangem os riscos descritos nos Quadros I e II, os exames complementares deverão se basear nestes critérios e ser interpretados e executados de acordo com eles. A periodicidade semestral de avaliação, para indicadores biológicos do Quadro I, pode ser reduzida a critério do médico coordenador, por médico inspetor do trabalho ou por negociação trabalhista coletiva.

Para os casos de trabalhadores expostos a agentes químicos não descritos nos Quadros I e II, recomenda-se a monitoração de outros indicadores biológicos, que venham a identificar alterações precoces por meio do rastreamento de anormalidades orgânicas. O médico coordenador, bem como o médico agente de inspeção do trabalho ou a vigilância sanitária poderão recomendar outros exames usados em patologia clínica, dependendo dos estudos de validade toxicológica, analítica e de interpretação dos mesmos, para investigar o efeito de níveis perigosos de exposição química. Porém, deve-se levar em conta que tais exames representem as melhores evidências científicas, para que se evitem despesas desnecessárias com exames ineficientes, bem como se evite sacrificar o trabalhador com dano físico, psíquico, social ou laboral.

Como se sabe, os exames complementares solicitados são de responsabilidade do médico e sujeitam-se ao sigilo profissional, sendo realizados dentro das normas profissionais, com riscos mínimos ao trabalhador e segundo critérios de sensibilidade, especificidade e valores preditivos negativo e positivo. De acordo com o item 7.3.2, da NR-7, a qualidade dos exames complementares é de responsabilidade do médico coordenador, e os centros de apoio ao diagnóstico devem ser escolhidos respeitando os critérios de qualidade dos serviços.

A execução dos exames complementares, contudo, está sujeita à anuência do trabalhador, que pode se recusar a submeter-se a certos exames. A fim de evitar controvérsias a respeito do procedimento médico, recomenda-se que o trabalhador forneça documento assinado justificando o motivo pelo qual ele se recusa a se submeter ao(s) exame(s).

Conforme a legislação, o resultado dos exames deve ser entregue ao trabalhador. Não se deve, porém, deixar de registrar o resultado dos exames na ficha clínica do trabalhador, com a data de realização, bem como o atestado de saúde ocupacional (ASO) que porventura seja emitido.

Conclusão

O médico coordenador do exame ocupacional deve concluir o exame e informar ao trabalhador a sua avaliação, com base nos exames clínicos e complementares, definindo sua aptidão ou inaptidão para a função. Independentemente do exame realizado, é imperativo ficar claro que a indicação de aptidão ou inaptidão deve se referir ao trabalho que será exercido, que está sendo exercido ou que foi exercido pelo trabalhador.

Quando for necessária mais uma etapa de investigação, deve orientar o paciente quanto à não conclusão do caso, explicando as condutas a serem adotadas e os procedimentos a serem indicados. Todo o procedimento e a conclusão, incluindo exames complementares e encaminhamentos, devem então ser anotados no prontuário do trabalhador.

Atestado de saúde ocupacional – ASO

O ASO é empregado para apontar e encaminhar a comunicação da conclusão da avaliação a outros profissionais, e é documento que envolve, por meio de sua emissão e assinatura, consequências éticas, de responsabilidade civil e penal. Deve conter todas as informações previstas em lei, podendo ter qualquer modelo ou formulário.

De acordo com a Nota Técnica do Ministério do Trabalho e Emprego (MTE), o ASO deve ser preenchido corretamente em seus diversos campos, a fim de facilitar a dinâmica operacional do PCMSO. O ASO deve ser emitido em duas vias, sendo a primeira arquivada na empresa do trabalhador, para fins de fiscalização do trabalho, e a segunda entregue ao trabalhador, mediante recibo.

Comunicação de acidente de trabalho (CAT) e doença ocupacional

Nos casos de confirmação do diagnóstico com base causal, a notificação é compulsória para doenças e acidentes, conforme a legislação previdenciária e sanitária. A emissão de CAT e a notificação de doença ocupacional devem ser realizadas minuciosamente pelo médico assistente, notificando os centros de referência do SUS e os postos de perícia médica do INSS, com a finalidade de evitar conflitos institucionais nesta fase de avaliação do trabalhador. É imperativo que o médico assistente ressalte as rotinas e os critérios de emissão e notificação adotados na condução dos casos mais complicados, no Procedimento de Exames Médicos.

Exames sugeridos, por acordo com a empresa

Por negociação prévia com a direção da empresa, pode-se solicitar os seguintes exames, para serem incluídos no Controle Médico em Saúde Ocupacional:
- hemograma completo, grupo sanguíneo e fator RH;
- glicemia, lipidograma, EAS;
- exame parasitológico de fezes.
  Para trabalhadores com mais de 45 anos:
- pesquisa de sangue oculto nas fezes;
- ultrassonografia de abdome;
- radiografia de tórax;
- mamografia e preventivo ginecológico (sexo feminino);
- avaliação do urologista e PSA (sexo masculino).

Nome da Empresa	Setor	Atividades (Funções)	Descrição das Atividades

Fatores de Risco Físicos	Controle Médico em Saúde Ocupacional
Ruído contínuo	Exame audiométrico realizado, no mínimo, no momento da admissão, no 6º mês após a mesma, anualmente a partir de então, e na demissão.
	No momento da demissão poderá ser aceito o resultado de um exame audiométrico realizado até 135 dias, retroativo à data do último exame, para empresas de graus de risco 1 e 2, e 90 dias para empresas de graus de risco 3 e 4.
	Repouso auditivo por um período mínimo de 14 horas até o momento da realização do exame.
	Procedimentos para a realização dos exames audiológicos devem ser "checados" pelo coordenador do PCMSO: anamnese clínico-ocupacional; exame otológico; exame audiométrico realizado segundo os termos previstos no Anexo I do Quadro II da NR-7.
	O médico coordenador deverá notificar o profissional habilitado para a realização do exame audiométrico sobre a coexistência de fatores que podem influir na perda auditiva por meio da interação com ruído: com solventes (tolueno, dissulfeto de carbono), gases asfixiantes (monóxido de carbono) e fumos metálicos; vibrações, radiação e calor; microrganismos.
	Atenção na anamnese quanto à história: alterações renais, entre elas a síndrome de Alport, cujos portadores apresentam perda auditiva significante a partir da segunda década de vida; diabetes *mellitus* e outras, como a síndrome de Alström; insuficiência adrenocortical; dislipidemias; hiperlipoproteinemias, doenças que impliquem distúrbios no metabolismo do cálcio e do fósforo; distúrbios do metabolismo das proteínas (distúrbio de melanina); hipercoagulação; mucopolissacaridose; disfunções tireoidianas (hipo e hipertireoidismo).
	Atenção quanto a medicamentos ototóxicos: salicilatos, aminoglicosídeos, derivados de quinino.
	Atenção quanto a história familiar de surdez em colaterais e ascendentes.
	Atenção quanto à associação de ruído com a hipertensão arterial.
Ruído de impacto	Mesmas condutas apontadas para o ruído contínuo. Atenção quanto à alteração temporária do limiar auditivo.
	Atenção quanto à possibilidade de ruptura traumática do tímpano.
	Orientar o trabalhador quanto à importância do uso do EPI.

Fatores de Risco Físicos	Controle Médico em Saúde Ocupacional
Calor	Nenhum exame complementar indicado nos Quadros I ou II da NR-7.
	O médico examinador deverá ter atenção especial quanto ao exame da pele visando as dermatoses provocadas pelo calor (miliária, intertrigo, eritema *ab igne*, urticária). Ver **Figuras 4** a **7**. 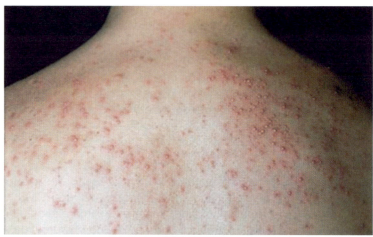 **Figura 4** – *Miliária.* 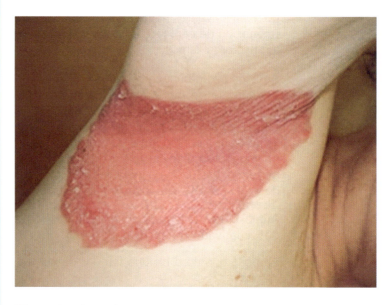 **Figura 5** – *Intertrigo.*

Fatores de Risco Físicos	Controle Médico em Saúde Ocupacional
Calor	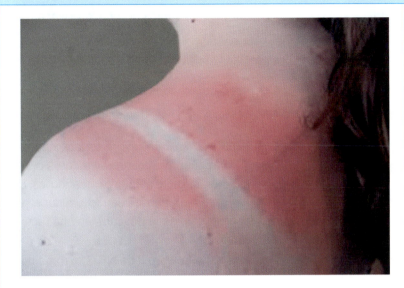 **Figura 6** – *Eritema.* 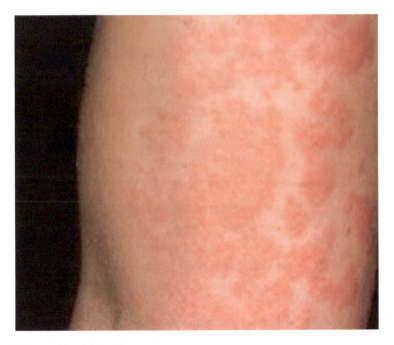 **Figura 7** – *Urticária.*

Fatores de Risco Físicos	Controle Médico em Saúde Ocupacional
Calor	Verificar história clínica de outras doenças relacionadas ao calor: hiperpirexia, insolação e intermação. Maior vigilância quanto ao trabalhador hipertenso exposto ao calor. Orientar o trabalhador quanto à importância da hidratação.
Umidade	Não existe exame complementar indicado nos Quadros I ou II da NR-7. O médico examinador deverá ter atenção especial com o exame da pele. São frequentes, nos trabalhadores expostos à umidade, as reações cutâneas, principalmente quando as condições ambientais de trabalho apresentarem níveis de umidade relativa do ar baixos. Podem ocorrer pele seca descamativa na face e reações urticariformes difusas.
Trabalho sob condições hiperbáricas Atividade de mergulho	Respeitando o Quadro II da NR-7, o trabalhador exposto a condições hiperbáricas deverá realizar no exame admissional e anualmente, radiografias de articulações coxofemorais e escapuloumerais. Atenção: O Anexo 6, da NR-15, apresenta padrões psicofísicos para *seleção* dos candidatos à atividade de *mergulho* (Anexo "A") e padrões psicofísicos para *controle do pessoal* em atividade de *mergulho* (Anexo "B"). Atenção: O médico do trabalho responsável pela supervisão ou pelos exames e pelo PCMSO deverá possuir conhecimentos comprovados em Medicina Hiperbárica. ANEXO A: PADRÕES PSICOFÍSICOS PARA SELEÇÃO DOS CANDIDATOS À ATIVIDADE DE MERGULHO I – IDADE: O trabalho submerso ou sob pressão somente será permitido a trabalhadores com idade mínima de 18 (dezoito) anos. II – ANAMNESE: Inabilita o candidato à atividade de mergulho a ocorrência ou constatação de patologias referentes a: epilepsia, meningite, tuberculose, asma e qualquer doença pulmonar crônica; sinusites crônicas ou repetidas; otite média e otite externa crônica; doença incapacitante do aparelho locomotor; distúrbios gastrointestinais crônicos ou repetidos; alcoolismo crônico e sífilis (salvo quando convenientemente tratada e sem a persistência de nenhum sintoma consequente); outras a critério médico.

Exame Médico Ocupacional

Fatores de Risco Físicos	Controle Médico em Saúde Ocupacional
Trabalho sob condições hiperbáricas Atividade de mergulho	**III – EXAME MÉDICO** **1. BIOMETRIA:** Peso: os candidatos à atividade de mergulho serão selecionados de acordo com o seu biotipo e tendência a obesidade futura. Poderão ser inabilitados aqueles que apresentarem variação para mais de 10 (dez) por cento em peso, das tabelas-padrão de idade-altura-peso, a critério médico. **2. APARELHO CIRCULATÓRIO:** A integridade do aparelho circulatório será verificada pelo exame clínico, radiológico e eletrocardiográfico; a pressão arterial sistólica não deverá exceder a 145 mmHg e a diastólica a 90 mmHg, sem nenhuma repercussão hemodinâmica. As perturbações da circulação venosa periférica (varizes e hemorróidas) acarretam a inaptidão. **3. APARELHO RESPIRATÓRIO:** Será verificada a integridade clínica e radiológica do aparelho respiratório: a) integridade anatômica da caixa torácica; b) atenção especial deve ser dada à possibilidade de tuberculose e outras doenças pulmonares, pelo emprego de telerradiografia e reação tuberculínica, quando indicadas; c) doença pulmonar ou outra qualquer condição mórbida que dificulte a ventilação pulmonar deve ser causa de inaptidão; d) incapacitam os candidatos doenças inflamatórias crônicas, tais como: tuberculose, histoplasmose, bronquiectasia, asma brônquica, enfisema, pneumotórax, paquipleuriz e sequela de processo cirúrgico torácico. **4. APARELHO DIGESTIVO:** Será verificada a integridade anatômica e funcional do aparelho digestivo e de seus anexos: a) candidatos com manifestação de colite, úlcera péptica, prisão de ventre, diarreia crônica, perfuração do trato gastrointestinal ou hemorragia digestiva serão inabilitados; b) dentes: os candidatos devem possuir número suficiente de dentes, naturais ou artificiais e boa oclusão, que assegurem mastigação satisfatória. Doenças da cavidade oral, dentes cariados ou comprometidos por focos de infecção podem também ser causas de inaptidão. As próteses deverão ser fixas, de preferência. Próteses removíveis, tipo de grampos, poderão ser aceitas desde que não interfiram com o uso efetivo dos equipamentos autônomos (válvula reguladora, respirador) e dependentes (tipo narguilé). Os

Fatores de Risco Físicos	Controle Médico em Saúde Ocupacional
Trabalho sob condições hiperbáricas Atividade de mergulho	candidatos, quando portadores desse tipo de prótese, devem ser orientados para removê-la quando em atividades de mergulho. 5. APARELHO GENITOURINÁRIO: As doenças genitourinárias, crônicas ou recorrentes, bem como as doenças venéreas, ativas ou repetidas, inabilitam o candidato. 6. SISTEMA ENDÓCRINO: As perturbações do metabolismo, da nutrição ou das funções endócrinas são incapacitantes. IV – EXAME OFTALMO-OTORRINOLARINGOLÓGICO: a) deve ser verificada a ausência de doenças agudas ou crônicas em ambos os olhos; b) acuidade visual: é exigido 20/30 de visão em ambos os olhos corrigível para 20/20; c) senso cromático: são incapacitantes as discromatopsias de grau acentuado; d) a audição deve ser normal em ambos os ouvidos. Doenças agudas ou crônicas do conduto auditivo externo, da membrana timpânica, do ouvido médio ou interno, inabilitam o candidato. As trompas de Eustáquio deverão estar, obrigatoriamente, permeáveis e livres para equilíbrio da pressão, durante as variações barométricas nos mergulhos; e) as obstruções à respiração e as sinusites crônicas são causas de inabilitação. As amígdalas com inflamações crônicas, bem como todos os obstáculos nasofaringeanos que dificultam a ventilação adequada, devem inabilitar os candidatos. V – EXAME NEUROPSIQUIÁTRICO: Será verificada a integridade anatômica e funcional do sistema nervoso: a) a natureza especial do trabalho de mergulho requer avaliação cuidadosa dos ajustamentos nos planos emocional, social e intelectual dos candidatos; b) história pregressa de distúrbios neuropsíquicos ou de moléstia orgânica do sistema nervoso, epilepsia ou pós-traumática, inabilitam os candidatos; c) tendências neuróticas, imaturidade ou instabilidade emocional, manifestações antissociais, desajustamentos ou inadaptações inabilitam os candidatos.

Exame Médico Ocupacional

Fatores de Risco Físicos	Controle Médico em Saúde Ocupacional
Trabalho sob condições hiperbáricas Atividade de mergulho	VI – EXAMES COMPLEMENTARES: Serão exigidos os seguintes exames complementares: 1. telerradiografia do tórax (AP); 2. eletrocardiograma basal; 3. eletroencefalograma; 4. urina: elementos anormais e sedimentoscopia; 5. fezes: protozooscopia e ovo-helmintoscopia; 6. sangue: sorologia para lues, dosagem de glicose, hemograma completo, grupo sanguíneo e fator Rh; 7. radiografia das articulações escapuloumerais, coxofemorais e dos joelhos (AP); 8. audiometria. VII – TESTES DE PRESSÃO: Todos os candidatos devem ser submetidos à pressão de 6 ATA na câmara de recompressão, para verificar a capacidade de equilibrar a pressão no ouvido médio e nos seios da face. Qualquer sinal de claustrofobia, bem como apresentação de suscetibilidade individual à narcose pelo nitrogênio, será motivo de inabilitação do candidato. VIII – TESTE DE TOLERÂNCIA AO OXIGÊNIO: Deverá ser realizado o teste de tolerância ao oxigênio, que consiste em fazer o candidato respirar oxigênio puro sob pressão (2,8 ATA) num período de 30 (trinta) minutos, na câmara de recompressão. Qualquer sinal ou sintoma de intoxicação pelo oxigênio será motivo de inabilitação. IX – TESTE DE APTIDÃO FÍSICA: Todos os candidatos devem ser submetidos ao "Teste de Ruffier" (ou similar) que consiste em: 30 (trinta) agachamentos em 45 (quarenta e cinco) segundos e tomadas de frequência do pulso: P1 - Pulso do mergulhador em repouso; P2 - Pulso imediatamente após o esforço; P3 - Pulso após 1(um) minuto de repouso. Índice de Ruffier - $IR = \dfrac{(P1 + P2 + P3) - 200}{10}$ O "Índice de Ruffier" deverá ser abaixo de 10 (dez)

Fatores de Risco Físicos	Controle Médico em Saúde Ocupacional
Trabalho sob condições hiperbáricas Atividade de mergulho	ANEXO B: PADRÕES PSICOFÍSICOS PARA CONTROLE DO PESSOAL EM ATIVIDADE DE MERGULHO Os critérios psicofísicos para controle do pessoal em atividade de mergulho são os mesmos prescritos no Anexo A, com as seguintes modificações: I – IDADE: Todos os mergulhadores que permaneçam em atividade deverão ser submetidos a exames médicos periódicos. II – ANAMNESE: A história de qualquer doença constatada após a última inspeção será meticulosamente averiguada, principalmente as doenças neuropsiquiátricas, otorrinolaringológicas, pulmonares e cardíacas, advindas ou não de acidentes de mergulho. III – EXAME MÉDICO 1. BIOMETRIA: Mesmo critério do Anexo A. 2. APARELHO CIRCULATÓRIO: a) a evidência de lesão orgânica ou de distúrbio funcional do coração será causa de inaptidão; b) as pressões sistólica e diastólica não devem exceder 150 e 95 mmHg, respectivamente. 3. APARELHO RESPIRATÓRIO: Qualquer lesão pulmonar, advinda ou não de um acidente de mergulho, é incapacitante. 4. APARELHO DIGESTIVO: Mesmos critérios constantes do Anexo A. 5. APARELHO GENITOURINÁRIO: Mesmos critérios constantes do Anexo A. 6. SISTEMA ENDÓCRINO: As perturbações do metabolismo, da nutrição ou das funções endócrinas acarretam uma incapacidade temporária; a diabetes caracterizada é motivo de inaptidão.

Fatores de Risco Físicos	Controle Médico em Saúde Ocupacional
Trabalho sob condições hiperbáricas Atividade de mergulho	IV – EXAME OFTALMO-OTORRINOLARINGOLÓGICO: Mesmos critérios do Anexo A com a seguinte alteração: acuidade visual: 20/40 de visão em ambos os olhos, corrigível para 20/20. V – EXAME NEUROPSIQUIÁTRICO: Os mesmos critérios do Anexo A. Dar atenção a um passado de embolia traumática pelo ar ou doença descompressiva, forma neurológica, que tenha deixado sequelas neuropsiquiátricas. VI – EXAMES COMPLEMENTARES: 1. telerradiografia do tórax (AP); 2. urina: elementos normais e sedimentoscopia; 3. fezes: protozooscopia e ovo-helmintoscopia; 4. sangue: sorologia para lues, hemograma completo, glicose; 5. ECG basal; 6. audiometria, caso julgar necessário; 7. radiografia das articulações escapuloumerais, coxofemorais e dos joelhos, caso julgar necessário; 8. quaisquer outros exames (ex., ecocardiograma, cicloergometria, etc.) poderão ser solicitados a critério do médico responsável pelo exame de saúde do mergulhador. Para trabalho sob ar comprimido, os empregados deverão satisfazer os seguintes requisitos: a) ter mais de 18 anos e menos de 45 anos de idade; b) ser submetido a exame médico obrigatório, pré-admissional e periódico, exigidos pelas características e peculiaridde próprias do trabalho; c) ser portador de placa de identificação, de acordo com o modelo especificado. Essa placa será fornecida no ato da admissão, após a realização do exame médico.

Fatores de Risco Físicos	Controle Médico em Saúde Ocupacional
Trabalho sob condições hiperbáricas Trabalho sob ar comprimido	**Modelo de placa de identificação para trabalho em ambiente sob ar comprimido** Especificação do material da placa: Alumínio com espessura de 2 mm **FRENTE** EM CASO DE INCONSCIÊNCIA OU MAL DE CAUSA INDETERMINADA TELEFONAR PARA O N.º: _____ E ENCAMINHAR O PORTADOR DESTA PARA: _____ *(4 cm × 6 cm)* **VERSO** NOME DA CIA: _____ NOME DO TRABALHADOR: _____ ATENÇÃO: TRABALHA EM AR COMPRIMIDO *(4 cm × 6 cm)*

Fatores de Risco Físicos	Controle Médico em Saúde Ocupacional
Trabalho sob condições hiperbáricas Trabalho sob ar comprimido	Antes da jornada de trabalho, os trabalhadores deverão ser inspecionados pelo médico, não sendo permitida a entrada em serviço daquele que apresente sinais de afecções das vias respiratórias e outras moléstias. É vedado o trabalho àqueles que se apresentem alcoolizados ou com sinais de ingestão de bebidas alcoólicas. É proibido ingerir bebidas gasosas e fumar dentro dos tubulões e túneis. Junto ao local de trabalho, deverão existir instalações apropriadas à Assistência Médica, à recuperação, à alimentação e à higiene individual dos trabalhadores sob ar comprimido. Todo empregado que vá exercer trabalho sob ar comprimido deverá ser orientado quanto aos riscos decorrentes da atividade e às precauções que deverão ser tomadas, mediante educação audiovisual. Em relação à supervisão médica para o trabalho sob ar comprimido, deverão ser observadas as seguintes condições: a) sempre que houver trabalho sob ar comprimido, deverá ser providenciada a assistência por médico qualificado, bem como local apropriado para atendimento médico; b) todo empregado que trabalhe sob ar comprimido deverá ter uma ficha médica, onde deverão ser registrados os dados relativos aos exames realizados; c) nenhum empregado poderá trabalhar sob ar comprimido, antes de ser examinado por médico qualificado, que atestará, na ficha individual, estar essa pessoa apta para o trabalho; d) o candidato considerado inapto não poderá exercer a função, enquanto permanecer sua inaptidão para esse trabalho; e) o atestado de aptidão terá validade por 6 (seis) meses; f) em caso de ausência ao trabalho por mais de 10 (dez) dias ou afastamento por doença, o empregado, ao retornar, deverá ser submetido a novo exame médico. Para o tratamento de caso de doença descompressiva ou embolia traumática pelo ar, deverão ser empregadas as tabelas de tratamento de Van der Auer e as de Workman e Goodman.

Fatores de Risco Físicos	Controle Médico em Saúde Ocupacional
Radiações ionizantes	**Hemograma completo e contagem de plaquetas** no admissional e semestralmente (exame obrigatório). O médico examinador deverá ter atenção especial quanto à história clínica, ao exame físico e aos exames complementares compatíveis com: anemia aplástica, púrpura e outras manifestações hemorrágicas, leucemias, síndromes mielodisplásicas, reação leucemoide, leucocitose, agranulocitose, blefarite, conjuntivite, ceratite e cerato-conjuntivite, catarata, afecções de pele e do tecido conjuntivo relacionadas com a radiação, osteonecrose, polineuropatias, infertilidade masculina, diversas neoplasias (cavidade nasal e dos seios paranasais, brônquios e pulmão, ossos e cartilagens articulares de pele). Orientar o trabalhador quanto ao uso do EPI.
Radiações não ionizantes	
Micro-ondas	Não existe exame complementar apontado pela NR-7, nos Quadros I e II. Em razão da prevalência de alterações visuais (catarata) entre trabalhadores expostos, sugerimos, no admissional, no periódico e no demissional, a realização de **exame oftalmológico**. O médico examinador deverá ter atenção especial com o exame da pele. É frequente trabalhadores apresentando: eritema *ab igne*, distrofia ungueal e queimaduras. O médico examinador deverá, na anamnese, pesquisar por história de alterações circulatórias e endócrinas (função sexual alterada, abortamentos espontâneos, malformações, alterações na fertilidade).
Laser	Não existe exame complementar apontado pela NR-7, nos Quadros I e II. Em razão da prevalência de alterações visuais (catarata) entre trabalhadores expostos, sugerimos, no admissional, no periódico e no demissional, a realização de **exame oftalmológico**. O médico examinador deverá ter atenção especial com o exame da pele. É frequente o aparecimento de eritema e queimaduras.

Fatores de Risco Físicos	Controle Médico em Saúde Ocupacional
Ultravioleta	Não existe exame complementar apontado pela NR-7, nos Quadros I e II.
	O médico examinador deverá ter atenção especial com o exame da pele (queimaduras).
	Em relação aos trabalhadores expostos a radiação solar (pescadores, lavradores, construção civil, etc.), o médico examinador deverá ter atenção especial com o exame da pele, visando a presença de tumores malignos de pele (epitelioma, espinocelular, melanoma, etc.).
	Sugerimos **exame oftalmológico** para trabalhadores expostos a radiação ultravioleta nas operações de soldagem (pode ocorrer conjuntivite e ceratite).
Infravermelho	Não existe exame complementar apontado pela NR-7, nos Quadros I e II.
	Sugerimos **exame oftalmológico** (é comum catarata nos vidreiros).
	O médico examinador deverá ter atenção com o exame da pele (as queimaduras são frequentes).
Vibração em membros superiores	Não existe exame complementar apontado pela NR-7, nos Quadros I e II.
	Em relação à vibração localizada nas mãos, o médico examinador deverá ter atenção especial com o exame: • das mãos (é frequente a fibromatose da fáscia palmar ou contratura ou moléstia de Dupuytren); • dos ombros (é frequente a síndrome do manguito rotatório ou síndrome do supraespinhoso, tendinite, bursite, capsulite). Pesquisar:
	Teste irritativo de Neer: Consiste na elevação passiva do membro superior em rotação medial com a escápula estabilizada pelo exa-

Fatores de Risco Físicos	Controle Médico em Saúde Ocupacional
Vibração em membros superiores	minador (**Figura 8**). A resposta é positiva quando há aparecimento de dor no ombro ou no braço. O teste é inespecífico, podendo ser positivo na tendinite do supraespinhal, na bursite, na capsulite adesiva, na instabilidade multidirecional e nas lesões da articulação acromioclavicular. 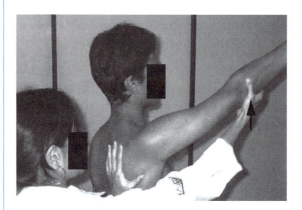 **Figura 8** – *Teste irritativo de Neer.* **Teste do músculo supraespinhal de Jobe:** Avalia lesão do músculo supraespinhal. A manobra é realizada pela elevação ativa do membro superior rodado medialmente no plano da escápula (**Figura 9**). A resposta positiva é o aparecimento de dor na face anterolateral do ombro acompanhada ou não da diminuição da força, ou incapacidade para a realização do movimento. O teste positivo sugere tendinite ou ruptura do supraespinhal. 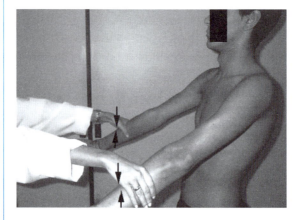 **Figura 9** – *Teste de Jobe.*

Fatores de Risco Físicos	Controle Médico em Saúde Ocupacional
Vibração em membros superiores	**Teste irritativo de Hawkins:** Avalia o impacto das estruturas do ombro sobre o arco coracoacromial. A manobra consiste na realização passiva da rotação medial do ombro, com o ombro elevado anteriormente a 90° (**Figura 10**). A presença de dor ou diminuição da força caracteriza exame positivo, sugerindo bursite e/ou tendinite do supraespinhal. 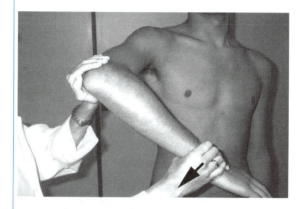 **Figura 10** – *Teste irritativo de Hawkins.* **Teste do músculo infraespinhal de Patte:** Avalia o músculo infraespinhal. A manobra consiste na realização ativa da rotação externa contra a resistência com o ombro abduzido a 90° e o cotovelo fletido a 90° (**Figura 11**). A presença de dor ou diminuição da força caracteriza o exame positivo sugerindo lesão do músculo infraespinhal (não é comum com a vibração em membros superiores). 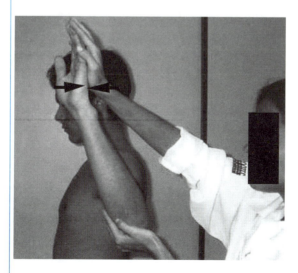 **Figura 11** – *Teste de Patte.*

Fatores de Risco Físicos	Controle Médico em Saúde Ocupacional
Vibração em membros superiores	**Teste do alcance de Apley:** É um teste funcional. A manobra é realizada solicitando-se ao paciente que tente alcançar a escápula oposta em seu ângulo superior, utilizando o dedo indicador. Ao mesmo tempo é solicitado que com o outro braço tente alcançar o indicador do braço oposto que se encontra próximo ao ângulo superior e medial da escápula correspondente (**Figura 12**). A incapacidade para realizar esta manobra pode indicar *artrose escapuloumeral ou lesão do manguito rotador.* 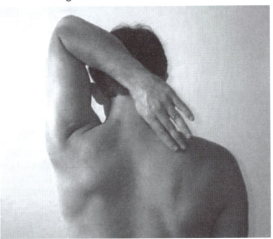 **Figura 12** – *Teste de Apley.* **Teste de Yergason, teste para o tendão longo do bíceps:** Avalia a lesão da cabeça longa do bíceps. Consiste em opor resistência à supinação ativa com o cotovelo a 90° em extensão (**Figura 13**). 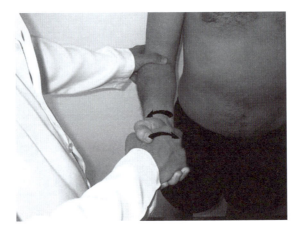 **Figura 13** – *Teste de Yergason.*

Fatores de Risco Físicos	Controle Médico em Saúde Ocupacional
Vibração em membros superiores	**Sinal de Hueter:** É observado em caso de ruptura da cabeça longa do bíceps. Corresponde a uma massa muscular em forma de "bola" (**Figura 14**). 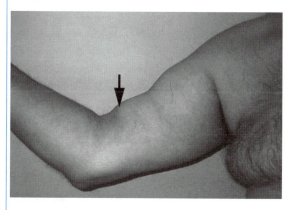 **Figura 14** – *Sinal de Hueter.* **Teste para articulação acromioclavicular:** Consiste em avaliar a articulação acromioclavicular no teste do arco doloroso (**Figura 15**) e no teste da adução horizontal do ombro. Observar se existe dor referida na amplitude de 140° a 180° no teste do arco doloroso, que sugere origem na articulação acromioclavicular. 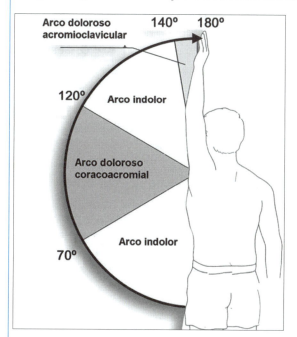 **Figura 15** – *Teste do arco doloroso.*

Fatores de Risco Físicos	Controle Médico em Saúde Ocupacional
Vibração em membros superiores	**Teste da adução horizontal:** Consiste em opor resistência ao movimento de adução com o membro superior abduzido e o cotovelo fletido (**Figura 16**). 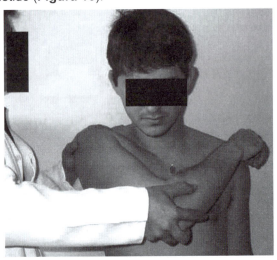 **Figura 16** – *Teste da adução horizontal.* **Teste da gaveta:** Consiste no deslocamento passivo anterior e posterior da cabeça do úmero com relação à glenoide (**Figura 17**). Esse teste permite diagnosticar a existência da instabilidade capsuloligamentar. Quando ocorre deslocamento de 25% ou mais da cabeça em relação à glenoide, isso caracteriza uma resposta positiva. 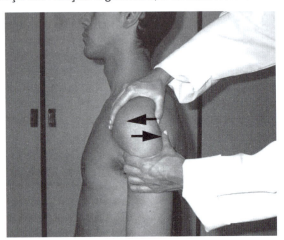 **Figura 17** – *Teste da gaveta*

Fatores de Risco Físicos	Controle Médico em Saúde Ocupacional
Vibração em membros superiores	**Teste da apreensão:** Consiste em simular movimentos que produzem luxação. A manobra é determinada pela realização passiva da abdução, rotação lateral e extensão do ombro (**Figura 18**). Quando há instabilidade anterior, a sensação de luxação iminente provoca apreensão do paciente. 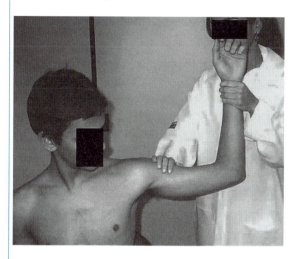 **Figura 18** – *Teste da apreensão.* **Teste de Fukuda:** É o teste para a instabilidade posterior. Consiste em aduzir, fletir e rodar medialmente o braço na tentativa de se deslocar posteriormente a cabeça do úmero (**Figura 19**). Se houver instabilidade posterior, essa manobra causa subluxação da cabeça do úmero. 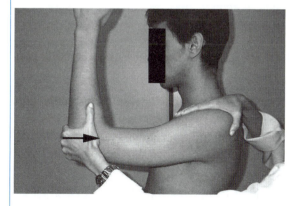 **Figura 19** – *Teste de Fukuda.*

Fatores de Risco Físicos	Controle Médico em Saúde Ocupacional
Vibração em membros superiores	**Sinal do dedo:** No caso de dor, é comum o paciente apontar com o dedo indicador sobre a articulação acromioclavicular afetada. Este procedimento é chamado de "sinal do dedo". **Sinal da palma:** Ocorre na dor de origem glenoumeral ou subacromial. Nesse caso geralmente o paciente aponta com a palma para uma região no braço logo abaixo do acrômio. Esse procedimento é chamado de "sinal da palma".
Vibração de corpo inteiro (VCI)	Não existe exame complementar apontado pela NR-7, nos Quadros I e II. Em relação à vibração de corpo inteiro (VCI), o médico examinador deverá ter atenção especial com os exame físico da coluna, sinais e sintomas de doenças vasculares periféricas.
Vibração de corpo inteiro e ruído	Atenção sobre a concomitância entre vibração de corpo inteiro e ruído. A vibração pode potencializar o efeito do ruído, crescendo assim o risco de perda auditiva induzida por níveis elevados de pressão sonora. Neste caso, seguir as recomendações mencionadas neste quadro para ruído contínuo.
Vibração de corpo inteiro e lombalgia	Atenção sobre os efeitos decorrentes da exposição a vibração de corpo inteiro sobre a coluna. Choque mecânico e vibração de corpo inteiro são considerados causas representativas para o desenvolvimento de lombalgias (em motoristas, por exemplo). Destacamos o exame físico da coluna e a recomendação de exames radiológicos, caso seja necessário. Não indicamos radiografia de coluna como rotina, em razão do alto índice de falso-positivos.
Vibração de corpo inteiro e queixas gastrointestinais	Recomendamos ao médico examinador atenção quanto às queixas gastrointestinais que frequentemente estão associadas à vibração de corpo inteiro.
Frio	Não existe exame complementar apontado pela NR-7, nos Quadros I e II. O médico examinador deverá ter especial atenção com o exame da pele, visando detectar possíveis lesões produzidas no tegumento pela ação do frio, principalmente nas extremidades e áreas salientes do corpo, tais como mãos, pés, face, pavilhão auricular, região mentoniana e joelhos. Principais lesões dermatológicas ocasionadas pelo frio:
Eritema pérnio	Lesões eritematosas ou arroxeadas atingindo extremidades dos membros que na fase inicial desaparece à vitropressão. *Sintomas:* queimação, prurido, bolhas, ulcerações rasas e posterior descamação podem aparecer também lesões na face, nas orelhas, regiões calvas e nádegas.

Fatores de Risco Físicos	Controle Médico em Saúde Ocupacional
Frio Eritema pérnio	As lesões resultam de constrição das arteríolas superficiais da pele com estase capilar (**Figura 20**). 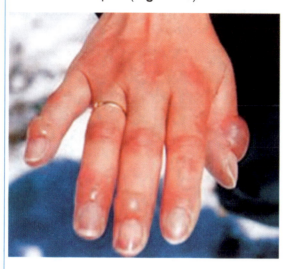 **Figura 20** – *Eritema pérnio.*
Frostbite	Lesões que atingem predominantemente as extremidades, ocorrem devido à intensa vasoconstrição e à deposição de microcristais nos tecidos, quando a região exposta entra em contato com temperaturas que alcançam –2°C ou menos (**Figura 21**). *Frostbite* de 1º grau: lesões com hiperemia e edema. *Frostbite* de 2º grau: lesões com hiperemia, edema vesículas ou bolhas. *Frostbite* de 3º grau: lesões com necrose da epiderme, derme ou subcutâneo. *Frostbite* de 4º grau: lesões necróticas profundas, perda de extremidades. 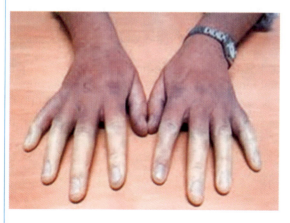 **Figura 21** – *Frostbite.*

Fatores de Risco Físicos	Controle Médico em Saúde Ocupacional
Frio Fenômeno de Raynaud	É uma sensibilidade idiopática ao frio. Nota: Essa lesão foi mencionada no Controle Médico em Saúde Ocupacional relacionada com a vibração localizada em membros superiores (**Figura 22**). **Figura 22** – *Fenômeno de Raynaud.*
Pé de imersão	Ocorre em trabalhadores com os pés expostos à água fria ou em ambientes úmidos e sem proteção adequada por longos períodos. *Sintomas:* pés frios, "adormecidos", azulados, sem pulso e, às vezes, com tegumento macerado.
Fatores de Risco Químicos	**Controle Médico em Saúde Ocupacional**
Anilina	De acordo com o Quadro I da NR-7, o trabalhador exposto a anilina com teor ambiental acima do limite de tolerância (Quadro 1, do Anexo 11, da NR-15), deverá realizar semestralmente a **dosagem de meta-hemoglobina no sangue** e/ou **dosagem do ácido para-aminofenol na urina.**
	O médico examinador deverá ter atenção especial em relação às queixas de: cefaleia, tonteira, cianose de extremidades.
	Nota: A anilina é carcinogênica e pode ocasionar câncer de bexiga.
	As dosagens de meta-hemoglobina no sangue ou do ácido para-aminofenol na urina podem ser solicitadas quando o teor ambiental da anilina estiver acima do nível de ação (critério não obrigatório).

Fatores de Risco Químicos	Controle Médico em Saúde Ocupacional
Arsênico	De acordo com o Quadro I da NR-7, o trabalhador exposto a arsênico em atividades e operações consideradas insalubres, em decorrência do reconhecimento e da avaliação qualitativa do ambiente de trabalho, deverá realizar semestralmente a **dosagem de arsênico na urina**.
	O médico examinador deverá ter atenção especial com o exame ou queixas relacionadas com: • Pele: dermatite de contato, melanodermia (escurecimento da pele), leucodermia (vitiligo ocupacional), ceratose palmar ou plantar e ainda quanto ao aparecimento de lesões compatíveis com câncer de pele. • Vias respiratórias: rinite crônica, hiperemia da mucosa nasal (é importante a rinoscopia), úlcera e/ou necrose do septo nasal, bronquite aguda, bronquite crônica, enfisema. Estas manifestações agudas ou crônicas podem aparecer em trabalhadores expostos a inalação de vapor de arsênico. Nesses trabalhadores pode ser indicada a radiografia de tórax e a espirometria, a critério do médico coordenador ou do médico encarregado do exame. • Olhos: blefarite, conjuntivite são frequentes em trabalhadores expostos a vapor de arsênico. • Aparelho digestivo: gastroenterite e colites tóxicas. Estomatites. Nota: O arsênico é hepatotóxico. • Alterações vasculares: espasmos de vasos de extremidades, podendo provocar claudicação e, em estágio mais avançado, gangrena da extremidade distal. • Carcinogenicidade: câncer de pele, câncer de pulmão, angiossarcoma do fígado e câncer de fossas nasais.
Cádmio	De acordo com o Quadro I da NR-7, o trabalhador exposto a cádmio, em atividades e operações consideradas insalubres em decorrência do reconhecimento e da avaliação qualitativa do ambiente de trabalho, deverá realizar, semestralmente, a **dosagem de cádmio na urina**. O médico examinador deverá ter atenção especial com o exame ou as queixas relacionadas com: • Vias respiratórias: bronquite aguda ou crônica, enfisema, história de pneumonite e/ou edema agudo de pulmão.

Fatores de Risco Químicos	Controle Médico em Saúde Ocupacional
Cádmio	• Aparelho urinário: nefropatia, proteinúria. • Olfato: transtorno do nervo olfatório (anosmia). • Dentes: alterações pós eruptivas da cor dos tecidos duros dos dentes. • Ossos: osteomalacia. A critério do médico coordenador ou do médico encarregado do exame poderão ser solicitados: radiografia de tóra, espirometria, EAS e parecer odontológico.
Chumbo inorgânico	De acordo com o Quadro I da NR-7, o trabalhador exposto ao chumbo inorgânico, em decorrência do reconhecimento e da avaliação qualitativa do ambiente de trabalho, ou ainda com teor no ambiente acima do limite de tolerância (LT), deverá realizar semestralmente a **dosagem de chumbo no sangue** e **ácido delta aminolevulínico na urina** ou **zincoprotoporfirina no sangue**. Nota do autor: a dosagem de chumbo no sangue reflete a absorção do metal nas semanas antecedentes à coleta. É importante (mas não obrigatório pelo Quadro I da NR-7), o controle biológico da exposição ocupacional ao chumbo com a realização do hemograma. Nota do autor: o chumbo pode interferir na formação do heme (parte da molécula da hemoglobina) e/ou provocar hemólise. O chumbo é um agente hemolítico. O médico examinador deverá ter atenção especial com as queixas e os sinais clínicos que possam estar relacionados com o quadro clínico de intoxicação crônica pelo chumbo: sinais e sintomas de anemia; anorexia; dor abdominal em cólica; anorexia; náuseas e vômitos; linha gengival de Burton; sinais e sontomas de nefropatia; hipertensão arterial; sintomas de neuropatia periférica; sinais e sintomas de encefalopatia; sinais e sintomas de hipotireoidismo.
Chumbo tetraetila	De acordo com o Quadro I da NR-7, o trabalhador exposto a chumbo tetraetila em atividades e operações consideradas insalubres, em decorrência do reconhecimento e da avaliação qualitativa do ambiente de trabalho, deverá realizar semestralmente a **dosagem de chumbo na urina.**

Fatores de Risco Químicos	Controle Médico em Saúde Ocupacional
Chumbo tetraetila	O médico examinador deverá ter atenção especial com queixas e sinais clínicos que possam estar relacionados com o quadro clínico de intoxicação crônica pelo chumbo tetraetila.
Cromo hexavalente	De acordo com o Quadro I da NR-7, o trabalhador exposto ao cromo hexavalente em atividades e operações consideradas insalubres, em decorrência do reconhecimento e da avaliação qualitativa do ambiente de trabalho, deverá realizar semestralmente a **dosagem de cromo na urina.** É importante (mas não obrigatório pelo Quadro I da NR-7) a realização dos seguintes exames: • Rinoscopia: para os trabalhadores expostos a vapor ou névoas de cromo hexavalente, principalmente em galvanoplastia. Nota: É frequente hiperemia de mucosa nasal ou ainda ulceração ou necrose do septo nasal. • Espirometria: realização de medidas seriadas de pico de fluxo expiratório *(peak flow)*. Nota: É frequente asma ocupacional entre trabalhadores expostos a névoa de ácido crômico. O médico examinador deverá ter atenção a queixas e sinais clínicos relativos à exposição ao cromo hexavalente: rinite crônica; dermatoses pápulo-pustulosas; dermatite alérgica; úlcera em "olho de pombo" (principalmente pelo cimento). Nota: Atenção quanto à carcinogênese do cromo hexavalente. Pode ocorrer neoplasia maligna dos brônquios e do pulmão.
Diclorometano (cloreto de metileno)	De acordo com o Quadro I da NR-7, o trabalhador exposto ao diclorometano (cloreto de metileno), em decorrência do reconhecimento e da avaliação qualitativa do ambiente, ou ainda com teor no ambiente de trabalho acima do limite de tolerância (LT), deverá realizar semestralmente a **dosagem de carboxiemoglobina no sangue**. Nota: O diclorometano é amplamente utilizado como solvente, pois é considerado um dos compostos organoclorados menos perigosos (desengordurante). É importante (mas não obrigatório pelo Quadro I, da NR-7) a realização dos seguintes exames: • Exame oftalmológico: é comum a neurite óptica (degeneração ou desmielinização do nervo óptico). A diminuição e até a perda da visão bilateral são o sintoma fundamental.

Fatores de Risco Químicos	Controle Médico em Saúde Ocupacional
Diclorometano (cloreto de metileno)	O exame de fundo de olho pode mostrar edema de papila. Pode acontecer referência a distúrbios visuais subjetivos: escurecimento da visão, imagem diminuída ou aumentada, fadiga ocular acompanhada de desconforto, lacrimejamento e cefaleia (esse conjunto forma a chamada astenopia), cegueira diurna, escotoma cintilante, fotofobia, halos (auréolas visuais), perda súbita da visão.

• ECG (estudo eletrocardiográfico contínuo de 12 ou 24 horas - *holter*: é comum a ocorrência de arritmias cardíacas (por vezes assintomáticas). As taquicardias (palpitações) são frequentes. Existem relatos de que o diclorometano provoca bradicardia sinusal, hipotensão, síncope, agravamento dos sintomas de insuficiência cardíaca congestiva e insuficiência coronariana, levando a morte súbita.

• Teste ergométrico.

• É importante lembrar que o diclorometano em contato com superfícies muito quentes, arco voltaico ou chama direta, pode gerar o gás fosfogênio. O diclorometano é um solvente usado para limpeza de chapas metálicas antes da soldagem com solda elétrica ou maçarico, e por isso pode também gerar o gás fosfogênio. Esta gás, uma vez inalado, decompõe-se em algumas horas em ácido clorídrico e pode levar a uma pneumonia química cerca de 12 horas após uma exposição que passou despercebida. Em razão de a afecção ocorrer de forma aguda, não indicamos radiografia de tórax. Exame neurológico: o diclorometano pode ocasionar transtorno extrapiramidal. As manifestações neurológicas são acompanhadas por: distúrbios de movimento com acinesia/hipocinesia, hipertonia plástica (sinal da roda denteada), hipercinesia (tremor de repouso).

• Exame da pele: o diclorometano pode provocar irritabilidade na pele, inclusive queimaduras (na forma líquida).

• Síndrome tóxica: o diclorometano é irritante para os olhos, nariz e garganta, se inalado causará náuseas e tontura (na forma de vapor). |
| **Dimetilformamida (DMF)** | De acordo com o Quadro I da NR-7, o trabalhador exposto a dimetilformamida, em decorrência do reconhecimento e da avaliação qualitativa do ambiente, ou ainda com teor no ambiente de trabalho acima do limite de tolerância (LT), deverá realizar semestralmente a **dosagem de M-metilformamida na urina**. |
| **Dissulfeto de carbono (sulfeto de carbono)** | De acordo com o Quadro I, da NR-7, o trabalhador exposto ao dissulfeto de carbono, em decorrência do reconhecimento e da avaliação qualitativa do ambiente de trabalho, ou ainda com teor no ambiente acima do limite de tolerância (LT), deverá realizar semestralmente a **dosagem de ácido 2-tio-tiazolidina na urina**. |

Fatores de Risco Químicos	Controle Médico em Saúde Ocupacional
Dissulfeto de carbono (sulfeto de carbono)	É importante (mas não obrigatório pelo Quadro I da NR-7) realizar os seguintes exames: 1. Lipidograma: a exposição ao dissulfeto de carbono (S_2C) é reconhecida por seus efeitos sobre o metabolismo lipídico, acelerando o processo de aterosclerose ou arteriosclerose. 2. Exame neurológico: o parkinsonismo ou doença de Parkinson secundária, distúrbio de postura, com rigidez e tremor, pode resultar dos efeitos tóxicos sobre os núcleo da base do cérebro, decorrentes da exposição ao dissulfeto de carbono (pode ocorrer também por exposição ao monóxido de carbono e ao dióxido de manganês). Outras manifestações neuropsiquiátricas pela exposição ao dissulfeto de carbono: • distúrbios da consciência e de atenção; • afasia ou distúrbios da comunicação; • estado mental e anormalidades das funções de integração; • distúrbios emocionais ou comportamentais; • tipos especiais de preocupação ou obsessão; • anormalidades sensoriais ou motoras importantes; • distúrbios dos movimentos; • distúrbios neurológicos episódicos; • distúrbios do sono; • parkinsonismo (síndrome clínica caracterizada pela combinação de tremor em repouso, rigidez, bradicinesia, postura fletida, perda de reflexos posturais e fenômeno de congelamento); • transtornos do nervo olfatório (incluem anosmia). Resulta da desmielinização das fibras do nervo olfatório provocada pelo dissulfeto de carbono e outros produtos químicos. 3. O dissulfeto de carbono (solvente usado na fabricação do *rayon* viscose, tecido, e do papel celofane, também é usado na indústria química como matéria-prima para alguns produtos, como tetrametiltiuram, um aditivo da borracha) pode provocar neurite óptica (inflamação, degeneração ou desmielinização do nervo óptico), determinando diminuição ou perda da visão. 4. Audiometria: é comum a coexistência de ruído e produtos ototóxicos a produzir perda auditiva. O dissulfeto de carbono, entre outros produtos químicos, pode potencializar a perda auditiva induzida por níveis elevados de pressão sonora. E, frequentemente também, a hipoacusia ototóxica ou perda da audição ototóxica. É uma perda auditiva tipo neurossensorial, induzida pelo dissulfeto de carbono. O efeito ototóxico pode alcançar também, com frequência, o aparelho de equilíbrio.

Fatores de Risco Químicos	Controle Médico em Saúde Ocupacional
Ésteres organofosforados e carbamatos	De acordo com o Quadro I, da NR-7, o trabalhador exposto aos organofosforados ou carbamatos, em decorrência do reconhecimento e da avaliação qualitativa do ambiente de trabalho, deverá realizar semestralmente a **dosagem de acetil colinesterase eritrocitária** ou **colinesterase plasmática ou colinesterase eritrocitária e plasmática (sangue total)**. O médico encarregado do exame ocupacional deverá proceder, em trabalhadores expostos a organofosforados ou carbamatos, uma avaliação clínica relacionada à história pregressa de intoxicação. O Brasil é um dos maiores consumidores de agrotóxicos do mundo. A utilização maciça dos agrotóxicos traz, como consequências, graves problemas à saúde dos trabalhadores e de toda a população, além de causar danos à natureza, pela degradação dos recursos naturais não renováveis, desequilíbrio e destruição da fauna e flora e poluição das águas, dos solos e do ar. Intoxicação por organofosforados: o mecanismo de ação comum a todos os organofosforados é a fosforilação da enzima acetilcolinesterase (ACHE). Ao bloqueá-lo, há um acúmulo do neurotransmissor acetilcolina (ACh) nas sinapses, o que leva a um estímulo aumentado do órgão efetor. Esse aumento resulta nos sinais e sintomas de ação muscarínica (em músculos lisos, fibras cardíacas e glândulas endócrinas) e nicotínica (em músculos esqueléticos e gânglios autônomos). Além da ação de fosforilação da acetilcolinesterase (ACHE), alguns organofosforados, com os ésteres de fosfato, fosfonato e fosforamidatos apresentam também a ação de inibir uma esterase chamada *neuropathy target esterase* (NTE), presente tanto no sistema nervoso central (SNC), quanto no periférico e em outros tecidos como músculos e linfócitos. Sua função ainda não está bem esclarecida, muito embora se acredite que esteja envolvida no metabolismo de lipídio dos neurônios. O quadro clínico decorrente da intoxicação por organofosforados pode ocorrer em três estágios: síndrome colinérgica aguda, síndrome intermediária e neuropatia tardia. *Síndrome colinérgica aguda:* é o quadro clínico que se estabelece quase que imediatamente após a exposição ao produto, surgindo em até 96 horas após a intoxicação. O tempo necessário para aparecerem os sintomas varia conforme a via de intoxicação, sendo que por via inalatória surgem em questão de minutos, enquanto que por exposição dérmica pode haver aparecimento tardio.

Fatores de Risco Químicos	Controle Médico em Saúde Ocupacional
Ésteres organofosforados e carbamatos	*Síndrome muscarínica:* salivação, sudorese, broncoespasmo, bradicardia, diarreia. *Síndrome nicotínica:* taquicardia, hipertensão, fraqueza muscular e fasciculações. Nota: Alterações neurológicas como fraqueza muscular, fasciculações, tremores, paralisia e convulsões também podem ocorrer e devem-se principalmente à hiperestimulação autonômica que causa dessensibilização dos receptores colinérgicos, levando à paralisia flácida e consequente disfunção do 2º neurônio motor. Por este mesmo motivo, pode ocorrer falência respiratória, acarretando a morte. *Síndrome intermediária:* é uma manifestação tardia da intoxicação por organofosforado. Comumente reversível, ocorre após a síndrome colinérgica aguda e antes da neuropatia tardia, e surge em torno de 24 a 96 horas após a exposição ao produto. A síndrome intermediária é provocada, provavelmente pela dessensibilização crônica de receptores da placa envolvendo um aumento de fagocitose dessas estruturas, reduzindo a densidade de receptores na membrana pós-juncional. A falência respiratória, uma grave consequência da síndrome intermediária, é devida, provavelmente, a um processo de necrose da placa mioneural por hiperestimulação colinérgica da membrana pós-sináptica. O principal sintoma é a falência respiratória, causada pelos efeitos dos organofosforados nos músculos da respiração. Outros sintomas da síndrome intermediária: • paralisia dos músculos comandados pelos nervos cranianos e pelos flexores do pescoço e da musculatura proximal das pernas; • diarreia intensa. *Neuropatia tardia:* é também chamada de polineuropatia retardada ou neurotoxicidade retardada induzida por organofosforados. É a mais tardia das manifestações da intoxicação por organofosforados e costuma surgir entre 1 a 3 semanas após a intoxicação por compostos capazes de inibir a enzima *neuropathy target esterase* (NTE). O efeito tóxico também pode ocorrer pelo "envelhecimento" da NTE fosforilada.
Estireno	De acordo com o Quadro I, da NR-7, o trabalhador exposto ao estireno, em decorrência do reconhecimento e da avaliação qualitativa do ambiente de trabalho, ou ainda com teor no ambiente de trabalho acima do limite de tolerância (LT), deverá realizar semestralmente a **dosagem de ácido mandélico** e/ou **ácido fenilglioxílico** na **urina**.

Fatores de Risco Químicos	Controle Médico em Saúde Ocupacional
Estireno	São importantes, mas não obrigatórios, os seguintes exames e procedimentos para os expostos ao estireno:
	1. **Hemograma**: pela exposição ao estireno, podem ocorrer as síndromes mielodisplásicas (SMD). O hemograma pode mostrar anemia, citopenia (isolada ou múltipla), neutrófilos hipogranulados, blastos e hiato leucêmico. As síndromes mielodisplásicas são entidades de curso crônico, duração variável e podem preceder o aparecimento de leucemia mieloide aguda.
	Nota: As síndromes mielodisplásicas são geralmente consideradas idiopáticas, mas têm sido observadas após quimioterapia citotóxica, ou por ação de cloranfenicol, colchicina, anti-inflamatórios não hormonais (fenilbutazona). A síndrome mielodisplásica foi observada também por exposição de concentração elevada de benzeno, éteres de glicol, TNT (explosivo), dinitrofenol, pentaclorofenol (pó da China), hexaclorociclo-hexano (BHC ou lindano) e a p-hidroquinona.
	2. **Otoscopia e audiometria:** o estireno pode ocasionar uma hipoacusia ototóxica. A audiometria pode mostrar uma surdez neurossensorial progressiva para tons agudos, bilateral, semelhante à PAINPSE (perda auditiva induzida por níveis de pressão sonora elevado). Os achados audiométricos em casos de ototoxicidade tendem a ser semelhantes aos da presbiacusia, mostrando perdas em 8.000 Hz. Os testes vestibulares podem mostrar um nistagmo espontâneo, depressão da reação térmica labiríntica e reflexos vestibuloespinhais normais.
Etil-benzeno	De acordo com o Quadro I, da NR-7, o trabalhador exposto ao etil--benzeno, em decorrência do reconhecimento e da avaliação qualitativa do ambiente de trabalho, ou ainda com teor no ambiente de trabalho acima do limite de tolerância (LT), deverá realizar semestralmente a **dosagem de ácido mandélico na urina.**
	O médico encarregado do exame deverá ter atenção especial com queixas de irritação da pele, dos olhos e mucosas. Em episódios de exposição a alta concentração poderá ocorrer depressão respiratória e do sistema nervoso central. Sintomas frequentes: • irritação da pele; • irritação dos olhos; • irritação nasal; • vertigem; • fadiga, sonolência, cefaleia e irritabilidade dos olhos e do trato respiratório quando da exposição crônica.

Fatores de Risco Químicos	Controle Médico em Saúde Ocupacional
Fenol	De acordo com o Quadro I, da NR-7, o trabalhador exposto ao fenol, em decorrência do reconhecimento e da avaliação qualitativa do ambiente de trabalho, ou ainda com teor no ambiente de trabalho acima do limite de tolerância (LT), deverá realizar semestralmente a **dosagem de fenol na urina**. O médico encarregado do exame deverá ter atenção especial com o exame da pele, dos olhos e mucosas. O fenol pode produzir deposição de pigmentos escuros na pele, eritema e edema. Sintomas frequentes: • irritação dos olhos; • irritação da pele e nas mucosas; • cefaleia; • vertigem; • sialorreia; • náuseas; • vômitos; • diarreia; • em intoxicação grave pode ocorrer albuminúria. A hidroquinona, metabólito do fenol, pode acarretar a formação de urina esverdeada ou marrom.
Flúor e fluoretos	Os trabalhadores expostos a flúor e fluoretos, por avaliação ambiental qualitativa, deverão realizar semestralmente: **dosagem de fluoreto na urina.** O médico encarregado do exame deverá ter atenção especial à história clínica com os seguintes sinais clínicos ou sintomas: • conjuntivite; • rinite crônica; • tosse frequente (bronquite crônica); • erosão dentária; • fluorose do esqueleto; • lesões de pele (dermatite de contato); • intoxicação aguda (bronquite, pneumonite, edema agudo de pulmão).
Mercúrio inorgânico	De acordo com o Quadro I, da NR-7, o trabalhador exposto ao mercúrio inorgânico, em decorrência do reconhecimento e da avaliação qualitativa do ambiente de trabalho, deverá realizar semestralmente a **dosagem do mercúrio na urina.** Nota: A exposição ocorre pela inalação de vapor de mercúrio metálico. A intoxicação por mercúrio orgânico (metil mercúrio) ocorre por ingestão ou pelo contato com a pele. O médico examinador deverá ter atenção a queixas e sinais clínicos relativos à exposição ao mercúrio inorgânico: • transtorno de personalidade (alterações da personalidade e do comportamento); • transtorno mental; • episódios de depressão; • neurastenia (síndrome de fadiga);

Fatores de Risco Químicos	Controle Médico em Saúde Ocupacional
Mercúrio inorgânico	• ataxia cerebelar (incapacidade de coordenar movimentos voluntários; • parkinsonismo (combinação de tremor em repouso, rigidez, bradicinesia, postura fletida, perda de reflexos posturais e fenômeno de congelamento); • tremores finos de extremidades; • transtorno extrapiramidal (discinesia ou dificuldades com movimentos voluntários, movimentos espasmódicos de dedos, da face, do pescoço e dos músculos peribucais); • encefalopatia tóxica aguda ou síndrome neuropsiquiátrica; • hipoacusia (perda da audição ototóxica/perda auditiva neurossensorial); • hipertensão arterial por ação nefrotóxica; • arritmias cardíacas por toxicidade direta; • gengivite; • estomatite ulcerativa crônica; • gastroenterite (náuseas, vômitos, diarreia e dor abdominal em cólica); • dermatites alérgicas de contato; • queixas de secura na boca e sabor metálico; • rigidez muscular e câimbras dolorosas; • alterações na escrita; • voz monótona (sussurrada); • história de quadro clínico de síndrome do "chapeleiro maluco", na qual o paciente apresenta um quadro neurológico/psiquiátrico e motor (perda da memória, timidez excessiva, baixa autoestima; irritabilidade, depressão, delírios, alucinações, desânimo, cansaço, agitação, insônia, tremor de intenção, contração do campo visual combinação de estomatite e eritema cutâneo, tremor); • história de quadro clínico de síndrome de Minamata (excitação + ereção + síndrome do "chapeleiro maluco"). Frequentemente na síndrome de Minamata é observado quadro clínico de parestesia, ataxia, tremor, dificuldade da fala e audição e contração dos campos visuais. Nota: O parkinsonismo é frequente pela exposição ao manganês.
Metanol (álcool metílico)	De acordo com o Quadro I, da NR-7, o trabalhador exposto a metanol, em decorrência do reconhecimento e da avaliação qualitativa do ambiente de trabalho, ou ainda com teor no ambiente acima do LT, deverá realizar semestralmente a **dosagem de metanol na urina.** O médico examinador deverá ter atenção a queixas e sinais clínicos relativos à exposição ao metanol: • *por inalação*: dor de cabeça, náuseas, vômito, alterações visuais, podendo levar a cegueira (neurite óptica); • *contato com a pele*: pode deixar a pele seca e quebradiça. Na exposição crônica ao metanol são frequentes as alterações da visão. Podem ocorrer também alterações hepáticas e pancreáticas. É importante salientar que as lesões são produzidas pelo ácido fórmico (produto da biotransformação do metanol).

Fatores de Risco Químicos	Controle Médico em Saúde Ocupacional
Metanol (álcool metílico)	Outros exames para trabalhadores expostos ao posição ao metanol: • acuidade visual; • TGO + TGP + gama-GT; • amilase e lipase.
Metil-etil-cetona (butanona)	De acordo com o Quadro I, da NR-7, o trabalhador exposto a metil-e-til-cetona, em decorrência do reconhecimento e da avaliação qualitativa do ambiente de trabalho, ou ainda com teor no ambiente acima do LT, deverá realizar semestralmente a **dosagem de metil-etil-cetona na urina.** O médico examinador deverá ter atenção a queixas e sinais clínicos relativos à exposição a metil-etil-cetona: • *por inalação*: dor de cabeça, tonteiras, náuseas, hipotensão, mal--estar. Ocorrem efeitos narcóticos (sonolência, por exemplo); • *contato com a pele*: podem ocorrer irritação nos olhos (conjuntivite) e, em casos extremos, queimaduras, com danos à visão; pode provocar dermatites e ressecamento da pele.
Monóxido de carbono	De acordo com o Quadro I, da NR-7, o trabalhador exposto ao monóxido de carbono, em decorrência do reconhecimento e da avaliação qualitativa do ambiente de trabalho, ou ainda com teor no ambiente acima do LT, deverá realizar semestralmente a **dosagem de carboxiemoglobina no sangue.** O médico examinador deverá ter atenção com as queixas e os sinais clínicos relativos à exposição ao monóxido de carbono: • tonteira; • cefaleia; • cianose de extremidades; • distúrbios neurocomportamentais. O monóxido de carbono é um asfixiante químico (substância que impede a utilização do oxigênio pela hemoglobina). O monóxido de carbono possui afinidade pela hemoglobina 200 vezes mais que o oxigênio. O episódio de intoxicação aguda pode ser relatado pelo trabalhador: quadro grave com hipotensão, arritmias, IAM, IAP, manifestações neurológicas (confusão mental, desorientação).
N-Hexano	De acordo com o Quadro I, da NR-7, o trabalhador exposto ao N-hexano, em decorrência do reconhecimento e da avaliação qualitativa do ambiente de trabalho, deverá realizar semestralmente a **dosagem de 2,5-hexanodiona na urina.** O médico examinador deverá ter atenção com as queixas e os sinais clínicos relativos à exposição ao N-hexano: • distúrbios neurocomportamentais; • polineuropatias (perda de sensibilidade, dor em membros inferiores e fraqueza muscular; • irritação dos olhos; • parestesia em pernas e braços; • perda de força e atrofia muscular; • alterações visuais em cores e da pigmentação da retina. Pode ser solicitado o exame de acuidade visual.

Fatores de Risco Químicos	Controle Médico em Saúde Ocupacional
Nitrobenzeno	De acordo com o Quadro I, da NR-7, o trabalhador exposto ao nitrobenzeno, em decorrência do reconhecimento e da avaliação qualitati-va do ambiente de trabalho, deverá realizar semestralmente a **dosagem de meta-hemoglobina no sangue.** O médico examinador deverá ter atenção com as queixas e os sinais clínicos relativos à exposição ao nitrobenzeno: • cefaleia; • tonteira; • cianose de extremidades; • sinais e sintomas de anemia; • a ingestão de bebidas alcoólicas agrava os sintomas de intoxicação por nitrobenzeno; • ambientes quentes potencializam o aparecimento de cianose de extremidades.
Pentaclorofenol (PCP ou pó da China)	De acordo com o Quadro I, da NR-7, o trabalhador exposto ao pentaclorofenol, em decorrência do reconhecimento e da avaliação qualitativa do ambiente de trabalho, deverá realizar semestralmente a **dosagem de pentaclorofenol na urina.** O médico examinador deverá ter atenção com as queixas e os sinais clínicos relativos à exposição ao pentaclorofenol na exposição crônica: • conjuntivites; • sinusites; • bronquites; • polineurites; • dermatites; • sinais e sintomas de anemia (anemia aplástica ou hemolítica); • hepatopatia (esteatose, degeneração e congestão hepática) com hepatomegalia; • história de quadro agudo de intoxicação por PCP: hiperpirexia, taquicardia, taquipneia, fraqueza generalizada, náuseas e vômitos, dor abdominal, cefaleia, sede intensa, delírio, convulsões, sinais de nefrotoxicidade. Podem ser solicitados: hemograma, TGO, TGP, gama-GT, ureia, creatinina, EAS.
Tetracloroetileno ou percloroetileno	De acordo com o Quadro I, da NR-7, o trabalhador exposto ao tetracloroetileno, em decorrência do reconhecimento e da avaliação qualitativa do ambiente, ou ainda com o teor no ambiente de trabalho acima do LT, deverá realizar semestralmente a **dosagem de ácido tricloroacético na urina.** O médico examinador deverá ter atenção com as queixas e os sinais clínicos relativos à exposição ao tetracloroetileno: • *exposição crônica*: déficit de memória, dormência em extremidades, neuropatia periférica, diminuição da visão, menorragia e dismenorreia em mulheres, sensação de queimação e eritema na pele. • *exposição aguda*: depressão do sistema nervoso central, lesão hepática e neuropatia periférica. Pode ser solicitado exame de acuidade visual.

Fatores de Risco Químicos	Controle Médico em Saúde Ocupacional
Tolueno ou toluol	De acordo com o Quadro I, da NR-7, o trabalhador exposto ao tolueno, em decorrência do reconhecimento e da avaliação qualitativa do ambiente, ou ainda com o teor no ambiente de trabalho acima do LT, deverá realizar semestralmente a **dosagem de ácido hipúrico na urina.** O médico examinador deverá ter atenção com as queixas e os sinais clínicos relativos à exposição ao tolueno: • cefaleia e tonteiras; • fadiga leve; • fraqueza; • confusão mental; • lacrimejamento; • parestesia; • nervosismo; • insônia; • atrofia cerebral e cerebelar com disfunção cerebral (cheiradores de cola); • irritação dos olhos podendo ocorrer lesão corneana transitória e irritação conjuntival; • dermatite por efeito desengordurante; • podem ocorrer efeitos hepatotóxicos; • podem ocorrer efeitos nefrotóxicos. Podem ser solicitados: TGO, TGP, gama-GT, ureia, creatinina e EAS.
Tricloroetano ou metil-clorofórmio	De acordo com o Quadro I, da NR-7, o trabalhador exposto ao tricloroetano, em decorrência do reconhecimento e da avaliação qualitativa do ambiente, ou ainda com o teor no ambiente de trabalho acima do LT, deverá realizar semestralmente a **dosagem de triclorocompostos totais na urina.** O médico examinador deverá ter atenção com as queixas e os sinais clínicos relativos à exposição ao tricloroetano: • *exposição crônica*: é frequente a associação com neuropatia sensorial e encefalopatia tóxica; déficit de memória. • *exposição aguda*: depressão do sistema nervoso central, arritmias cardíacas, distúrbios do equilíbrio, incoordenação motora.
Tricloroetileno (TRI ou TCE)	De acordo com o Quadro I, da NR-7, o trabalhador exposto ao tricloroetileno, em decorrência do reconhecimento e da avaliação qualitativa do ambiente, ou ainda com o teor no ambiente de trabalho acima do LT, deverá realizar semestralmente a **dosagem de triclorocompostos totais na urina.** O médico examinador deverá ter atenção com as queixas e os sinais clínicos relativos à exposição ao tolueno: • cefaleia e tonteiras; • fadiga; • tonturas; • cefaleia; • diminuição da memória;

Fatores de Risco Químicos	Controle Médico em Saúde Ocupacional
Tricloroetileno (TRI ou TCE)	• diminuição da capacidade de concentração; • parestesia; • dor muscular; • distúrbios gastrointestinais; • rubor de face e pescoço em associação ao uso de bebidas alcoólicas; • dermatite pelo efeito desengordurante na pele; • em *exposição aguda*: depressão do sistema nervoso central, letargia, tonturas, disfunção hepática.
Xileno ou xilol	De acordo com o Quadro I, da NR-7, o trabalhador exposto ao xileno, em decorrência do reconhecimento e da avaliação qualitativa do ambiente, ou ainda com o teor no ambiente de trabalho acima do LT, deverá realizar semestralmente a **dosagem de ácido metil-hipúrico na urina.** O médico examinador deverá ter atenção com as queixas e os sinais clínicos relativos à exposição crônica ao xileno: • fadiga fácil; • anorexia; • insônia; • emagrecimento. • irritação das vias aéreas superiores; • irritação a queimadura dos olhos, com eventual lesão de córnea; • dermatite por ressecamento da pele; • no caso de inalação prolongada pode provocar cefaleia, tonteiras, náuseas e sonolência.
Aerodispersoide fibrogênico Sílica	De acordo com o Quadro II, da NR-7, o trabalhador exposto à poeira de sílica, em decorrência do reconhecimento e da avaliação qualitativa do ambiente, ou ainda com o teor no ambiente de trabalho acima do LT, deverá realizar **radiografia de tórax no admissional e anualmente.** A radiografia de tórax deverá seguir as diretrizes e condições mínimas para a realização e interpretação de radiografias de tórax (Anexo II do Quadro II, Portaria SIT nº 223, de 6 de maio de 2011). A leitura radiológica deve estar de acordo com os critérios da OIT. Em casos selecionados, a critério clínico, pode ser solicitada a tomografia computadorizada de alta resolução de tórax. O laudo da radiografia deve ser assinado por um profissional (ou mais de um, em caso de múltiplas leituras). Os profissionais indicados deverão possuir qualificação e/ou certificação na classificação radiológica da OIT, são eles: • médico radiologista; • pneumologista; • médico do trabalho; • clínico médico.

Fatores de Risco Químicos	Controle Médico em Saúde Ocupacional
Aerodispersoide fibrogênico Sílica	O médico examinador deverá ter atenção com as queixas e os sinais clínicos relativos à exposição a poeira de sílica: • bronquite aguda (tosse persistente); • história clínica de DPOC (doença pulmonar obstrutiva crônica); • bronquite crônica e enfisema. O diagnóstico de silicose é radiológico, confirmado pelo aparecimento das imagens nodulares, e é relacionado ao tempo de exposição à poeira. Os nódulos são de morfologia regular e dos tipos **p**, **q**, **r**. Nota: É frequente o quadro clínico de associação de silicose com tuberculose (silicotuberculose). É comum câncer de pulmão e de brônquios com outras doenças relacionadas à exposição a poeira de sílica: *cor pulmonale* e neoplasia maligna dos brônquios e do pulmão. Nota: É comum a associação de silicose com doença de Caplan. Espirometria: É recomendada no admissional e bienal (técnica preconizada pela *American Thoracic Society,* 1987).
Carvão	De acordo com o Quadro II, da NR-7, o trabalhador exposto à poeira de carvão, em decorrência do reconhecimento e da avaliação qualitativa do ambiente, ou ainda com o teor no ambiente de trabalho acima do LT, deverá realizar **radiografia de tórax no admissional e anualmente.** A radiografia de tórax deverá seguir as diretrizes e condições mínimas para a realização e interpretação de radiografias de tórax (Anexo II do Quadro II, Portaria SIT nº 223, de 6 de maio de 2011). A leitura radiológica deve estar de acordo com os critérios da OIT. Em casos selecionados, a critério clínico, pode ser solicitada a tomografia computadorizada de alta resolução de tórax. O laudo da radiografia deve ser assinado por um profissional (ou mais de um, em caso de múltiplas leituras). Os profissionais indicados deverão possuir qualificação e/ou certificação na classificação radiológica da OIT, são eles: • médico radiologista; • pneumologista; • médico do trabalho; • clínico médico. O médico examinador deverá ter atenção com as queixas e os sinais clínicos relativos à exposição a poeira de carvão: • bronquite aguda (tosse persistente); • história clínica de DPOC (doença pulmonar obstrutiva crônica); • bronquite crônica e enfisema.

Fatores de Risco Químicos	Controle Médico em Saúde Ocupacional
Aerodispersoide fibrogênico Carvão	O diagnóstico de pneumoconiose dos trabalhadores de carvão (PTC) é radiológico, confirmado pelo aparecimento das imagens nodulares, e é relacionado ao tempo de exposição à poeira. Os nódulos são de morfologia regular e dos tipos **p**, **q**, **r**. Nota: É frequente o quadro clínico de associação de PTC com tuberculose. É comum câncer de pulmão e de brônquios com outras doenças relacionadas à exposição a poeira de carvão: *cor pulmonale* e neoplasia maligna dos brônquios e do pulmão. Nota: É comum a associação de PTC com doença de Caplan. Espirometria: É recomendada no admissional e bienal (técnica preconizada pela *American Thoracic Society,* 1987).
Asbesto ou amianto	De acordo com o Quadro II, da NR-7, o trabalhador exposto a fibras de asbesto ou amianto, em decorrência do reconhecimento e da avaliação qualitativa do ambiente, ou ainda com o teor no ambiente de trabalho acima do LT, deverá realizar **radiografia de tórax no admissional e anualmente.** A radiografia de tórax deverá seguir as diretrizes e condições mínimas para a realização e interpretação de radiografias de tórax (Anexo II do Quadro II, Portaria SIT nº 223, de 6 de maio de 2011). A leitura radiológica deve estar de acordo com os critérios da OIT. Em casos selecionados, a critério clínico, pode ser solicitada a tomografia computadorizada de alta resolução de tórax. O laudo da radiografia deve ser assinado por um profissional (ou mais de um, em caso de múltiplas leituras). Os profissionais indicados deverão possuir qualificação e/ou certificação na classificação radiológica da OIT, são eles: • médico radiologista; • pneumologista; • médico do trabalho; • clínico médico. O médico examinador deverá ter atenção com as queixas e os sinais clínicos relativos à exposição a poeira de asbesto ou amianto: • bronquite aguda (tosse persistente); • história clínica de DPOC (doença pulmonar obstrutiva crônica); • bronquite crônica e enfisema. O diagnóstico de asbestose é radiológico, confirmado pelo aparecimento das imagens nodulares, e é relacionado ao tempo de exposição a fibras de asbesto ou amianto. Os nódulos são de morfologia irregular e dos tipos **s**, **t**, **u**.

Exame Médico Ocupacional

Fatores de Risco Químicos	Controle Médico em Saúde Ocupacional
Aerodispersoide fibrogênico Asbesto ou amianto	Quadro clínico da asbestose: • falta de ar; • tosse; • estertores crepitantes basais; • dedos em baqueta de tambor. Nota: É frequente a história ocupacional de exposição ao amianto e quadro clínico de mesotelioma de pleura, peritônio e pericárdio, bem como câncer de brônquios e pulmão, câncer de estômago e de laringe. É comum a associação entre exposição ao amianto e aparecimento de placas e derrame pleural.
Aerodispersoide não fibrogênico Ferro, estanho, bário, rocha fosfática	De acordo com o Quadro II, da NR-7, o trabalhador exposto a aerodispersoides não fibrogênicos, em decorrência do reconhecimento e da avaliação qualitativa do ambiente, deverá realizar: • radiografia de tórax no admissional e trienal, se exposição menor que 15 anos, ou bienal, se exposição por mais de 15 anos (Classificação Internacional da OIT para radiografias); • espirometria no admissional e bienal (técnica preconizada pela *American Thoracic Society*). O médico examinador deverá ter atenção com as queixas e os sinais clínicos relativos à exposição aos agentes elencados: • tosse (bronquite aguda ou crônica); • dispneia e outros sintomas; • bronquiolite obliterante.
Algodão, linho, cânhamo	De acordo com o Quadro II, da NR-7, o trabalhador exposto a aerodispersoides não fibrogênicos, em decorrência do reconhecimento e da avaliação qualitativa do ambiente, deverá realizar: • radiografia de tórax no admissional e trienal, se exposição menor que 15 anos, ou bienal, se exposição por mais de 15 anos (Classificação Internacional da OIT para radiografias); • espirometria no admissional e bienal (técnica preconizada pela *American Thoracic Society*). Nota: A radiografia de tórax não é conclusiva para diagnóstico e controle médico dos expostos a algodão, linho ou cânhamo. A doença provocada pela exposição à poeira de algodão, linho e cânhamo é conhecida como **bissinose**. O médico examinador deverá ter atenção com as queixas e os sinais clínicos relativos à exposição aos agentes elencados: • sensação de depressão torácica; • cansaço fácil; • falta de ar.

Fatores de Risco Químicos	Controle Médico em Saúde Ocupacional
Aerodispersoide não fibrogênico Alérgenos animais, alérgenos de peixes, cereais e farinhas, látex, enzimas usadas na produção de materiais de limpeza, medicamentos (antibióticos e *psillium),* isocianatos, anidridos, metais (níquel, cromo, sais de platina, vanádio e cobalto), glutaraldeído, poeiras de madeira, persulfatos	De acordo com o Quadro II, da NR-7, o trabalhador exposto a aerodispersoides não fibrogênicos, em decorrência do reconhecimento e da avaliação qualitativa do ambiente, deverá realizar: • radiografia de tórax no admissional e trienal, se exposição menor que 15 anos, ou bienal, se exposição por mais de 15 anos (Classificação Internacional da OIT para radiografias); • espirometria no admissional e bienal (técnica preconizada pela *American Thoracic Society).* O médico examinador deverá ter atenção com as queixas e os sinais clínicos relativos à exposição aos agentes elencados que, frequentemente, podem determinar o aparecimento de asma relacionada ao trabalho. Na asma relacionada ao trabalho, o broncoespasmo pode ser por mecanismos imunogênicos e não imunogênicos. Ainda podemos classificar a asma relacionada ao trabalho em: • asma agravada pelas condições de trabalho: asma preexistente, sintomática ou não (falta de ar), que foi agravada devido a fatores presentes no local de trabalho; • asma induzida por irritantes (síndrome de disfunção reativa das vias aéreas): não possui latência, ocorre após a exposição ao agente irritante em altas concentrações. Nota: a espirometria é de fundamental importância para trabalhadores expostos aos agentes elencados. É indicada a realização de medidas seriadas de pico de fluxo expiratório (*peak flow).*
Compostos orgânicos e inorgânicos: feno, palha, grãos mofados, excremento e penas de aves, cana mofada, poeira mofada, poeira de madeira, óleo mineral contaminado	De acordo com o Quadro II, da NR-7, o trabalhador exposto a aerodispersoides não fibrogênicos, em decorrência do reconhecimento e da avaliação qualitativa do ambiente, deverá realizar: • radiografia de tórax no admissional e trienal, se exposição menor que 15 anos, ou bienal, se exposição por mais de 15 anos (Classificação Internacional da OIT para radiografias); • espirometria no admissional e bienal (técnica preconizada pela *American Thoracic Society).* O médico examinador deverá ter atenção com as queixas e os sinais clínicos relativos à exposição aos agentes elencados que, frequentemente, podem determinar o aparecimento de pneumonia por hipersensibilidade (PH). A PH resulta da sensibilização por exposições inalatórias recorrentes de partículas antigênicas derivadas de materiais orgânicos e substâncias químicas sintéticas.

Fatores de Risco Químicos	Controle Médico em Saúde Ocupacional
Aerodispersoide não fibrogênico Compostos orgânicos e inorgânicos: feno, palha, grãos mofados, excremento e penas de aves, cana mofada, poeira mofada, poeira de madeira, óleo mineral contaminado Névoas, neblinas, vapores, fumos metálicos	Os sintomas e sinais de PH são falta de ar, "chiado", tosse seca, mal--estar e fadiga. Frequentemente tais episódios são caracterizados como "estado gripal" ou mesmo "pneumonia atípica". • Casca mofada - PH: pulmões dos trabalhadores de malte, cogumelos, cortiça e boldo. • Poeira mofada - PH. • Madeiras e poeira de combustível mofadas - PH: pulmão de trabalhadores de serrarias, carpintarias e marcenarias. • Epitélio animal, proteína de peixe - PH: pulmão dos manipuladores de animais e peixes. • Óleo mineral contaminado - PH: pulmão de trabalhadores de névoas de óleo.
	De acordo com o Quadro II, da NR-7, o trabalhador exposto a aerodispersoides não fibrogênicos, em decorrência do reconhecimento e da avaliação qualitativa do ambiente, deverá realizar: • radiografia de tórax no admissional e trienal, se exposição menor que 15 anos, ou bienal, se exposição por mais de 15 anos (Classificação Internacional da OIT para radiografias); • espirometria no admissional e bienal (técnica preconizada pela *American Thoracic Society*). O médico examinador deverá ter atenção com as queixas e os sinais clínicos relativos à exposição aos agentes elencados que, frequentemente, podem determinar o aparecimento de tosse (bronquite aguda/bronquite crônica). Quadro clínico da bronquiolite obliterante: Nota: É comum em galvanoplastia com a ocorrência de vapor aquecido, levar o trabalhador exposto a: rinite, hiperemia da mucosa nasal, úlcera de septo nasal. Fica indicada para estes trabalhadores a realização de rinoscopia. Nota: É frequente, com vapor aquecido, acometimento grave de pneumonite química e consequente SARA (síndrome da angústia respiratória aguda) e/ou edema agudo de pulmão. Vapores metálicos que podem provocar manifestações de vias aéreas superiores e pneumonite: cromo hexavalente e vapor de arsênico. Nota: os fumos metálicos podem provocar a "febre dos fumos metálicos".

Fatores de Risco Biológicos	Controle Médico em Saúde Ocupacional
	Os riscos biológicos resultam do contato do homem com microrganismos que podem causar diversas doenças. Várias atividades profissionais, como indústrias de alimentos, hospitais, serviços de limpeza (coleta de lixo pública), laboratórios, matadouros, etc., podem propiciar o contato dos trabalhadores com estes riscos. Dentre as doenças profissionais causadas por microrganismos, incluem-se a tuberculose, brucelose, aspergilose, malária e febre amarela. Para que estas doenças sejam consideradas profissionais, é necessário que o funcionário este a exposto a estes microrganismos.
Segurança	As medidas de segurança do trabalhador para tais riscos abrangem: • conhecimento da legislação brasileira de biossegurança, especialmente das Normas de Biossegurança emitidas pela Comissão Técnica Nacional de Biossegurança; conhecimento dos riscos biológicos pelo manipulador.
Matéria orgânica	Em relação aos trabalhos que manipulem matéria orgânica de origem animal ou vegetal, o médico examinador deve ter atenção especial com o exame da pele. São frequentes as dermatofitoses ocupacionais em manipuladores de vegetais.
Profissionais de saúde	Para quem realiza atividades de atenção à saúde humana, é de fundamental importância no PCMSO a aplicação dos preceitos da NR-32; a solicitação de **sorologia para hepatite** e o **esquema de vacinas**. Quanto aos trabalhadores da área da Saúde, deve ser fornecido, gratuitamente, o **programa de imunização ativa contra tétano, difteria e hepatite B**. A vacinação deve ser registrada no prontuário clínico individual do trabalhador.
Exames complementares	É recomendada a indicação de exames complementares para expostos aos riscos biológicos: • PPD; • exame parasitológico de fezes (principalmente para quem manipula alimentos, em atendimento à Portaria Anvisa e para os demais trabalhadores expostos a riscos biológicos); • hemograma; • radiografia de tórax.
Vacinas	Recomenda-se o seguinte esquema de vacinas: • hepatite B; • hepatite A; • antitetânica; • febre amarela; • varicela; • antigripal.

Fatores de Risco Biológicos	Controle Médico em Saúde Ocupacional					
Infecção pelo VHB						
AgHBs	*AgHBe*	*Anti-HBc IgM*	*Anti-HBc IgG*	*Anti-HBe*	*Anti-HBs**	*Interpretação*
+	+	+	+	–	–	Infecção aguda pelo VHB
+	+	–	+	–	–	Infecção pelo VHB (infecção crônica ou final de uma infecção aguda)
+	–	–	+	+	–	Infecção crônica pelo VHB ou final de uma infecção aguda
+	–	–	+	–	–	Infecção crônica pelo VHB ou final de uma infecção aguda
–	–	+	+	–	–	Infecção recente pelo VHB Início do período de convalescença
–	–	–	+	–	–	Infecção antiga pelo VHB Cicatriz sorológica
–	–	–	+	+	+	Imune Infecção passada pelo VHB Cicatriz sorológica
–	–	–	+	–	+	Imune Infecção passada pelo VHB
–	–	–	–	–	+	Imune Resposta vacinal
–	–	–	–	–	–	Suscetível

* Com o passar do tempo, o Anti-HBs pode estar em níveis indetectáveis pelos testes sorológicos.
Investigar, sempre, todos os comunicantes em quaisquer situações acima.

Fatores que Podem Provocar ou Agravar Doenças	Controle Médico em Saúde Ocupacional
Trabalho manual com movimentos repetitivos	Não existe exame complementar obrigatório pela NR-7. O médico encarregado do exame clínico deverá direcionar a anamnese e o exame físico de acordo com as regiões anatômicas submetidas aos fatores de risco. É importante o entendimento de que a etiologia dos casos de LER (lesões por esforços repetitivos) e DORT (distúrbios osteomusculares relacionados ao trabalho) é multifatorial, diferentemente de uma intoxicação por metal pesado, cuja etiologia é claramente identificada e mensurável. Nos casos dos fatores de risco relacionados ao esforço repetitivo, em particular ao trabalho manual com movimentos repetitivos, é importante analisar os vários fatores de risco envolvidos direta ou indiretamente. Principais afecções determinadas por trabalho manual com movimentos repetitivos e a atenção do médico examinador. *Doença e condição:* são considerados sinônimos de LER, DORT, afecções musculoesqueléticas relacionadas ao trabalho (AMERT) e lesões por trauma cumulativo (LTC). Nota: As denominações oficiais do Ministério da Saúde e da Previdência Social são LER e DORT: LER/DORT. O médico encarregado do exame deve compreender que as lesões por esforços repetitivos e os distúrbios relacionados ao trabalho são, por definição, um fenômeno relacionado ao trabalho. Ambos são danos decorrentes da utilização excessiva, imposta ao sistema musculoesquelético, e da falta de tempo para recuperação. Caracterizam-se pela ocorrência de vários sintomas, concomitantes ou não, de aparecimento insidioso, geralmente nos membros superiores, tais como: • dor; • parestesia; • sensação de peso; • fadiga. O médico encarregado do exame deverá ter atenção especial com a referência de sintomas compatíveis com o trabalho manual com movimentos repetitivos e promover a pesquisa de sinais das seguintes afecções. *Etiologia:* compreensão do nervo mediano, que passa por um canal estreito do punho, chamado túnel do carpo. É gerada por movimentos repetitivos, como digitar e tocar instrumentos.

Fatores que Podem Provocar ou Agravar Doenças	Controle Médico em Saúde Ocupacional
Trabalho manual com movimentos repetitivos Síndrome do túnel do carpo (STC)	*Dados importantes na história clínica*: • *menopausa ou gravidez*: a STC é frequente em mulheres entre 35 a 60 anos. A STC frequentemente está associada às alterações hormonais; • *doenças que aumentam os riscos de danos ao nervo mediano:* diabetes *mellitus*, artrite reumatoide, doença tireoidiana, insuficiência renal e obesidade. *Sinais e sintomas da STC:* • dor (piora à noite); • sensação de choque; • formigamento; • perda de destreza nas mãos; • a dor pode sofrer irradiação para o braço e o ombro; • diminuição da sensibilidade dos dedos; • parestesia dolorosa e/ou dor em queimação; • a dor pode ser de caráter agudo ou crônico. *Diagnóstico da STC:* O diagnóstico da STC é baseado principalmente nos achados clínicos e nas manobras que aumentam a pressão dentro do canal do punho (túnel do carpo). **Sinal de Tinel**: é obtido pelo teste de Tinel, que consiste na percussão leve sobre o punho, que transmite uma sensação de parestesia na região de distribuição do nervo mediano (**Figura 23**). 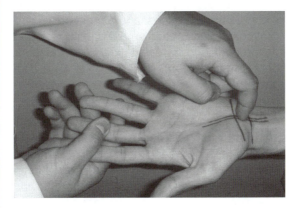 **Figura 23** – *Teste de Tinel.*

Fatores que Podem Provocar ou Agravar Doenças	Controle Médico em Saúde Ocupacional
Trabalho manual com movimentos repetitivos Síndrome do túnel do carpo (STC) Dedo em gatilho (tenossinovite estenosante)	**Sinal de Phalen**: é obtido pelo teste de Phalen, que consiste na flexão completa do punho, não forçada, por 60 segundos. A posição fletida do punho comprime na posição neutra, no caso da STC, provocando também parestesias na região do nervo mediano (**Figura 24**). 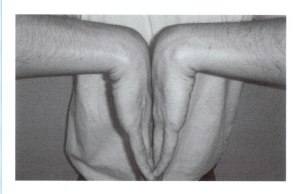 **Figura 24** – *Teste de Phalen.* **Teste de Paley e McMurphy**: o sinal é positivo se a pressão manual próxima ao nervo mediano entre 1 e 2 cm proximais da dobra da flexão do punho desencadear dor ou parestesia. *Etiologia:* resulta do comprometimento dos tendões flexores profundos dos dedos e do tendão flexor longo do polegar. A bainha tendinosa apresenta-se espessada em decorrência do processo inflamatório provocado por traumatismos repetitivos, que evolui para a constrição do próprio tendão. A extensão forçada poderá provocar queda do dedo em flexão, manifestação que dá o nome ao quadro (dedo em gatilho). O dedo em gatilho é desencadeado por situações em que existe uma combinação de movimento repetitivo com esforço, como o de preensão forte, flexão de dedos e/ou falanges distais, compressão palmar, na atividade de segurar com firmeza objetos cilíndricos e especialmente se há compressão em cima da bainha sinovial dos tendões. A pressão localizada, mesmo isoladamente, pode ser causa de tendinite, como, por exemplo, na preensão de alicate ou tesoura contra o tendão flexor longo do polegar. *Dados importantes da história clínica:* o diagnóstico diferencial deve ser feito com quadros reumáticos e/ou degenerativos, situação em que a radiografia simples de mãos assume grande importância.

Fatores que Podem Provocar ou Agravar Doenças	Controle Médico em Saúde Ocupacional
Trabalho manual com movimentos repetitivos Dedo em gatilho (tenossinovite estenosante)	*Sinais e sintomas*: • dificuldade e/ou impossibilidade de estender os dedos; • teste: consiste na manobra do destravamento do dedo, que ocorre com um esforço ativo ou passivo, produzindo um movimeno súbito e um estalido acompanhado de dor (**Figura 25**). 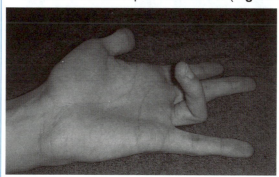 **Figura 25** – *Tenossinovite estenosante "dedo em gatilho".*
Tenossinovite de De Quervain ou tenossinovite do estiloide radial	*Etiologia*: resulta da constrição da bainha comum dos tendões do abdutor longo e do extensor curto do polegar por, principalmente, uso prolongado de tesoura. *Dados importantes na história clínica*: é mais frequente em mulheres em grupos populacionais acima de 40 anos de idade, associada a exposições ocupacionais que exigem movimentos repetitivos de polegar, a pinça de polegar associada a flexão, extensão, rotação ou desvio ulnar repetido do carpo, principalmente se associando com força, polegar mantido elevado e/ou abduzido durante atividades (polegar alienado) e uso prolongado de tesouras. *Sinais e sintomas*: dor em projeção do processo estiloide do rádio, com ou sem irradiação em projeção radial até o ombro, e que aumenta com a abdução radial ativa do polegar, com alongamento passivo de abdutor longo do polegar, desvio ulnar do punho, dificuldade para pronossupinação ou pinça. Geralmente é unilateral. *Diagnóstico:* o médico encarregado do exame deverá realizar: **Manobra de Finkelstein:** a mão deve ser fechada com os dedos envolvendo o polegar. A flexão radial do carpo provoca dor intensa na base do polegar, na altura do processo estiloide radial. Ao exame físico pode ser encontrada tumefação na região afetada, sinal de Finkelstein (**Figura 26**).

Fatores que Podem Provocar ou Agravar Doenças	Controle Médico em Saúde Ocupacional
Trabalho manual com movimentos repetitivos Tenossinovite de De Quervain ou tenossinovite do estiloide radial	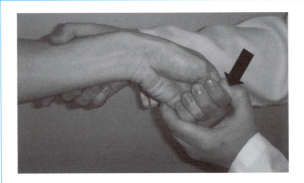 **Figura 26** – *Manobra de Finkelstein.*
Epicondilite lateral (cotovelo de tenista)	*Etiologia:* é desencadeada por movimentos repetitivos de punho e olhos, com flexão branda ou frequente, esforço estático e preensão prolongada de objetos, principalmente com o punho estabilizado em flexão e pronação como, por exemplo, na preensão de chaves de fenda, condução de veículos, cujos volantes exigem esforço e no transporte de bolsas ou sacos pesados, em que haja pronação repetida. *Dados importantes da história clínica*: a epicondilite lateral ou cotovelo de tenista tem alta incidência na população geral e predomina entre 35 e 55 anos. Dos portadores de cotovelo de tenista, 95% não praticam esportes. Ambos os sexos são acometidos na mesma proporção e a doença é sete vezes mais frequente que a epicondilite medial. A epicondilite lateral tem sido descrita em trabalhadores de fábricas de linguiça, cortadores e empacotadores de carne e de frigoríficos em que se desenvolvam atividades com movimentos repetitivos de dorsoflexão (extensão) ou desvio radial de punho, supinação de antebraço, esforço estático e preensão prolongada de objetos, principalmente com punho estabilizado em extensão e supinação repetidas e compressão mecânica do cotovelo. *Sinais e sintomas:* • dor no epicôndilo lateral ao apanhar objetos ou à extensão e/ou supinação do punho, dor à palpação em epicôndilo e/ou à dorsoflexão e supinação de punho em contrarresistência. *Diagnóstico*: o médico encarregado do exame deverá executar: **Teste de Cozen**: manobra com o cotovelo fletido 90° com a mão posicionada em pronação. A extensão do punho contra resistência provoca dor no epicôndilo lateral (**Figura 27**).

Fatores que Podem Provocar ou Agravar Doenças	Controle Médico em Saúde Ocupacional
Trabalho manual com movimentos repetitivos Epicondilite lateral (cotovelo de tenista)	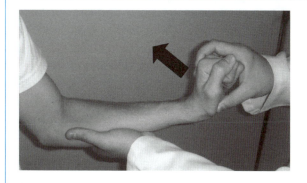 Figura 27 – *Teste de Cozen.*
Epicondilite medial ou cotovelo do jogador de golfe	*Etiologia:* inflamação aguda ou crônica que acomete a inscrição de tendões em epicôndilo medial. É desencadeada por movimentos repetitivos do punho e dos dedos, com flexão brusca e frequente, esforço estático e preensão prolongada, principalmente com o punho estabilizado em flexão e pronação, como, por exemplo, na preensão de chaves de fenda, condução de veículos, cujos volantes exigem esforço, e no transporte ou deslocamento de bolsas ou sacos pesados, em que não haja pronação repetida. *Dados importantes da história clínica:* é menos frequente que a epicondilite lateral. *Sinais e sintomas*: dor em epicôndilo medial ao apanhar objetos ou à flexão e/ou pronação de punho; ou dor à palpação em epicôndilo e/ou à flexão e pronação de punho em contrarresistência. *Diagnóstico:* o médico encarregado do exame deverá executar: **Manobra com o cotovelo fletido em 90º:** com a mão posicionada em supinação. A flexão do punho contra a resistência provoca dor no epicôndilo medial (**Figura 28**). 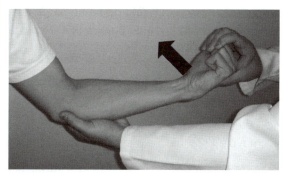 Figura 28 – *Manobra com o cotovelo fletido em 90º.*

Fatores que Podem Provocar ou Agravar Doenças	Controle Médico em Saúde Ocupacional
Trabalho manual com movimentos repetitivos Fibromatose da fáscia palmar ou contratura ou moléstia de Dupuytren	*Etiologia*: espessamento e retração da fáscia palmar, acarretando contratura em flexão dos dedos e incapacidade funcional das mãos. Ocorre formação de nódulos na face palmar das mãos, que evoluem formando cordas fibrosas, que podem ser percebidas à palpação. Essas cordas são originadas na fáscia palmar retraída por baixo da pele. Na fase residual, os nódulos desaparecem, permanecendo apenas focos de aderência e cordas fibrosas reacionais. É decorrente de exigências de compressão palmar repetida com trabalho pesado (pode estar associada ou não a vibrações). Entre os fatores de risco são considerados posições forçadas, gestos repetitivos, ritmo de trabalho penoso e vibrações localizadas. *Diagnóstico*: • contratura em flexão das mãos; • atrofia dos músculos das mãos e dos antebraços, rigidez e incapacidade; • afeta, principalmente, o lado ulnar das mãos, acometendo em ordem decrescente de frequência o terceiro, o quarto e o quinto dedos; • é comum apresentar-se bilateralmente mas, quando unilateral, predomina na mão dominante.
Síndrome do pronador redondo (SPR)	*Etiologia*: ocorre por compressão do nervo mediano em sua passagem pela região do cotovelo entre as duas porções do músculo pronador redondo. Entre as exposições ocupacionais associadas à SPR estão a supinação e a pronação repetidas e a repetição do esforço manual com antebraço em pronação. *Diagnóstico*: • dor em projeção do músculo pronador durante esforços e/ou repetição; • hipoestesia do território do nervo mediano; • diminuição da força de preensão e de pinça. O médico encarregado do exame deverá executar: **Manobra de flexão de cotovelo:** em contrarresistência (CR), entre 120° e 150°. **Teste de antagonismo da função do pronador redondo**: com o cotovelo estendido e o antebraço supinado, fazer pronação em CR. **Teste de antagonismo do flexor superficial do dedo médio**: flexão contrarresistência de interfalangiano proximal. **Manobra com dor à palpação do músculo pronador.**

Fatores que Podem Provocar ou Agravar Doenças	Controle Médico em Saúde Ocupacional
Trabalho manual com movimentos repetitivos Síndrome do pronador redondo (SPR)	**Pesquisa do sinal de Tinel:** a percussão na fossa antecubital provoca parestesia na área do nervo mediano, isto é, do primeiro à face radial do quarto quirodáctilo. O Tinel positivo no caso de antebraço e negativo em punho, sinais de Phalen (**Figura 29**). 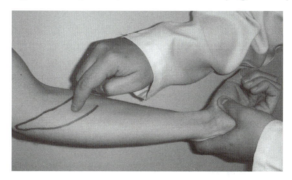 **Figura 29** – *Sinal de Tinel.*
Síndrome do canal de Guyon	*Etiologia*: ocorre pela compressão do nervo ulnar na região do punho, no canal ou túnel de Guyon. Trata-se de quadro pouco comum, associado a exposições a movimentos repetitivos (flexão, extensão) de punhos e mãos, contusões contínuas, impactos intermitentes ou compressão mecânica na base das mãos, vibrações. É um problema descrito há tempos, entre ciclistas. *Diagnóstico*: • formigamento e dor nos quarto e quinto dedos; • predomina o quadro de alterações motoras, com possível paralisia de todos os músculos intrínsecos de dedos, exceto os dois primeiros lumbricais e o músculo abdutor curto do polegar; inervado pelo mediano; • teste de monofilamento alterado em área de ulnar; • hipertrofia dos músculos intrínsecos; • sinal de Tinel no punho (**Figura 30**); 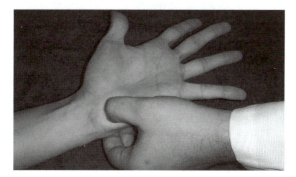 **Figura 30** – *Sinal de Tinel do punho.*

Fatores que Podem Provocar ou Agravar Doenças	Controle Médico em Saúde Ocupacional
Trabalho manual com movimentos repetitivos Síndrome do canal de Guyon	• sinal de Phalen positivo em área de ulnar; • sinal de Froment (diminuição de força de adução de polegar); • diminuição de força de preensão e pinça (polegar–quinto dedo); • dificuldade de impulsionar bolinha de papel (piparote) com alça de polegar e mínimo; • dificuldade de adução e abdução dos quarto e quinto dedos; • pode ser observada ao exame físico a presença de cisto sinovial; • podem ser solicitados para confirmação diagnóstica: radiografia da mão para avaliar a articulação radioulnar distal e a eletroneuromiografia dos nervos mediano, ulnar e radial.
Síndrome do túnel cubital ou lesão do nervo cubital	*Etiologia*: ocorre pela compressão do nervo ulnar na região do cotovelo entre as duas cabeças do músculo flexor ulnar do carpo – túnel cubital ou na altura do canal cubital. *Dados importantes na história clínica:* • é a segunda manifestação de compressão nervosa mais frequente; • é comum em pessoas que dormem com o braço fletido ou pronado; • é associada a movimentos repetitivos, flexão externa do cotovelo com ombro abduzido, flexão repetida de cotovelo associada com sua extensão em contrarresistência, apoio de cotovelo em superfícies duras e vibrações localizadas. *Diagnóstico*: • fraqueza nas mãos; • dormência nas mãos; • agulhadas em território do nervo ulnar; • dor na região medial do cotovelo; • o distúrbio pode ser visto apenas quando há flexão do cotovelo por tempo prolongado, mesmo inexistindo movimentos repetitivos; • dor e parestesia noturna em área do nervo ulnar que acorda o paciente; • diminuição da força de preensão; • dificuldade para movimentos finos de precisão. O médico examinador deverá executar: **Flexão com pronação do cotovelo**: por cerca de 30 segundos, tendo como resposta a dor. **Teste de monofilamentos de Semmes-Weistein**: alterações de sensibilidade em área do nervo ulnar. Pode ser solicitado (não como controle médico) o exame eletroneuromiográfico (mostra lesão exclusiva do nervo ulnar).

Fatores que Podem Provocar ou Agravar Doenças	Controle Médico em Saúde Ocupacional
Trabalho manual com movimentos repetitivos Compressão do nervo supraescapular	*Etiologia:* compressão do nervo supraescapular em sua passagem sobre a borda superior da escápula ou por meio do forame supraescapular. A exposição ocupacional está associada a atividade em que há uso de tiras largas nos ombros para o transporte de peso, exigências de elevação de objetos pesados acima da altura do ombro e histórico de acidentes de trabalho com fratura de escápula e/ou traumatismo do ombro. A ocorrência de compressão do nervo supraescapular pode estar associada à prática de esportes, como o voleibol ou o beisebol. *Diagnóstico:* • dor escapular; • comprometimento de movimentos e força de abdução e rotação externa do braço; • hipertrofia do músculo supraespinhoso e/ou infraespinhoso; • fraqueza isolada do músculo infraespinhoso (compressão exclusiva do ramo inferior do supraescapular) em atividade doméstica, de esporte ou lazer. Exames complementares: radioimagem e eletroneuromiografia.
Síndrome do desfiladeiro torácico ou transtorno do plexo braquial ou síndrome da saída do tórax	*Etiologia:* compressão do feixe neurovascular–plexo braquial, artéria e veia subclávia na sua passagem pela região cervical, no desfiladeiro torácico. Ou ainda quando da passagem pela fenda entre a clavícula e o gradeado costal (costela cervical) e entre as porções anterior e média do músculo escaleno. *Dados importantes da história clínica:* • é comum entre mulheres trabalhadoras de linha de montagem; • é frequente no trabalho em posição forçada com elevação e abdução dos braços acima da altura dos ombros empregando força, flexão e/ou hiperextensão de ombros, compressão sobre o ombro ou do ombro contra algum objeto e flexão lateral do pescoço. *Diagnóstico:* • dores irradiadas na coluna cervical por todo o membro superior; • dor e hiperestesia de caráter migratório; • alterações de sensibilidade em ombro interno de braço, antebraço e em território do nervo ulnar na mão (quarto e quinto dedos), que geralmente acontecem à noite. Os sintomas vasculares: edema, claudicação aos esforços, sensação de frio na mão, parecem acometer mais o lado radial e os dedos polegar e indicador.

Fatores que Podem Provocar ou Agravar Doenças	Controle Médico em Saúde Ocupacional
Trabalho manual com movimentos repetitivos Síndrome do desfiladeiro torácico ou transtorno do plexo braquial ou síndrome da saída do tórax	Os sintomas vasculares: edema, claudicação aos esforços, sensação de frio na mão, parecem acometer mais o lado radial e os dedos polegar e indicador. *Diagnóstico:* o médico examinador deverá executar: **Teste de Adson**: a manobra consiste em abduzir o braço com o cotovelo em extensão, promovendo leve rotação externa do ombro. A cabeça do paciente deve voltar-se para o lado examinado. No caso de compressão vascular, ocorre uma redução do pulso radial (**Figura 31**). 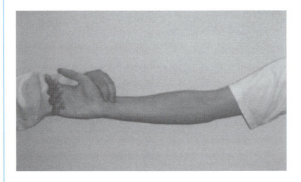 **Figura 31** – *Teste de Adson.* **Manobra de Roos (teste de estresse de Roos)**: a partir de uma posição sentada, o médico encarregado do exame irá pedir ao paciente para manter ambos os cotovelos na altura do ombro enquanto empurra os ombros para trás. O paciente vai então repetidamente abrir e fechar as mãos por alguns minutos. Se os sintomas estiverem presentes após o teste, ou se o paciente referir peso e fadiga em seus ombros, isso pode indicar a presença de síndrome do desfiladeiro torácico. **Teste de Wright**: colocar o paciente em posição sentada, pedir para segurar para cima e atrás (hiperabdução) girando-o para fora. Enquanto é realizada a manobra, o médico encarregado do exame verifica se o pulso do paciente está diminuindo. Cabe também ao médico encarregado do exame verificar se os sintomas são reproduzidos durante o teste. Exames que podem ser indicados para trabalhadores propensos à síndrome do desfiladeiro torácico ou com queixas e sinais compatíveis: • radiografia da área afetada (pode revelar uma costela extra – costela cervical); • ressonância magnética; • eletromiografia.

Fatores que Podem Provocar ou Agravar Doenças	Controle Médico em Saúde Ocupacional
Trabalho manual com movimentos repetitivos Síndrome do supraespinhoso	*Etiologia*: inflamação aguda ou crônica acometendo o tendão supraespinhoso. É associada a movimentos repetitivos de braços, elevação e abdução de braços acima da altura dos ombros, principalmente se associados ao uso de força por tempo prolongado e elevação do cotovelo. *Dados importantes na história clínica:* a dor melhora com repouso, geralmente sem dor noturna e sem limitação de movimentos. *Diagnóstico*: • dor em trajeto de tendão supraespinhoso relacionada ao esforço, que melhora com repouso, geralmente sem dor noturna e sem limitação de movimento. O médico examinador deverá executar: **Teste de Jobe:** o paciente faz elevação do membro superior (no plano da escápula) em extensão e rotação interna (polegar para baixo) contra a resistência oposta pelo examinado (**Figura 32**). 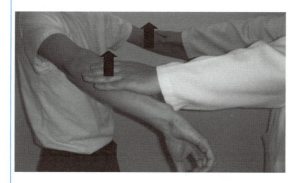 **Figura 32** – *Teste de Jobe.* **Teste de Neer sensibilizado** (rotação interna passiva).
Ombro doloroso	Aproximadamente 85% dos pacientes com queixa de dor no ombro são portadores de doença primária do ombro e o restante portadores de dor irradiada (principalmente da coluna cervical) ou de dor referida de outras doenças clínicas: • adolescentes e adultos jovens por lesões causadas por traumatismos (exemplo: esportes); • em trabalhadores, por sobrecarga musculoarticular.
Síndrome do impacto	As doenças as mais prevalentes relacionadas ao ombro são descritas a seguir. *Etiologia:* resulta da compressão de estruturas do manguito rotador e da bursa do subacromial entre a grande tuberosidade da cabeça do úmero e o acrômio. Frequentemente a compressão ocorre quando o

Fatores que Podem Provocar ou Agravar Doenças	Controle Médico em Saúde Ocupacional
Ombro doloroso Síndrome do impacto	trabalhador executa atividades com braços elevados acima da cabeça acompanhadas por dor de grau variado. *Dados importantes na história clínica:* • é mais frequente entre a quarta e a quinta década de vida; • a síndrome do impacto, se não tratada adequadamente, leva a inflamação da bursa (bursite), tendinite do manguito rotador e ruptura do manguito rotador. *Diagnóstico:* • dor ao executar a abdução e elevação do braço no plano da escápula, que geralmente se inicia em 90°; • a força muscular pode estar diminuída por atrofia muscular; • a síndrome é de instalação gradual e é notada à noite ao dormir sobre o ombro acometido. O médico examinador deverá executar: **Manobra do arco doloroso**: determinará o grau do impacto: leve quando a dor aparece semente aos 90°, moderado quando a dor aparece aos 60° e grave quando a dor ocorre aos 45°. **Pesquisa do sinal de Hawkins**: fletir o braço a 90° e rodar internamente o ombro (polegar para baixo), dessa forma aproxima-se mais a grande tuberosidade do úmero ao acrômio. A dor subacromial deve ser pesquisada aplicando-se firme pressão no ombro do paciente. Exame complementar: deve-se iniciar a investigação por radiografia simples do ombro. As alterações mais frequentes são: • formato irregular, má fusão óssea ou osteófito no acrômio; • artrose com osteófito na articulação acromioclavicular; • sequela de fraturas do ombro. Esses achados sugerem estreitamento do espaço subacromial e consequentemente aumento do impacto nas estruturas que passam por esse espaço.
Tendinite do manguito rotador	*Etiologia*: é a inflamação do tendão do músculo supraespinhal. Frequentemente decorre de movimentos repetitivos com os braços elevados como puxar, empurrar e sustentar peso. *Dados importantes na história clínica*: é a principal causa de dor no ombro dos pacientes com idade superior a 30 anos. *Diagnóstico*: • dor focal subacromial e em deltoide lateral; • dor à movimentação ativa sob resistência à abdução (músculo supraespinhal) e rotação externa (músculo infraespinhal).

Fatores que Podem Provocar ou Agravar Doenças	Controle Médico em Saúde Ocupacional
Ombro doloroso Tendinite do manguito rotador	O médico examinador deverá executar: **Teste de impacto ou de Neer:** é feita a abdução passiva do braço, estabilizando-se a escápula, o que produz dor no ombro (**Figura 33**). 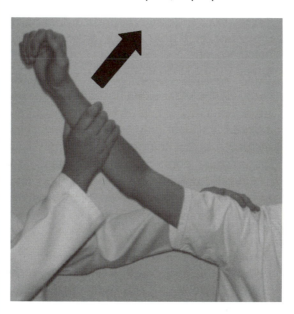 **Figura 33** – *Teste de impacto ou de Neer.* *Exame complementar:* radiografia simples do ombro.
Ruptura do manguito rotador	*Etiologia*: é resultado de síndrome do impacto crônico ou degeneração progressiva dos tendões por traumatismos repetitivos (em 95% dos casos). O músculo mais afetado é o supraespinhal. *Dados importantes na história clínica*: • a ruptura do manguito rotador é frequente em pacienes com história de tendinite do manguito rotador, uso crônico de corticosteroide e em idosos; • relato de dor crônica (tendinite) que se intensificou após traumatismo ou movimento brusco não usual; • existe associação entre luxação e rotura do manguito rotador em trabalhadores com mais de 60 anos. *Diagnóstico*: • sintomas semelhantes aos da tendinite do manguito rotador; • fraqueza muscular; • dificuldade para colocar a mão na cabeça;

Fatores que Podem Provocar ou Agravar Doenças	Controle Médico em Saúde Ocupacional
Ombro doloroso Ruptura do manguito rotador	• dor noturna e perda da função do ombro; • o paciente não consegue fazer abdução do braço sob resistência. O médico examinador deverá executar: **Teste para o músculo redondo menor ou "teste do chifre caído"**: braço abduzido a 90°. Passivamente o médico examinador leva o antebraço até a posição superior e solicita que o paciente assim o mantenha. Com a lesão do músculo redondo menor o antebraço cai. Se a ruptura for pequena prevalecerá a dor à impotência funcional. Se a ruptura for grande o paciente irá se queixar de fraqueza, dor e perda funcional (não consegue colocar a mão sobre a cabeça, abduzir o braço, tem incapacidade para puxar ou empurrar objetos, colocar o dorso da mão nas costas). Pode haver história de dor progressiva de natureza insidiosa antes do evento agudo. Nesses casos, encontra-se o sinal do "braço caído" ou de positividade para o teste do "chifre caído". *Exames complementares*: • radiografia de ombro e/ou TC: podem mostrar alterações indiretas como elevação da cabeça umeral e osteófitos, ou seja, as prováveis causas do impacto que podem ter levado à ruptura do manguito rotador; • ultrassonografia do ombro: visualiza a maioria das lesões, excetuando-se as pequenas e as incompletas; • ressonância magnética: usada para detectar, quantificar e planejar o tratamento cirúrgico.
Capsulite adesiva ou ombro congelado	*Etiologia*: tem etiologia desconhecida. É caracterizada por contratura da cápsula articular. A cápsula articular perde sua distensibilidade e em casos de longa evolução há formação de aderências ou adesões entre a cápsula e a cabeça do úmero. *Dados importantes da história clínica*: • ocorre mais frequentemente entre a quarta e a sexta década de vida; • o uso de tipoia por tempo prolongado pode ser determinante para capsulite adesiva ou ombro congelado; • em trabalhadores a tendinite do manguito rotador (mais frequentemente) ou a ruptura do manguito, a bursite subacromial, a fratura da cabeça ou do colo do úmero são fatores predisponentes para ombro congelado. *Diagnóstico*: • dor e restrição ativa e passiva dos movimentos do ombro, principalmente elevação, rotação interna e externa; • dor crônica e enrijecimento da articulação glenoumeral.

Fatores que Podem Provocar ou Agravar Doenças	Controle Médico em Saúde Ocupacional
Ombro doloroso Capsulite adesiva ou ombro congelado	O médico examinador deverá executar: **Teste de Apley**: a manobra consiste em solicitar ao paciente para colocar o dorso da mão nas costas, tentando encostar o indicador na apófise espinhosa mais alta, geralmente se alcança de T8 a T10 - teste dos músculos rotadores internos (músculo subescapular). Esse teste serve para demonstrar a limitação da amplitude, por meio da elevação completa dos braços, abdução e rotação externa.
Tendinopatia bicipital (tendinite)	*Etiologia*: na verdade as lesões da cabeça longa do bíceps podem ser classificadas em três categorias: tendinites, subluxação ou luxação e ruptura. Podem acontecer isoladamente ou associadas com frequência às rupturas do manguito rotador. Etiologicamente, a tendinopatia bicipital ocorre por elevações repetitivas do braço ou movimentos semelhantes aos de pentear o cabelo ou colocar as mãos sobre a cabeça, o que pode causar inflamação (tendinite bicipital). O comprometimento do tendão bicipital pode ocorrer por esforços físicos como levantamento ou carregamento de carga (caixas, pacotes etc.). *Dado importante da história clínica*: • a tendinite bicipital é agravada pelo impacto. *Diagnóstico:* • dor na face anterior do ombro; • dor à palpação da canaleta bicipital (abaixo da protuberâcia acromial). O médico examinador deverá executar: **Teste de Speed**: a manobra consiste na flexão do braço contra a resistência, com o antebraço totalmente estendido e a mão em posição supinada, provocando dor na região anterior do ombro (**Figura 34**). 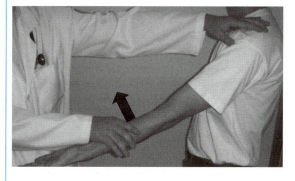 **Figura 34** – *Teste de Speed.*

Fatores que Podem Provocar ou Agravar Doenças	Controle Médico em Saúde Ocupacional
Ombro doloroso Tendinopatia bicipital (tendinite)	**Teste de Yergason (teste para o músculo bíceps)**: a manobra consiste em manter o cotovelo fletido em 90°, com o braço junto ao corpo e o antebraço pronado. Deve-se solicitar ao paciente que realize supinação ativa contra a resistência do examinador (**Figura 35**). 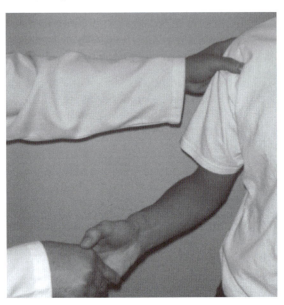 **Figura 35** – *Teste de Yergason.*
Tendinopatia bicipital (subluxação ou luxação)	A subluxação ou luxação do tendão da cabeça longa do bíceps pode estar associada a caso de dor crônica e impotência funcional ativa por aproximadamente 6 meses.
Tendinopatia bicipital (ruptura)	A ruptura completa do tendão da cabeça longa do músculo bíceps pode ocorrer por movimento brusco sobre o tendão inflamado. Fatores de risco para a ruptura do tendão da cabeça do bíceps: tendinite, ruptura do manguito rotador e do bíceps contralateral. Exames complementares: • radiografia simples; • ultrassonografia (tanto as tendinites, quanto as luxações e rupturas do bíceps são diagnosticadas com facilidade por esse exame); • TC simples ou contrastada (para diagnosticar as luxações e rupturas do tendão do bíceps); • ressonância magnética (é bastante sensível para o diagnóstico das tendinites). Nota: Nenhum desses exames é indicado para o controle médico de trabalhadores sujeitos a tendinopatia bicipital. Estão indicados na hipótese de diagnóstico.

Fatores que Podem Provocar ou Agravar Doenças	Controle Médico em Saúde Ocupacional
Esforço físico intenso e transporte manual de cargas	O médico examinador deverá ter atenção a queixas e sinais clínicos relativos ao esforço físico intenso e transporte manual de cargas precedendo os seguintes protocolos:
Coluna cervical	Para os trabalhadores que estejam apresentando queixas e/ou exame físico positivo para hérnia inguinal e hérnia umbilical, que executem tarefas de esforço físico intenso e/ou transporte manual de carga, o médico examinador deve avaliar todos os riscos da tarefa. Essa prática só será possível mediante o conhecimento do "trabalho real" do empregado, com informações precisas de parte da coordenação do PCMSO. Tal cuidado poderá evitar erros tanto na aptidão como na inaptidão indevida.

Nota: Nas mulheres, uma hérnia femoral (abaixo da virilha) pode causar um abaulamento e estender-se até a porção superior da coxa. As hérnias femorais são comuns em mulheres obesas.

Na investigação da história clínica, o médico deve estar atento aos seguintes dados do trabalhador:
- idade;
- ocupação;
- atividade de lazer usual;
- fator causal da lesão;
- gravidade da lesão;
- capacidade funcional no momento do exame;
- localizar áreas dolorosas e classificar a intensidade da dor (superficial/profunda, contínua, em pontada, irradiando, ou em queimação);
- capacidade respiratória;
- se há algum distúrbio do sono devido à lesão (avaliar a posição em que o paciente dorme, se há apneia do sono);
- sintomas consequentes à lesão: dores nos membros inferiores, parestesias, tontura, síncope, dores de cabeça, sintomas simpáticos.

Para a inspeção da coluna cervical, o paciente deve adotar postura sentada relaxada, que deve ser observada nas vistas anterior, posterior e lateral. A avaliação deve abranger:
- a postura da cabeça e do pescoço;
- a expressão facial;
- o nivelamento dos ombros;
- os contornos ósseos;
- evidências de espasmo muscular;
- isquemias nos membros superiores;
- assimetrias estruturais;
- articulações periféricas (cintura escapular, cotovelos, punho, mão e articulações temporomandibulares).

Fatores que Podem Provocar ou Agravar Doenças	Controle Médico em Saúde Ocupacional
Esforço físico intenso e transporte manual de cargas	Após a inspeção, deve-se proceder a palpação do paciente em decúbito dorsal, de acordo com a sequência: • *face posterior*: protuberância occipital externa, processos espinhosos e articulares das vértebras cervicais, processo mastóideo; • *face lateral*: processos transversos das vértebras cervicais, articulações temporomandibulares, mandíbula; • *face anterior*: três primeiras costelas, fossa supraclavicular. Se o paciente apresentar restrições de movimento, faz-se necessária a avaliação da mobilidade e amplitude dos segmentos, com movimentos ativos e passivos. Para estabelecer a totalidade das restrições, o médico avaliador deverá realizar um teste goniométrico, procedendo posteriormente ao registro das limitações e à estabilização do quadro. *Movimentos ativos*: realizados pelo paciente sem nenhuma interferência, são utilizados para que o médico avaliador observe a amplitude de movimentos, sua coordenação motora, capacidade e força. O médico deve estar atento a: • restrições de movimento; • movimentação de articulações associadas; • quaisquer limitações; • ritmo e padrão do movimento; • ocorrência de dor (em que ponto do movimento, onde ocorre, se o movimento aumenta ou diminui a dor, e qual a sua intensidade). *Movimentos passivos*: realizados pelo médico avaliador sem auxílio do paciente, são utilizados para que se observe, na amplitude de movimentos, possíveis lesões articulares, flexibilidade capsular, ligamentar e muscular. O médico deve estar atento a: • restrições de movimento; • movimentação de articulações associadas; • quaisquer limitações; • como o paciente sentiu o movimento; • ocorrência de dor (em que ponto do movimento, onde ocorre, se o movimento aumenta ou diminui a dor, e qual a sua intensidade). Para os trabalhadores que estejam apresentando queixas e/ou exame físico positivo para radiculopatias, que executem tarefas de esforço físico intenso e/ou transporte manual de carga, o médico examinador deve avaliar todos os riscos da tarefa. Essa prática só será possível mediante o conhecimento do "trabalho real" do empregado, com informações precisas de parte da coordenação do PCMSO. Tal cuidado poderá evitar erros tanto na aptidão como na inaptidão indevida.

Fatores que Podem Provocar ou Agravar Doenças	Controle Médico em Saúde Ocupacional
Esforço físico intenso e transporte manual de cargas Coluna torácica	Para os trabalhadores com queixas de dormência e/ou parestesia, observar que a região afetada em geral indica o dermátomo da lesão: • região medial do cotovelo, no dermátomo T1; • porção medial do braço, no dermátomo T2; • axila, no dermátomo T3; • mamilo, no dermátomo T4; • parede torácica, nos dermátomos T5 a T8; • parede abdominal, nos dermátomos T9, T11 e T12; • umbigo, no dermátomo T10. Geralmente as afecções da coluna torácica podem decorrer de doenças e ter um início insidioso: • o trauma torácico limita-se a desenvolver dor na área afetada; • as síndromes facetárias podem ser referidas como rigidez e dor no local. O médico deve examinar todos os órgãos abdominais para avaliar a origem da dor: • dores nas costelas ou profundas no peito são causadas pelo comprometimento das raízes nervosas do tórax e/ou espondilose; • o teste de Adams ou teste-minuto deve ser feito para a avaliação da curvatura lateral e da convexidade lombar da coluna.
	Escoliose Escoliose é a curvatura lateral da coluna vertebral, geralmente associada a cifose. A avaliação dessas curvaturas é feita por cálculos matemáticos e revela os padrões que contribuem para essas duas deformidades distintas: • *escoliose estrutural* é decorrente da variação e da mobilidade das vértebras. Quando congênita, é causada por hemivértebra, fusão de vétebras ou ausência ou fusão de costelas. Para diagnóstico e tratamento, são precisos exame e histórico cuidadosos; • *escoliose paralítica* manifesta-se geralmente como sequela de poliomielite e a deformidade evolui depois da perda da ação dos músculos do tronco e da coluna; • *escoliose neuropática* é decorrente de afecções neuropáticas, complicação da neurofibromatose, paralisia cerebral, espinha bífida, siringomielia e ataxia de Friedreich; • *escoliose miopática* é causada por transtornos primários da musculatura que sustenta a coluna vertebral, como distrofia muscular ou artrogripose; • *escoliose metabólica* manifesta-se na cistinose, na síndrome de Marfan e no raquitismo, e sua ocorrência é rara; • *escoliose idiopática* tem causa inexplicada, apesar de ser a mais importante e sua ocorrência ser a mais comum entre as escolioses.

Fatores que Podem Provocar ou Agravar Doenças	Controle Médico em Saúde Ocupacional
Esforço físico intenso e transporte manual de cargas Coluna torácica	As curvas primárias desenvolvem-se quando várias vértebras são afetadas em um ou dois níveis distintos. Nesta área a curva é fixa, há perda da mobilidade e deformidade de rotação das vértebras, com os processos espinhosos girando para a concavidade e os corpos que sustentam as costelas girando para a convexidade. As curvas secundárias são móveis e progridem acima e abaixo das primárias e empenham-se para sustentar a cabeça e a bacia na posição correta. Uma deformação da vértebra associada a redução do tronco, que pode ser analisada por meio de tabelas antropométricas de valores normais, por vezes é relacionada com disfunções respiratória e cardíaca que, em situações graves, levam à invalidez. Quando a escoliose surge na criança em desenvolvimento, tende à deterioração. O prognóstico para uma escoliose estrutural idiopática ou congênita depende da idade em que a lesão teve início, do quanto a coluna foi afetada, da extensão e do número de curvas primárias. No início da puberdade, durante o estirão de crescimento, entre as idades de 11 e 13 anos nas meninas e 13 e 15 anos nos meninos, a deterioração alcança a sua taxa máxima. A altura e o estágio vigente da maturidade esquelética devem ser avaliados em todos os casos. Em muitos deles a deterioração termina quando é atingida a maturidade esquelética. Porém, decorrente de alguma degeneração do disco ou uma subluxação vertebral, ela pode continuar, segundo registros, confirmando a deterioração de 17° em curvas torácicas de 70°, e de 20° em curvas lombares de 30°. Assim sendo, quanto mais jovem for o paciente e mais alto for o nível de envolvimento da coluna, pior é o prognóstico. Nota-se exceção em alguns casos ocorridos em lactentes, nos quais houve recuperação espontânea, fato extraordinário e inexplicável para a medicina. Fatores favoráveis são verificados em curvas do lado esquerdo, que ocorreram no primeiro ano de vida em pacientes homens quando o ângulo costovertebral está acima de 20°. Em escolioses congênitas e paralíticas há menor expectativa de vida, o que não acontece na escoliose idiopática. Na escoliose estrutural é sempre necessária a investigação minuciosa e apropriada, com base na medida radiográfica das curvas e averiguação cuidadosa da lesão.

Fatores que Podem Provocar ou Agravar Doenças	Controle Médico em Saúde Ocupacional
Esforço físico intenso e transporte manual de cargas Coluna torácica	*Escápula alada* Sinais e sintomas: • verificar a borda medial da escápula alada ou a rotação medial do ângulo inferior da escápula; • observar a posição escapular em repouso e os movimentos específicos para localizar o nervo envolvido; • em lesões do nervo torácico longo, o ângulo superior da escápula é medialmente deslocado e o ângulo inferior desloca-se lateralmente e a extensão do braço à frente do corpo acentua a escápula alada; • em lesões do espinhal acessório, a borda vertebral superior da escápula afasta-se das vértebras ao mesmo tempo em que o ângulo inferior fixa-se e o ombro é deprimido. A abdução do braço acentua a deformidade alada.
	Cifose O aumento da convexidade da coluna torácica é chamado de cifose. Com o paciente de perfil, percebe-se o tipo de cifose desenvolvida: • *lordose lombar* é o achatamento da curvatura lombar, que se manifesta pela perda ou diminuição da curva côncava; • *lordose invertida*, atribuída a casos extremos, é a convexidade posterior da curva lombar. Em geral, a maior parte das vértebras da coluna lombar é afetada e o aumento da curvatura é regular. Cifose angular distingue-se por uma alteração brusca da curvatura torácica, quase sempre acompanhada por uma proeminência causada por um processo espinhoso ou giba. Quando a coluna cifótica tiver mobilidade normal, a deformidade deverá ser atribuída à escoliose postural, sendo comum em adolescentes. A deformidade pode também ser secundária a um aumento da lordose lombar, que pode ter como causa uma inclinação anterior anormal da bacia, uma contratura em flexão dos quadris ou uma luxação congênita dos quadris. De forma mais rara, a cifose pode ser atribuída a fraqueza muscular após poliomielite ou distrofia muscular anterior. Quando a curva torácica se encontra fixa, as causas mais comuns são cifose senil, doença de Scheuermann, espondilite anquilosante e doença de Paget. Em casos de cifose angular são comuns as infecções tuberculosas e da coluna, fraturas traumática e patológica secundárias à osteoporose, e alguns tumores. Em adultos, os tumores mais frequentes têm origem no depósito metastático e, em crianças, o mais comum é o granuloma eosinofílico.

Fatores que Podem Provocar ou Agravar Doenças	Controle Médico em Saúde Ocupacional
Esforço físico intenso e transporte manual de cargas Coluna torácica	*Espondilite anquilosante* Doença de tendência hereditária, na qual o risco entre os filhos de um dos pais afetados de desenvolver a afecção é de um em seis. Manifesta-se por inflamação crônica, de etiologia desconhecida e ossificação progressiva das articulações da coluna. É associada à artrite reumatoide porém, de forma diferenciada, não é comum nas mulheres. Dependendo da idade em que se iniciou a manifestação, a proporção é de dois a seis homens para cada mulher. Nos homens a afecção manifesta-se, em geral, entre a terceira e a quarta década de vida e as articulações de T12 a L1 são afetadas inicialmente, envolvendo o resto da coluna torácica e lombar com rapidez. Quando as articulações costovertebrais são atingidas, a expansão do tórax é reduzida e a capacidade vital é afetada. Associadas a *Aspergillus* encontram-se as infecções de pulmão ou a tuberculose pulmonar, com risco de complicações cardiovasculares, renais, gastrointestinais e oculares. Na maioria dos casos, há rigidez nas costas das mãos associada a dor, mas o envolvimento de articulações coxofemorais e joelhos apresentando derrames pode ser o primeiro sintoma. Pode haver entesopatia envolvendo as inserções dos tendões do calcâneo ou a fáscia plantar. Ao acordar, pela manhã, o paciente pode estar com mais rigidez, que tende a melhorar com as atividades desenvolvidas no decorrer do dia. Apesar de ser uma doença progressiva, acontecem algumas interrupções espontâneas durante algum tempo no início da sua evolução, sendo comuns as alterações como anquilose completa da coluna ou coluna de bambu apresentadas nas radiografias. A flexão anterior da coluna apresenta-se intensa, de maneira que se torna impossível a visão para a frente, já que a cabeça fica flexionada sobre o tórax. Invariavelmente, em um estado precoce, há envolvimento das articulações sacroilíacas com fusão da articulação manubrioesternal. O antígeno HLA-B27 apresenta-se positivo e há histórico de irite seguida de sequelas.
	Prolapsos discais torácicos Apesar de raros, os prolapsos discais na coluna torácica têm várias apresentações, quase sempre com muitas dúvidas sobre o quadro clínico, como dor no peito em faixa, escoliose, distúrbios neurológicos

Fatores que Podem Provocar ou Agravar Doenças	Controle Médico em Saúde Ocupacional
Esforço físico intenso e transporte manual de cargas Coluna torácica	bizarros seguidos de mudanças abruptas da temperatura periférica, alterações dos reflexos e fraqueza das extremidades inferiores. Deve ser tomado o cuidado para não serem diagnosticados como esclerose múltipla ou esclerose lareral amiotrófica. Podem ser identificados por meio de RM e tratados por excisão transtorácica.
Coluna torácica e lombar	Para um exame completo da coluna torácica lombar é preciso: • inspecionar o alinhamento da coluna; • examinar, por meio de toque, os processos espinhosos e os músculos paravertebrais, averiguando placas tensas musculares com pontos-gatilhos; • fazer percussão à procura de pontos dolorosos; • realizar o teste de amplitude de movimento por meio das seguintes manobras: flexão frontal (75°); hiperextensão (30°); inclinação lateral (35°); e rotação.
Coluna lombar	*Síndrome facetária* A segunda principal causa de dor lombar crônica refere-se às facetas lombares, que respondem por aproximadamente 40% das queixas de pacientes idosos e 15 a 20% dos pacientes jovens. Articulações facetárias correspondem às articulações sinoviais que têm a função de flexionar e estender a coluna vertebral e dão resistência ao movimento de deslizamento para a frente e de torção. Quando lesadas, podem desenvolver artrose e tornarem-se dolorosas. Embora possa ocorrer em qualquer idade, essa condição apresenta--se em geral em pacientes com idade acima de 50 anos, manifestando dor lombar que pode ser irradiada às nádegas e aos joelhos, sendo rara direcionar-se à perna ou ao pé. Evidencia-se por dor profunda e contínua e de distribuição inexplicável. Há piora em prolongados períodos de ortostatismo, caminhadas e descidas de escada. Tende a melhora quando se senta e curva-se para a frente. *Dor lombar discogênica* A lombalgia discogênica é uma afecção que gera muitas controvérsias e discussões. As confusões são causadas pelas mais variadas formas. As principais são: • a dúvida entre dor lombar discogênica e herniação discal; • o disco tem as mesmas características nas colunas lombar, cervical e torácica; • o núcleo pulposo é formado por uma geleia interna sem fibras nervosas e uma crosta exterior formando o anel fibroso; • as fibras nervosas capazes de transmitir dor estão localizadas no terço exterior do anel fibroso; • o disco torna-se uma fonte de dor quando os nervos sofrem irritação por estimulação mecânica ou química.

Fatores que Podem Provocar ou Agravar Doenças	Controle Médico em Saúde Ocupacional
Esforço físico intenso e transporte manual de cargas Coluna lombar	*Dor lombar discogênica* Para que as fibras nervosas anelares sejam irritadas, é preciso haver ruptura do anel fibroso que se estenda ao núcleo pulposo. A ruptura no anel fibroso permite que os mediadores inflamatórios vazem e irritem as fibras nervosas anelares, através do fator alfa de necrose tumoral e das interleucinas que se encontram no núcleo pulposo. Dessa maneira, é possível que, quando o disco sofre pressão, as fibras nervosas irritadas, banhadas em mediadores químicos inflamatórios, estimulem a sensação de dor. A dor lombar discogênica, que pode ter uma duração de mais de 3 meses, é a principal causa das dores lombares crônicas. A dor lombar discogênica é comum em pacientes jovens, atingindo 40% dos casos, mas também é causa de grande importância em pacientes idosos, perfazendo 30 a 40% destes.
	Hérnia discal A hérnia discal pode se manifestar de duas maneiras: • *contida*: quando a protrusão com as fibras anulares, intactas ou rompidas, mantém o material nuclear; • *não contida:* quando o material nuclear vasa através do anel rompido. Divide-se nas seguintes subvariedades: *extrusa* (subligamentar ou transligamentar) e *sequestrada* (quando se encontra caída dentro do canal vertebral).
	Protrusão e hérnia de disco *Protrusão* é a definição para uma hérnia contida e entende-se como o abaulamento do disco resultante de uma alteração degenerativa do anel fibroso. *Hérnia de disco* é uma hérnia não contida e ocorre quando há deslocamento do material do núcleo pulposo através da ruptura do anel fibroso decorrente de alguma fissura radial do anel. Quando o núcleo pulposo fica embaixo do ligamento longitudinal posterior (extrusa ligamentar) ou quando atravessa este ligamento (extrusa transligamentar) denomina-se como hérnia discal extrusa. Quando cai dentro do canal vertebral é denominado de hérnia discal sequestrada.
	Estenose vertebral lombar As dores se manifestam mais acentuadamente após esforço físico exagerado e suavizam com o repouso ou em flexão lombar. • lombalgia; • dor e dormência na perna, esporádica e bilateralmente, que se apresentam após exercício; • fraqueza nas pernas durante exercício; • dor na perna com ortostase;

Fatores que Podem Provocar ou Agravar Doenças	Controle Médico em Saúde Ocupacional
Esforço físico intenso e transporte manual de cargas Coluna lombar	• ausência de reflexos patelares ou aquileus; • queda do pé quando anda; • impossibilidade de subir ladeiras; • dores vesicais e intestinais ocasionalmente. É causada pelo estreitamento do canal vertebral na região lombar. O canal vertebral contém a medula espinhal desde a porção cervical até a porção lombar alta. As porções média e inferior do canal lombar contêm as raízes nervosas da chamada cauda equina. O canal estreito pode comprimir estas raízes e determinar sinais e sintomas neurológicos. O teste da amplitude de movimento costuma piorar com a extensão e qualquer manobra para provocar dor, como a elevação da perna, apresenta-se negativa. O teste neurológico constata alguns déficits sensoriais e dificuldade de deambulação com os pés em linha reta em casos graves. As estruturas ósseas são bem visualizadas na TC e nas radiografias, porém **a RM é o padrão-ouro para a detecção da estenose vertebral.**
Estenose vertebral lombar - Diagnóstico diferencial	• Dor bilateral nas costas, nádegas, coxas, panturrilhas e pés, desencadeada com a extensão da coluna vertebral e a marcha. • Alívio da dor com flexão da coluna vertebral, com repouso prolongado e marcha em aclive. • Sensação de queimação e hipoestesia nas extremidades inferiores. • Pulsos normais. • Boa nutrição cutânea. • Incidência na sétima década de vida e em homens.
Claudicação vascular - Diagnóstico diferencial	• Dor bilateral constante, em todas as posições da coluna, na panturrilha, no pé, na coxa, no quadril ou nas nádegas, desencadeada por esforço físico e marcha em aclive. • Alívio da dor com repouso em até 5 minutos. • Não há sensação de queimação ou hipoestesia. • Não há pulsos nas extremidades inferiores. • Alterações de coloração cutânea nos pés e de sensibilidade. • Alterações cutâneas (pele seca, descamativa, fria, mau crescimento de unhas e pelos). • Incidência entre a quarta e a sexta década de vida.
Claudicação neurogênica - Diagnóstico diferencial	• Dor bilateral ou unilateral nas costas, nádegas, coxas, panturrilhas e pés. • Diminuição da dor com flexão da coluna e com repouso no leito. • Aumento da dor com a extensão da coluna e com a marcha. • Sensação de queimação e hipoestesia das costas até as nádegas e em um ou ambos os membros inferiores. • Pulsos normais. • Boa nutrição cutânea. • Incidência entre a quarta e a sexta década de vida.

Fatores que Podem Provocar ou Agravar Doenças	Controle Médico em Saúde Ocupacional
Esforço físico intenso e transporte manual de cargas Coluna lombar *Síndrome das articulações facetárias (interapofisárias ou zigoapofisárias)*	A flexoextensão da coluna é facilitada pelas facetas articulares lombares, que são as articulações sinoviais que oferecem resistência ao deslizamento para a frente e à torção. A articulação facetária, como toda articulação sinovial, possui membrana sinovial, líquido sinovial e cápsula articular inervada. Com seu revestimento cartilaginoso desgastado, a faceta articular sofre degeneração que evolui para artrose seguida de rigidez e dor na articulação. Os portadores da síndrome apresentam dor que se estende pelo tronco. Quando a extensão é oblíqua, a queixa álgica do paciente é maior. Os músculos dorsais podem estar dolorosos e contraturados e a síndrome dolorosa miofascial, através dos seus pontos-gatilhos, pode se manifestar na musculatura espástica.
Lombalgia	Dor localizada na região inferior do dorso, entre o último arco costal e a prega glútea, com ou sem rigidez.
Lombociatalgia	Dor que se irradia na região lombar, para um ou ambos os membros inferiores, ultrapassando os joelhos.
Ciatalgia ou ciática	Dor que tem início na raiz da coxa, ultrapassando os joelhos e atingindo o pé homolateral, que pode ter ou não déficit motor ou sensitivo.
	O médico examinador deve estar atento aos seguintes itens, no exame do paciente com lombalgia: • *em pé:* constituição corporal, postura, deformidades, inclinação pélvica, alinhamento da coluna vertebral. Verificar se há espasmo muscular, pontos de gatilho, nódulos miofasciais, sensibilidade do nervo ciático e das articulações sacroilíacas, compressão das cristas ilíacas. • *em movimento:* caminhar sobre os artelhos para testar os músculos da panturrilha; caminhar sobre os calcanhares para testar a dorsiflexão do pé e do hálux; movimentar a coluna vertebral em flexão, extensão, inclinação lateral e rotação.
	O médico examinador deverá executar: **Teste de Schober** É utilizado para medir a mobilidade da coluna lombar. É feito em posição ortostática e em flexão máxima e tem como pontos de referência a transição lombossacra e 10 cm acima deste ponto. É considerado normal quando a variação fica acima de 5 cm entre as medidas em posição ortostática e flexão lombar total.

Fatores que Podem Provocar ou Agravar Doenças	Controle Médico em Saúde Ocupacional
Esforço físico intenso e transporte manual de cargas Coluna lombar	O médico examinador deverá executar: **Teste do músculo iliopsoas** O paciente levanta a perna contra resistência. São checados o nervo femoral e as raízes de L2 e L3. **Teste de adução das pernas** Neste teste são verificadas as raízes L2, L3 e L4. **Teste de abdução das pernas** Neste teste são verificados os músculos glúteo máximo e glúteo mínimo, as raízes L4, L5 e S1. **Teste de avaliação do glúteo máximo** Pede-se ao paciente que pressione sua perna contra a mão do examinador. Neste teste são verificadas as raízes de L4 e L5 e o nervo glúteo. **Teste do quadríceps femoral** O examinador apoia a mão sob o joelho do paciente e pede que ele faça movimento de chute. Avalia-se o músculo quadríceps, que é inervado pelo nervo femoral, as raízes de L3 e L4. **Teste do nervo ciático** O examinador apoia uma mão sobre o joelho do paciente, e pede que ele puxe a perna contra sua mão. **Teste da dorsiflexão do pé** O médico examinador avalia com a dorsiflexão, o nervo peroneal, nas raízes de L4 e L5. **Teste dos músculos sóleo e gastrocnêmio** É avaliada a região inervada pelo nervo tibial nas raízes de S1 e S2. **Teste para o músculo extensor longo do hálux** É avaliada a região inervada pelas raízes de L5. **Teste de Lasègue** Consiste na flexão do quadril e do joelho a 90°, seguida da extensão do joelho. O teste é positivo se a dor irradiar-se para baixo do joelho. O ângulo entre a perna elevada e a mesa de exames então é medido (35° a 70°).
Pontuação na escala de avaliação de testes	Os testes a seguir apresentam muito boa sensibilidade e confiabilidade na avaliação da coluna lombar: • teste da elevação da perna estendida; • teste da distensão de Bragard; • teste da extensão do joelho com o paciente sentado; • teste da distensão femoral.

Fatores que Podem Provocar ou Agravar Doenças	Controle Médico em Saúde Ocupacional
Esforço físico intenso e transporte manual de cargas Coluna lombar *Exame físico*	**Sinais radiculares:** • sinal de Lasègue – não deve haver dor com elevações até 30°; • sinal de Gowers – característico de distrofia muscular de Duchenne; • sinal de Naffziger e sinal de Patrick (contraprova) – diferenciam lesões nervosas de ortopédicas; • sinal de Schober – sugestivo de espondilite anquilosante; • sinal de Phalen – sugestivo de síndrome do túnel do carpo; • sinal de Froment – sugestivo de síndrome do canal de Guyon; • sinal de Tinel – sugestivo de síndrome do túnel do carpo; • prece maometana ou atitude genupeitoral – sugestiva de pericardite constritiva.
Exames complementares	• *Eletromiografia:* útil nas lombalgias degenerativas, como na síndrome de compressão radicular). • *Biópsia*: aplicada nas lombalgias neoplásicas, metabólicas e infecciosas. • *Infiltrações interfacetárias*: aplicadas nas lombalgias do compartimento posterior da coluna vertebral. • *Avaliação psicológica*: usa-se o MMPI (*Minnesota Multiphasic Personality Inventory*). • *Exame retal e/ou pélvico.*
Distúrbios e achados físicos	**Estenose vertebral:** • perda da lordose lombar normal; • os sintomas nas pernas são reproduzidos com a extensão passiva da coluna; • hipersensibilidade da incisura isquiática; • déficit motor ou sensitivo (variável); • teste de elevação da perna reta anormal (infrequente).
Situações que Podem Provocar ou Agravar Doenças	*Controle Médico em Saúde Ocupacional*
Espaço confinado, monotonia, trabalho noturno, situações causadoras de estresse emocional, portadores de armas de fogo	O médico examinador deverá ter atenção especial com os sinais de alteração do comportamento, irritabilidade e outros, isto é, quadro clínico que possa sugerir distúrbio mental relacionado ao trabalho. Exames sugeridos: • avaliação psiquiátrica; • testes psicológicos.

Exame Médico Ocupacional

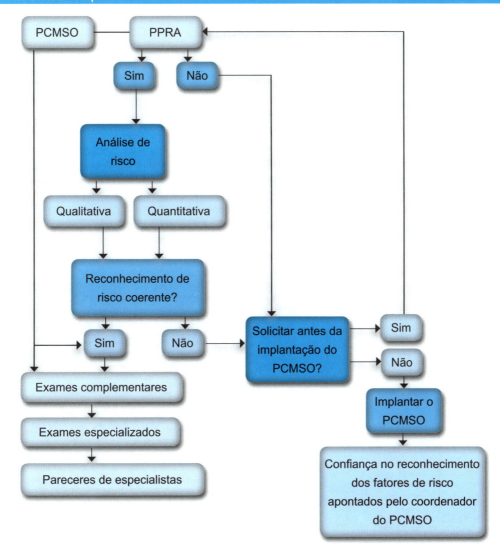

Figura 36 – Fluxograma da relação PPRA/PCMSO.

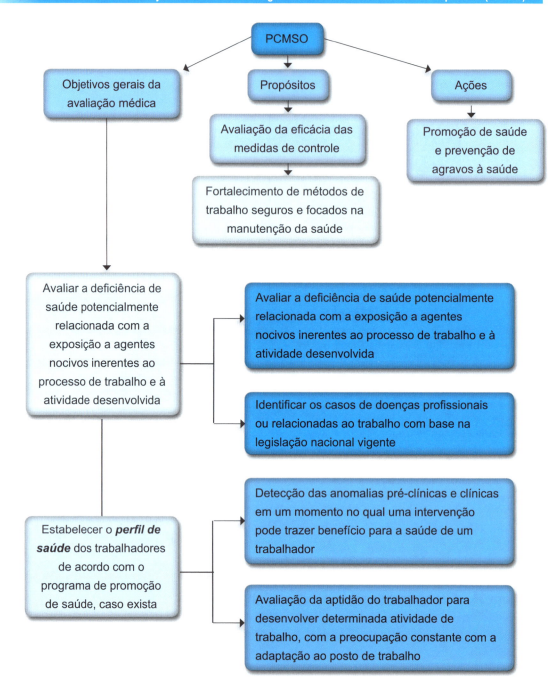

Figura 37 – Objetivos, propósitos e ações do PCMSO.

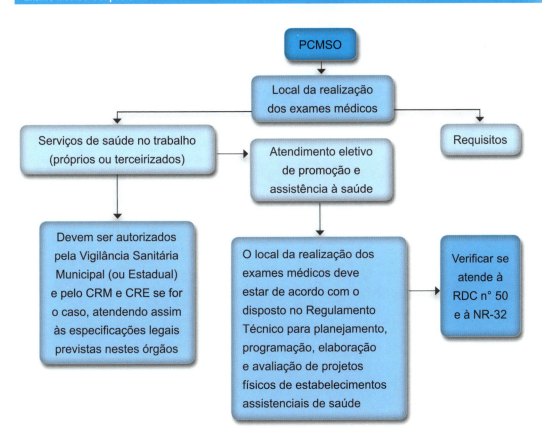

Figura 38 – PCMSO e o local dos exames médicos ocupacionais.

Considerações Finais

Embora indispensável, tanto por razões médicas quanto legais, o coordenador do PCMSO deve ter sempre em mente que o acompanhamento médico periódico é um instrumento de prevenção de caráter secundário e que não substitui, em qualquer hipótese, outras ações que objetivam a segurança, a higiene ocupacional, a proteção coletiva, a promoção e a preservação da saúde do conjunto dos trabalhadores de uma empresa. Sendo revestido do cunho preventivo secundário, mesmo diante da fama de "carro chefe" do PCMSO, o exame ocupacional se propõe, acima de tudo, a detectar e permitir modificar favoravelmente o curso de doenças que estejam aquém do horizonte clínico.

Nesse sentido, devemos alertar que a análise dos exames ocupacionais apontados na NR-7, bem como os exames laboratoriais, radiográficos, de espirometria, audiometria e outros, por si só, não permite aferir as condições de exposição às situações nocivas no âmbito ocupacional.

A grande tarefa do PCMSO é apontar para a obtenção do ambiente de trabalho saudável. E, sendo assim, passo a concluir este trabalho com as seguintes orientações:

Todo documento legal deve ser feito sob medida, principalmente em respeito aos aspectos dos objetivos, responsabilidades e da ética. Mostrar ao empregador que ações de saúde em uma empresa não representam custos é uma tarefa difícil, mas não impossível! Estudos de economia demonstram que, para **cada real investido no campo de segurança e saúde do trabalhador**, o retorno é de 4 reais.

Sendo assim, a palavra-chave para o convencimento sobre a letra "A" do item 7.3.1 da NR-7, junto à direção de uma empresa é: **negociação**.

Anexo 1 - Ações de Promoção de Saúde Sugeridas

DDS - Diálogos Diários de Saúde

Para ser feito on-line e encaminhado diariamente para a empresa. São explicações em forma de um bate-papo animado versando sobre temas de saúde, rigorosamente escolhidos por dados epidemiológicos envolvendo os exames ocupacionais ou anomalias observadas na empresa, ou ainda temas recorrentes da atualidade sobre a morbidade e mortalidade da população brasileira.Exemplos de temas: LER/DORT, prevenção de hipertensão, dengue, doenças relacionadas ao trabalho, etc.

O DDS, nas micro e pequenas empresas, ou entre empregados que não utilizam como ferramenta de trabalho o computador, pode ser feito por "palestras instantâneas", interrompendo o trabalho por 15 minutos, mesmo que seja uma vez por mês. Tais ações, combinadas previamente com a empresa, apresentam a boa receptividade por parte dos empregados e trazem ótimos resultados na promoção de saúde.

Nota: O DDS no local de trabalho pode ser feito por outros profissionais de saúde previamente treinados e orientados.

Palestras de Promoção de Saúde

É um processo de educação continuada em saúde. Os temas podem ser escolhidos da mesma forma que a metodologia para implementação dos DDS. O coordenador do PCMSO deve negociar com a direção da empresa, mostrando o papel importante de 1 hora de palestra pelo menos por três vezes por ano.

Temas: "Como ser um bom estressado";

"Empregado de bom coração";

"Acidente de trabalho, o inimigo número um";

"DST/ AIDS";

Álcool, tabaco e outras drogas".

DVD na Sala de Espera

É outro momento importante. Enquanto o trabalhador aguarda o exam médico ocupacional, entra em cena a promoção de saúde e prevenção das principais doenças ocupacionais e não ocupacionais.

Anexo 2 - Indicadores de Gestão de Saúde - Exemplos

Porcentagem de ASO Válidos

Método de cálculo: total de ASO com prazo de validade ≤ 365 dias, no período, dividido pelo efetivo na data da medição, multiplicado por 100.

Porcentagem de ASO Fora do Prazo

Método de cálculo: Total de empregados com ASO com data de conclusão > 365 dias, no período, dividido pelo efetivo ativo na data da medição.

Programas de Saúde que Podem Acompanhar o PCMSO

- **Programa de Alimentação Saudável:** muito importante na redução da obesidade, do diabetes, da hipertensão arterial e das doenças cerebrovasculares. O programa deve envolver os trabalhadores e seus cônjuges, sendo fundamental a participação de uma nutricionista.

- **Programa de Saúde do Viajante:** o coordenador do PCMSO, ao tomar conhecimento de deslocamentos de trabalhadores, principalmente para áreas endêmicas, deve atuar com um catálogo de informações (folheto) fornecido previamente ao "trabalhador viajante", bem como verificar se existe indicação de vacinação prévia. Exemplo: vacina contra a febre amarela.

- **Programa de Gerenciamento de Estresse.**

- **Programa de Atividade Física.**

- **Programa de Controle Auditivo (PCA).**

- **Programa de Preparação do Trabalhador da Melhor Idade.**

Taxa de Incidência de Acidente de Trabalho (TIATRA)

Método de Cálculo: total de casos novos de acidentes do trabalho no período, dividido pelo efetivo no meio do período, multiplicado por 1.000.

$$TIATRA = \frac{Total\ de\ casos\ novos\ de\ AT\ no\ período}{Efetivo\ no\ meio\ do\ período} \times 1.000$$

Total de CAT Registradas (TOCAT)

Método de Cálculo: total de CAT registradas no período, dividido pelo efetivo no meio do período, multiplicado por 1.000.

$$TOCAT = \frac{Total\ de\ CAT\ registrados\ no\ período}{Efetivo\ no\ meio\ do\ período} \times 1.000$$

Porcentagem de Empregados Convocados para Exame Periódico

Método de Cálculo: total de convocações para Exame Médico Periódico, dividido pelo efetivo ativo no período por 100 empregados.

Porcentagem de Exame Médico Periódico Pendente

Método de Cálculo: total de Exames Médicos Periódicos não realizados, dividido pelo total de Exames Médicos Periódicos convocados, multiplicados por 100.

Taxa de Prevalência de Empregados Portadores de Deficiência (PcD)

Método de Cálculo: total de empregados classificados como portadores de deficiência no período, dividido pelo efetivo no meio do período, multiplicado por 1.000.

Razão dos Dias Perdidos e Número de Licenças Médicas-Odontológicas

Método de Cálculo: total de dias perdidos por licenças médicas-odontológicas dividido pelo total de licenças médicas-odontológicas no meio do período.

Média de Licenças Médicas-Odontológicas por Empregado

Método de Cálculo: total de licenças médicas-odontológicas dividido pelo efetivo no meio do período.

Doenças de Notificação Compulsória

Método de Cálculo: número de casos de doenças de notificação compulsória registrados (com CID na listagem do Ministério da Saúde), dividido pelo número de empregados no meio de período, multiplicado por 100.000.

Taxa de Prevalência de Doenças Isquêmicas do Coração

Método de Cálculo: número de casos novos de doença isquêmica do coração, dividido pelo número de empregados no meio do período, multiplicado por 1.000.

Taxa de Mortalidade (TM)

Método de Cálculo: total de casos de óbitos, por todas as causas, dividido pelo efetivo no meio do período, multiplicado por 10.000.

$$TM = \frac{\text{Total de casos de óbito}}{\text{Efetivo no meio do período}} \times 10.000$$

Taxa de Incidência de Doenças Comuns na Atualidade

Taxa de Incidência de Dengue

Método de Cálculo: total de casos novos de dengue no período, dividido pelo número de empregados no meio do período, multiplicado por 1.000. Pode ser aplicado para: zika, chikungunya, influenza A e H1N1.

Taxas de Morbidades

Taxa de Prevalência Hipertensão Arterial

Método de Cálculo: total de casos registrados, dividido pelo número de empregados no meio do período, multiplicado por 100. Pode ser aplicado para: diabetes.

Taxa de Aposentadoria por Invalidez

Método de Cálculo: total de casos de aposentadoria por invalidez (todas as causas), dividido pelo efetivo no meio do período, multiplicado por 10.000.

Indicadores de Fatores de Risco à Saúde

São indicados para as empresas onde a coordenação do PCMSO está atenta às ações de saúde e qualidade de vida no tabalho, como, por exemplo:
- Programa de atividade física no trabalho;
- Programa de prevenção e tratamento da obesidade;
- Programa de prevenção e tratamento do alcoolismo;
- Programa de combate e tratamento do tabagismo;
- Programa de alimentação saudável.

Principais Indicadores de Fatores de Risco à Saúde

Taxa de Prevalência de Trabalhadores Fisicamente Ativos (EFA)

Método de Cálculo: total de empregados fisicamente ativos (registrados como muito ativos e regularmente ativos) no período, dividido pelo efetivo no meio do período, multiplicado por 100.

$$EFA = \frac{\text{Total de empregados fisicamente ativos no período}}{\text{Efetivo no meio do período}} \times 100$$

Taxa de Prevalência de IMC ≥ 25 e < 30

Método de Cálculo: total de casos de IMC ≥ 25 e < 30 registrados no período, dividido pelo efetivo no meio do período, multiplicado por 100.

Taxa de Prevalência de Sedentarismo

Método de Cálculo: total de empregados fisicamente inativos e irregularmente ativos, registrados no período, dividido pelo efetivo no meio do período, multiplicado por 100.

Taxa de Prevalência de IMC ≥ 30

Método de Cálculo: total de casos de IMC ≥ 30 registrados no período, dividido pelo efetivo no meio do período, multiplicado por 100.

Taxa de Prevalência de Colesterol Total Alto

Método de Cálculo: total de casos de colesterol total ≥ 240 mg/dL registrados no período, dividido pelo efetivo no meio do período, multiplicado por 100.

Taxa de Prevalência de HDL Colesterol Baixo

Método de Cálculo: total de casos de HDL colesterol < 40 mg/dL registrados no período, dividido pelo efetivo no meio do período, multiplicado por 100.

Taxa de Prevalência de LDL Colesterol Alto

Método de Cálculo: total de casos de LDL colesterol alto > 130 mg/dL registrados no período, dividido pelo efetivo no meio do período, multiplicado por 100.

Taxa de Prevalência de Triglicerídeos

Método de Cálculo: total de casos de triglicerídeos altos > 200 mg/dL registrados no período, dividido pelo efetivo no meio do período, multiplicado por 100.

Porcentagem de Empregados com Riscos Associados à Obesidade (PERAOB)

Método de Cálculo: total de empregados com riscos associados à obesidade dividido pelo número de empregados submetidos a avaliação nutricional, multiplicado por 100.

Nota: Este indicador envolve o Programa de Prevenção e Tratamento da Obesidade, bem como o Programa de Alimentação Saudável. Para todos estes programas é de vital importância o profissional nutricionista.

Porcentagem de Empregados com Consumo de Bebidas Açucaradas Industrializadas

Método de Cálculo: total de empregados que responderam "SIM" à pergunta quanto ao consumo de refrigerantes e outros, dividido pelo número de empregados (efetivo ativo no meio do período), multiplicado por 100.

Taxa de Prevalência de Consumo de Risco de Álcool (CRA)

Método de Cálculo: total de casos de consumo de risco na utilização de álcool, dividido pelo efetivo no meio do período, multiplicado por 100.

Taxa de Prevalência de Fumantes

Método de Cálculo: total de casos de fumantes registrados no período, dividido pelo efetivo no meio do período, multiplicado por 100.

Nota: Para algumas atividades que envolvam trabalho noturno ou maior atenção, recomendamos monitorar o indicador "Taxa de Prevalência de Sono Anormal".

Taxa de Prevalência de Sono Anormal

Método de Cálculo: total de casos registrados de empregados com sono anormal no período, dividido pelo efetivo no meio do período, multiplicado por 100.

SEÇÃO
ANEXOS

O Limbo Trabalhista-Previdenciário. Controvérsias entre Médico do Trabalho e Médico Perito do INSS: a Quem Seguir?

Anexo 1

Nota do autor: Importante leitura para o exame de retorno ao trabalho.

DR. MARCOS MENDANHA

Um dos maiores problemas na prática da Medicina do Trabalho se estabelece quando o Médico do Trabalho/"Médico Examinador", após ter qualificado o empregado como "inapto" a determinada função, o encaminha para o serviço de Perícias Médicas do INSS, sugerindo, mediante atestado médico, determinado lapso de tempo para respectivo tratamento e recuperação.

O Médico Perito do INSS, por sua vez, após concessão de benefício previdenciário por um prazo menor do que o sugerido pelo Médico do Trabalho/"Médico Examinador", qualifica este empregado como "capaz" para retorno às suas atividades laborais. Estabelece-se então o chamado "limbo trabalhista-previdenciário". Qual a conduta mais apropriada do Médico do Trabalho/"Médico Examinador" a partir de então, com relação ao empregado, à empresa e ao INSS?

A Norma Regulamentadora n. 7 (NR-7) assim nos traz no item 7.4.4.3: "o ASO (atestado de saúde ocupacional) deverá conter, no mínimo: (e) definição de apto ou inapto para a função específica que o trabalhador vai exercer, exerce ou exerceu". Uma análise literal da norma supra nos sugere que essa definição de aptidão/inaptidão é prerrogativa do Médico do Trabalho/"Médico Examinador", a quem coube a função de emitir o ASO.

No entanto, a Lei n. 11.907/2009, em seu art. 30, § 3º, assim coloca: "compete privativamente aos ocupantes do cargo de Perito Médico Previdenciário ou de Perito Médico da Previdência Social..., em especial a: (I) emissão de parecer conclusivo quanto à capacidade laboral para fins previdenciários". Oportuno lembrar que a Lei 13.135/2015 conferiu também a possibilidade do SUS, através de seus profissionais, realizar perícias médicas para o INSS e sob supervisão da autarquia.

Ocorre que muitas vezes (muitas mesmo!) o INSS qualifica o segurado como "capaz" enquanto o Médico do Trabalho/"Médico Examinador" o julga como "inapto". Conquanto estejamos tratando de legislações diferentes (previdenciária – Lei 11.907/2009, e trabalhista – NR-7), por terem repercussões fáticas interligadas (consubstanciadas no chamado "limbo trabalhista-previdenciário"), entendemos que verifica-se entre essas normas o que no estudo do Direito recebe o nome de antinomia, ou seja, a presença de duas normas conflitantes, gerando dúvidas sobre qual delas deverá ser aplicada no exemplo dado. No caso em tela, a Lei n. 11.907/2009 goza de uma posição hierárquica privilegiada em nosso ordenamento jurídico, uma vez que se classifica como lei federal ordinária, enquanto que a NR-7 foi editada por força de uma portaria (Portaria do MTE n. 24/1994). Como hierarquicamente as leis ordinárias prevalecem sobre as portarias, juridicamente, deve prevalecer a Lei n. 11.907/2009.

Outras normativas corroboram no sentido de que a decisão do Médico Perito do INSS deva, legalmente, prevalecer sobre a decisão do Médico do Trabalho/"Médico Examinador":

Súmula n. 32 do TST: "Presume-se o abandono de emprego se o trabalhador não retornar ao serviço no prazo de 30 (trinta) dias após a cessação do benefício previdenciário nem justificar o motivo de não o fazer".

Nosso comentário: comparando o poder decisório do Médico do Trabalho/"Médico Examinador" com o do Médico Perito do INSS, vemos que aptidão ao trabalho é conferida pela cessação do benefício previdenciário definida pelo Médico Perito do INSS, e não pelo Médico do Trabalho/"Médico Examinador". Aqui, ratificamos que não estamos julgando tecnicamente a conduta desses profissionais, o que dependerá de cada caso, e tão pouco suas motivações, limitações, etc. Nossa análise é exclusivamente sobre o teor literal da Súmula n. 32 do TST. Lembramos também que o abandono de emprego é considerado uma "justa causa" de rescisão do contrato de trabalho, conforme art. 482 da CLT.

Lei n. 605/1949, art. 6º, § 2º: "A doença será comprovada mediante atestado de médico da instituição da previdência social a que estiver filiado o empregado, e, na falta deste e sucessivamente, de médico do Serviço Social do Comércio ou da Indústria; de médico da empresa ou por ela designado; de médico a serviço de representação federal, estadual ou municipal incumbido de assuntos de higiene ou de saúde pública; ou não existindo estes, na localidade em que trabalhar, de médico de sua escolha".

Nosso comentário: essa lei deixa clara a hierarquia existente entre os atestados médicos para fins de abonos de faltas ao trabalho (o que também entendemos como "hierarquia das decisões médicas" e não apenas dos atestados médicos), na qual o atestado de médico da instituição da previdência social prevalece sobre o atestado de médico da empresa ou por ela designado (Médico do Trabalho ou "Médico Examinador"). Isso equivale dizer que a decisão proferida pelo médico da instituição da previdência social prevalece sobre a decisão proferida pelo médico da empresa. Mais uma vez enfatizamos que nossa interpretação é sobre a literalidade da Lei n. 605/1949, art. 6º, § 2º.

Súmula n. 15 do TST: "A justificação da ausência do empregado motivada por doença, para a percepção do salário-enfermidade e da remuneração do repouso semanal, deve observar a ordem preferencial dos atestados médicos, estabelecida em lei".

Nosso comentário: a ordem dos atestados estabelecida em lei nos remete obrigatoriamente à Lei n. 605/1949 (vista anteriormente). Trata-se da única lei federal em que o *ranking* dos atestados médicos foi colocado. Em outras palavras, essa Súmula diz que deve ser obedecida primeiro a decisão do Médico Perito do INSS, para, só depois, a decisão do Médico do Trabalho/"Médico Examinador".

Importante lembrar que essa súmula foi reavaliada e mantida pelo TST em 2003, o que mostra a inquestionável importância da Lei n. 605/49 ainda nos dias atuais.

Por toda fundamentação legal exposta na situação exemplificada na introdução deste tópico, ao receber um empregado considerado "capaz" pelo serviço de Perícias Médicas do INSS, entendemos que o Médico do Trabalho/"Médico Examinador", caso julgue o mesmo trabalhador como "inapto", deverá:

- explicar ao trabalhador todas as repercussões (inclusive legais) do impasse instalado;
- enfatizar junto ao empregado sobre todos os possíveis riscos à saúde advindos do seu ambiente de trabalho, nos termos dos arts. 12 e 13 do novo Código de Ética Médica;

- orientar e auxiliar esse segurado quanto a interposição de pedido de reconsideração (PR), recurso ou novo pedido junto ao INSS, explicando-lhe todas as possíveis consequências de cada possibilidade (obs.: excluímos aqui o Pedido de Prorrogação (PP) pelas circunstâncias do exemplo dado, que já considera o empregado fora da vigência do benefício, o que inviabiliza a solicitação do PP);
- orientar e auxiliar esse segurado quanto a possibilidade de ação judicial em face da decisão proferida pelo serviço de perícias médicas do INSS, também explicando-lhe as possíveis repercussões;
- enquanto vigorar a discordância com o serviço de perícias médicas do INSS (ainda que aguardando resultado do pedido de reconsideração, recurso etc.), deverá considerar o empregado "apto" ao trabalho, revogando, inclusive, o seu próprio atestado, já emitido quando do encaminhamento inicial do empregado ao INSS. Nesse período de impasse, não há sustentação legal para que o Médico do Trabalho/"Médico Examinador" (que age como se empresa fosse, conforme interpretação extraída do art. 932, inciso III, do Código Civil) confronte a decisão do Médico Perito do INSS, não recepcione esse empregado no trabalho (em funções adequadas e não prejudiciais ao trabalhador), mas ao contrário, o mantenha afastado (especialmente, sem o pagamento do respectivo salário). Sobre o tema, assim vêm se pronunciando de forma majoritária (não unânime) os tribunais, em diversas situações:

EMENTA: "DANO MORAL — RECUSA INJUSTIFICADA NO RETORNO DO EMPREGADO AO TRABALHO — A recusa em receber o autor de volta ao trabalho, deixando-o sem recebimento de remuneração, tendo ciência da negativa do INSS em pagar-lhe benefício previdenciário, mostra-se não só arbitrária, como antiética e contrária aos parâmetros sociais. Essa atitude, além de não ter respaldo no ordenamento jurídico, revela apenas seu intuito de esquivar-se dos ônus devidos perante o trabalhador. Praticou verdadeira burla aos direitos da dignidade do cidadão empregado, de forma abusiva e absolutamente alheia às garantias constitucionais. Assim, é imperioso reconhecer que a demandada deixou de observar o princípio básico da dignidade da pessoa humana (art. 1º, III, CR/88), além de vulnerar o primado valor social do trabalho (art. 1º, IV, CR/88), pelo que, a indenização decorrente do dano moral mostra-se plenamente devida". (RO 00399-2008-068-03-00-2)

EMENTA: "AFASTAMENTO DO EMPREGADO. INDEFERIMENTO DE BENEFÍCIO PREVIDENCIÁRIO. INAPTIDÃO DECLARADA PELO MÉDICO DA EMPRESA. Comprovada a tentativa do autor de retornar ao trabalho e atestada a sua capacidade pela autarquia previdenciária, cabia à reclamada, no mínimo, readaptar o obreiro em função compatível com a sua condição de saúde, e não simplesmente negar-lhe o direito de retornar ao trabalho, deixando de lhe pagar os salários. Como tal providência não foi tomada, fica a empregadora responsável pelo pagamento dos salários e demais verbas do período compreendido entre o afastamento do empregado e a efetiva concessão do benefício previdenciário". (RO 01096-2009-114-03-00-4)

TRECHO DA SENTENÇA: "(...) mesmo tendo o Órgão Previdenciário afirmado por três vezes que o autor se encontrava apto ao labor e o laudo da Justiça Federal também comprovar a aptidão, a empresa não aceitou seu retorno ao trabalho, sob a alegação de que ele se encontrava inapto (fl. 17). (...) Vale ressaltar, ainda, que quem não concordou com a conclusão do INSS, que de alguma forma lhe impunha aceitar o reclamante de volta ao trabalho, foi a empresa e não o empregado. Sendo assim, cabia a ela recorrer da decisão junto ao INSS, o que não fez, preferindo o caminho mais cômodo, ou seja, deixar que o reclamante, sem qualquer apoio, recorresse às vias administrativa e judicial à procura de solução para o seu caso. (...) Por um lado, se a empresa não está obrigada a aceitar empregado doente em seus quadros, por outro não é correto e jurídico que o empregado, considerado apto e que já não mais recebe o benefício previdenciário, não aufira os salários correspondentes, principalmente quando se apresenta reiteradamente ao labor, sem sucesso. Nesta ordem de ideias, não se pode imputar ao reclamante os prejuízos decorrentes de ato da empregadora, ainda que a título de protegê-lo, cabendo a ela a responsabilidade pelas consequências de seus atos, principalmente no caso em apreço, em que o empregado se apresenta ao trabalho por diversas vezes, acatando o resultado da perícia previdenciária". (00595-2009-090-03-00-9)

EMENTA: "INDENIZAÇÃO POR DANOS MORAIS. A reclamada agiu abusivamente ao impedir o retorno do reclamante ao trabalho após a alta médica, caracterizando-se tal procedimento como ato ilícito, que enseja a reparação pretendida. A configuração do dano moral na hipótese é inequívoca, como consequência da condição imposta ao autor de permanecer ocioso sem exercer as suas atividades, sendo patentes o constrangimento e a angústia sofridos pelo reclamante". (RO 001064-87.2010.5.03.0098)

EMENTA: "ALTA PREVIDENCIÁRIA. RETORNO DO EMPREGADO. RECUSA DO EMPREGADOR. EFEITOS DO CONTRATO DE TRABALHO. Se o empregador mantém em vigor o contrato de trabalho da empregada, mesmo após o INSS e a Justiça Federal terem indeferido o restabelecimento do benefício previdenciário, ao fundamento de existência de capacidade laborativa, ele deve arcar com todos os efeitos pecuniários da ausência de suspensão do contrato de trabalho, mesmo não tendo havido prestação de serviço". (ED 0000475-44.2011.5.03.0136)

TRECHO DA DECISÃO: "Portanto, não há dúvida de que a recorrente foi sim impedida de retornar ao trabalho após a alta do INSS, por ter sido considerada inapta pelo setor médico da empregadora para reassumir as mesmas atividades desempenhadas antes do afastamento. Ocorre que diante da divergência entre a conclusão da perícia do INSS e o médico da empresa, cabia a esta diligenciar junto à autarquia para a solução do impasse, não podendo simplesmente recusar o retorno da empregada, que, de resto, nada recebeu de salário ou de benefício previdenciário, vendo-se privada do principal meio de sobrevivência, circunstância que inegavelmente viola as garantias concernentes à dignidade da pessoa humana e do valor social do trabalho, inscritas nos incisos III e IV do art. 1º da CR. Por outro lado, não se pode olvidar que a concessão de auxílio-doença implica a suspensão do contrato de trabalho a partir do 16º dia do afastamento, retomando o seu curso normal a partir da concessão de alta médica pelo órgão previdenciário, daí a responsabilidade do empregador pelo adimplemento dos direitos pecuniários enquanto o empregado não estiver percebendo benefício da autarquia". (00699-2010-108-03-00-0-RO)

TRECHO DA DECISÃO: "Sem o amparo, quer dos salários, quer do benefício previdenciário, o Reclamante, em 21.5.2010, conforme consta da inicial do writ (fl. 3), compareceu ao serviço médico da Empresa, oportunidade em que foi confeccionado o Atestado de

Saúde Ocupacional — ASO (fl. 68), declarando-o inapto para executar a função de supervisor administrativo. Isso é o que basta para sustentar a legalidade da decisão impugnada. É dizer: a cessação de benefício previdenciário, em virtude de recuperação da capacidade laboral, afasta a suspensão do contrato de trabalho, impondo o imediato retorno do trabalhador ao emprego. Portanto, constatada a aptidão para o trabalho, compete ao empregador, enquanto responsável pelo risco da atividade empresarial (CLT, art. 2º), receber o trabalhador, ofertando-lhe o exercício das funções antes executadas ou, ainda, de atividades compatíveis com as limitações adquiridas. Do contrário, estar-se-ia dissipando o valor social do trabalho e a dignidade da pessoa humana (CF, art. 1º, III e IV), pois o empregado, já sem a percepção de benefício previdenciário, ficaria, agora, ante a tentativa da empresa de obstar o seu retorno ao serviço, sem a possibilidade de auferir salários, o que, na verdade, revela o descaso do empregador, bem como a sua intenção de evitar a assunção das irrefutáveis obrigações decorrentes do curso regular do contrato". (TST-RO-33-65.2011.5.15.0000, Relator Ministro: Alberto Luiz Bresciani de Fontan Pereira, Subseção II Especializada em Dissídios Individuais, DEJT 13.4.12)

EMENTA: "AFASTAMENTO PREVIDENCIÁRIO — RETORNO AO LABOR — DIVER-GÊNCIA DE CONCLUSÕES MÉDICAS — INSS CONSIDERA O TRABALHADOR APTO — MÉDICO DA EMPRESA O CONSIDERA INAPTO — INDENIZAÇÕES DEVIDAS — A reiterada negativa da empresa em obedecer à conclusão da perícia previdenciária configura abuso de direito do empregador; mostra-se não só arbitrária, como antiética e contrária aos parâmetros sociais; revela que a empresa tenta, a todo custo, imputar ao autor toda sorte e toda dor pelo indeferimento do benefício previdenciário, sendo que é do empregador o risco da atividade, conforme o disposto no art. 2º da CLT. Ora, a reclamada não podia deixar o empregado desamparado, por tanto tempo, sem receber nem os salários da empresa nem o benefício do INSS. Neste contexto, impõe-se à reclamada a obrigação de pagar salários do período em que o reclamante foi considerado, pelo INSS, apto para retomar suas atividades, mas foi impedido, pelo empregador, de retornar ao labor". (RO-01420-2011-089-03-00-3)

TRECHO DA DECISÃO: "Demonstrada a tentativa obreira de retornar ao trabalho — tanto que se submeteu ao exame médico com esse propósito — e atestada a sua capacidade pelo órgão administrativo competente, cuja conclusão prevalece por ser dotada de fé pública e por não ser o caso de se discutir, na presente lide, se houve ou não equívoco na decisão do INSS, cabia à ré, no mínimo, readaptar o autor em função compatível com as suas condições de saúde, e não simplesmente negar-lhe o direito de retornar ao trabalho. Todavia, tal providência não foi tomada pela empresa. Registra-se que, como o demandante permaneceu à disposição da demandada e que partiu desta a iniciativa de obstar o retorno ao emprego, o salário do empregado não pode ficar a descoberto". (00252-2012-076-03-00-3-RO)

EMENTA: "DANO MORAL. APTIDÃO LABORAL DECLARADA PELA PREVIDÊNCIA SOCIAL. NEGATIVA INJUSTIFICADA DE RETORNO DO EMPREGADO AO TRABALHO. A conduta ilícita patronal de não permitir o retorno do reclamante ao trabalho, ou mesmo de readaptá-lo em atividades compatíveis com sua condição de saúde, deixando-o sem percepção de salários, ciente ainda da negativa da Previdência Social em conceder-lhe benefício previdenciário (por entendê-lo apto para o trabalho), demonstra-se abusiva, ferindo parâmetros éticos e sociais. Ademais, tal conduta ilegal denota o intuito patronal de eximir-se dos ônus devidos perante o obreiro, olvidando-se de que o risco da atividade econômica pertence ao empregador (art. 2º, CLT). Restou, assim configurada, ofensa aos direitos personalíssimos do obreiro, gerando o dever de reparar o dano (arts. 186, 187, 927 e 944 do Código Civil e arts. 5º, V e X, da Carta Magna), mormente, considerando os princípios constitucionais da dignidade da pessoa humana e do valor social do trabalho, eriçados a fundamentos da República Federativa do Brasil, bem como que, a ordem social é fundada no primado do trabalho (arts. 1º, III e IV, e 193 da CRFB/88)". (90.2010.5.03.0074-RO)

EMENTA: Alta do INSS. Retorno ao trabalho. Recusa do empregador em considerar o empregado apto ao exercício da função. Responsabilidade do empregador pelo pagamento dos salários referentes ao interregno em que ficou o obreiro sem receber benefícios previdenciários ou remuneração. (AIRR-95000-49.2010.5.17.0011)

TRECHO DO ACÓRDÃO: "Incontroverso que foi negado ao obreiro o trabalho, impondo-lhe a inação e o prejuízo salarial. Jamais poderia o empregador simplesmente constatar a inaptidão o empregado e mandá-lo para casa, mormente sabendo que este já recebera do INSS o diagnóstico de apto. Ao adotar tal comportamento o empregador deixa obreiro entregue à sua própria sorte. Mas, não é só isso, mesmo quando o acolheu, nenhuma medida tomou para readaptá-lo impondo-lhe inação compulsória. O perito do juízo censura o comportamento do médico do trabalho da empresa. A defesa que a recorrente faz do seu médico não deve prosperar, pois calcada na lógica do corporativismo, que não raro é o responsável por lamentáveis violações éticas. Induvidoso que houve inércia do médico da empresa que simplesmente discordou do laudo do INSS, mas não tomou nenhuma providência para proteger a saúde do trabalhador, seja acolhendo-o em outra função, seja oferecendo um laudo, ou acompanhamento, ou qualquer outra medida que considerasse cabível para solver a questão do empregado, tudo, menos simplesmente cruzar os braços e abandoná-lo ao seu destino. A obrigação de indenizar, no caso em tela, mostra-se evidente, pois restaram caracterizados, de forma clara e irretorquível, os elementos componentes da responsabilidade civil, ou seja, uma ação ou omissão; a culpa imputável ao agente causador do dano; o dano em si e o nexo de causalidade, entre a ação ou omissão e o dano, tudo isso em estrita consonância com o disposto no art. 186 do Código Civil. PAULO ROBERTO DE CASTRO – Desembargador Relator. (0000095-42.2012.5.03.0053 AIRR)

EMENTA: CESSAÇÃO DO BENEFÍCIO PREVIDENCIÁRIO. EMPREGADA CONSIDERADA INAPTA PARA O TRABALHO PELO SERVIÇO MÉDICO EMPRESARIAL. CONTRATO DE TRABALHO EM VIGOR. Se a reclamada manteve em vigor o contrato de trabalho da reclamante, impedindo, porém, a empregada de trabalhar, mesmo após a cessação do benefício previdenciário, ao fundamento de existência de incapacidade laborativa, deve arcar com todos os efeitos pecuniários decorrentes da suspensão contratual, ainda que não tenha havido prestação de serviço. (Processo n. 00245-2013-038-03-00-6-RO) (Obs.: *o julgador afirmou no corpo do acórdão: "Nestes termos, há que prevalecer a perícia médica realizada pelo INSS, que concluiu pela aptidão da trabalhadora, ainda que contrário ao constatado pelo serviço médico empresarial" – grifo nosso.*)

Portanto, além da devida documentação em prontuário médico, sugerimos que esse ASO de aptidão vá acompanhado de um documento que apresente a seguinte redação:

"O paciente _____ , RG _____ , teve o pedido de prorrogação (PP) indeferido, e/ou pedido de reconsideração (PR) indeferido, e/ou término de seu auxílio-doença em __/__/__. Diante do exposto, com fulcro no art. 482, alíneas e e i da CLT, combinado com Súmulas ns. 15 e 32 do TST, e nas Leis ns. 11.907/2009 (art. 30, inciso I), 8.213/1991 (art. 60, § 5º, inciso I), 605/1949 (art. 6º, § 2º, sem outra alternativa de conduta, submeto -me à decisão do INSS, e o qualifico como apto para retorno ao trabalho, com as devidas recomendações, enquanto se aguarda resposta ao pedido de reconsideração (PR)/ recurso/nova perícia/decisão judicial. Recomendações: _____ ."

Percebam: o propósito dessa conduta não é expor o empregado a algum risco de adoecimento/agravamento/acidente. Não! Pelo contrário. Quando elencamos todas as "recomendações" (que muitos médicos preferem caracterizar com o uso do termo "restrições"), estamos deixando clara a nossa intenção de preservar a integridade do trabalhador, sem, contudo, percorrer trilhas de elevada insegurança jurídica. No entanto, sabemos que, na prática, muitas vezes as "recomendações" solicitadas praticamente se equivalerão à própria inaptidão desse empregado. Por isso, a partir de então, o bom-senso e a boa habilidade de diálogo do Médico do Trabalho/"Médico Examinador" junto ao empregado, ao empregador e ao INSS é que definirão a melhor conduta a ser tomada, sempre visando ao bem maior: a preservação da dignidade, e da saúde do trabalhador (princípio da dignidade da pessoa humana, consagrado pelo art. 1º, inciso III, da Constituição Federal de 1988). Sugerimos, então, algumas possíveis condutas:

• **quanto ao INSS:** caso haja possibilidade de aproximação com o serviço de perícias médicas do INSS (ou designados por este, nos termos da Lei 13.135/2015) no sentido de viabilizar uma solução para o caso, o Médico do Trabalho/"Médico Examinador" deverá fazê-lo;

• **quanto ao empregador:** nosso entendimento está firmado no sentido de que o empregador precisa entender toda essa problemática, com todos os seus fundamentos legais, e também as prováveis repercussões em casos de processos judiciais futuros. Assim, o ideal é que haja um posto de trabalho inócuo (não nocivo) à saúde do trabalhador, e que o empregado atue por lá enquanto não estiver no pleno de sua capacidade laboral (do ponto de vista do Médico do Trabalho/"Médico Examinador"). Isso não deve ser confundido com o chamado "desvio de função", comumente usado para fins de pagamentos de menores salários. No caso em questão, o motivo da mudança da atividade laboral se justifica pela preservação da dignidade do empregado, uma garantia constitucional. A manutenção do empregado na mesma função (caso haja possibilidade de agravamento da doença/acidentes) deve ser fortemente contraindicada. Além dos riscos indesejáveis ao trabalhador, caso haja algum dano, o próprio empregador poderá ser penalizado com fulcro nos arts. 129 e 132 do Código Penal, e 927 do Código Civil. Dessa forma, não havendo algum ambiente inócuo em que se possa acomodar o empregado durante sua completa convalescença, até mesmo a permanência do empregado em sua própria residência, sem o desconto no respectivo salário (situação em que a falta será considerada justificada, conforme art. 131 da CLT) deverá ser considerada pelo empregador.

NA VIGÊNCIA DO IMPASSE ENTRE MÉDICO PERITO DO INSS E MÉDICO DO TRABALHO, A EMPRESA PODERÁ DISPENSAR ESSE EMPREGADO?

Sendo considerado "capaz" pelo Médico Perito do INSS, a dispensa do empregado (rescisão do contrato de trabalho, sem justa causa), em tese, está permitida por lei. Lembremos que, de forma submissa ao INSS, o Médico do Trabalho/"Médico Examinador" terá de considerá-lo "apto" para retorno ao trabalho. Desta forma, o empregado também estaria "apto" num eventual exame demissional que fizesse, uma vez que, para o Médico do Trabalho/"Médico Examinador", entendemos que os critérios clínicos dessas avaliações (exames admissional, periódico, demissional, retorno ao trabalho, e mudança de função) devem ser exatamente os mesmos, sob pena de haver condutas discriminatórias, com "pesos e medidas diferentes" para os exames realizados (no caso em análise, para os exames de retorno ao trabalho e demissional). Com esse raciocínio, vieram os seguintes julgados:

EMENTA: "INCERTEZA QUANTO À APTIDÃO DO RECLAMANTE PARA O TRABALHO. AFASTAMENTO. SALÁRIOS. INDENIZAÇÃO POR DANOS MORAIS. PRINCÍPIO DA FUNÇÃO SOCIAL. Se o empregador discorda da decisão do INSS que considerou seu empregado apto para o trabalho, deve impugná-la de algum modo, ou, até mesmo, romper o vínculo, jamais deixar o seu contrato de trabalho no limbo, sem definição. Como, no caso em exame, a reclamada somente veio a despedir o reclamante 1 ano e 9 meses após, incorreu em culpa, ensejando o pagamento de indenização por danos morais, bem assim dos salários devidos no respectivo período. Isso porque nos casos em que o empregado não apresenta aptidão para o trabalho e o INSS se recusa a conceder-lhe o benefício previdenciário, incidem os princípios da função social da empresa e do contrato, da solidariedade social e da justiça social, que asseguram o pagamento dos salários, ainda que não tenha havido prestação de serviço". (RO 0000565-04.2010.5.05.0016).

EMENTA: "O empregador que impede o retorno ao trabalho de empregado reabilitado pela Previdência Social e também não promove a rescisão contratual, reencaminhando o empregado, de forma inútil aos cofres previdenciários, responde pelo pagamento dos salários relativos a período ocorrente entre a alta médica e efetivo retorno ao trabalho ou efetiva rescisão, pois o tempo em questão é considerado como tempo dispendido à disposição do empregador". (RO 0262400-22.2010.5.02.0362)

EMENTA: SALÁRIO SEM TRABALHO. DIVERGÊNCIA ENTRE PERÍCIA DO INSS E DO MÉDICO DO TRABALHO DA EMPRESA. REPARAÇÃO DEVIDA PELA EMPRESA. Constatada a divergência entre pareceres médicos advindos da empresa e da autarquia previdenciária, cabe à empregadora, e não ao empregado, buscar a solução para o impasse. Isso porque não se pode admitir que o reclamante fique impedido de trabalhar, sem receber salários e sem a percepção de benefício previdenciário. Devidos, pois, os salários do respectivo período de afastamento, ante a atrativa responsabilidade da empresa. (0001503-82.2013.5.03.0134 RO)

EMENTA: INDEFERIMENTO DE MANUTENÇÃO DO BENEFÍCIO PREVIDENCIÁRIO. RETORNO AO TRABALHO. RECUSA DO EMPREGADOR. EFEITOS PECUNIÁRIOS. Se o empregador mantém em vigor o contrato de trabalho, porém, impede que a empregada reassuma seu posto ou qualquer outro que julgar mais adequado após a alta conferida pelo INSS, deverá suportar os efeitos pecuniários advindos da suspensão desse contrato, pois nos termos do art. 4 da CLT, "Considera-se como de serviço efetivo o período em que o esteja à disposição do empregador, aguardando ou executando ordens, salvo disposição especial expressamente consignada. (0001983-88.2012.5.03.0039 RO)

Convém-nos lembrar que, mesmo entre os juízes, existem olhares diferentes sobre essa mesma questão. Minoritariamente (conforme nossa pesquisa), alguns magistrados se expressam de outra forma. Vejamos:

EMENTA: "AUXÍLIO-DOENÇA. PEDIDO DE RECONSIDERAÇÃO. REINTEGRAÇÃO. NÃO OBRIGATORIEDADE. No período de tempo em que o trabalhador solicita reconsideração quanto ao pedido de auxílio-doença, o contrato de trabalho permanece suspenso, nessa toada, irrelevante o fato da empresa saber ou não da alta médica, vez que não poderá ser o trabalhador dispensado, tampouco há obrigatoriedade de pagamento do referido período". (TRT-SP RO 00436.2009.261.02.00-0)

EMENTA: DIREITO DO TRABALHO. TRABALHADOR CONSIDERADO INAPTO EM ASO. INEXIGÊNCIA DAS OBRIGAÇÕES DE DAR TRABALHO E PAGAR SALÁRIOS. É indevido o pagamento de salários quando o empregador nega trabalho a obreiro reputado inapto para o exercício de suas funções em Atestado de Saúde Ocupacional, máxime quando o próprio empregado assim também se considera, ajuizando ação postulando a concessão do benefício acidentário. (0001428-74.2012.5.01.0056)

EMENTA: AFASTAMENTO PREVIDENCIÁRIO – RETORNO AO TRABALHO – REA-DAPTAÇÃO – Tendo a autarquia previdenciária considerado a reclamante apta para o retorno às suas atividades e declarando o médico da ECT que a reclamante não pode mais exercer as atividades de carteiro, incabível a recusa da ré em promover a readaptação da empregada em função compatível com sua condição física. (Processo: 0000571-28.2014.5.03.0080 RO)

O próprio manual de "Assistência e Homologação de Rescisão de Contrato de Trabalho" (MTE, 2007) advoga (p. 29) que "o ASO que contiver a expressão 'apto com restrições' equipara-se a 'inapto', por falta de previsão jurídica daquela condição atestada". Discordamos com base na fundamentação exposta no tópico 1.14 deste livro (Colocar no ASO "apto com restrições" é permitido?).

Enfim, mesmo com o entendimento da possibilidade legal da dispensa arbitrária (sem justa causa) desse empregado pelo empregador, entendemos que tal conduta deva ser muito bem pensada, conforme melhor elucidamos no tópico 1.2 deste livro ("Incapaz ao trabalho = Inapto ao trabalho?"). Há exemplos de empregados dispensados que, mesmo estando "aptos" pelo Médico Perito do INSS, e pelo Médico do Trabalho/"Médico Examinador" no exame demissional, alegaram judicialmente que não poderiam ter sido desligados da empresa naquele momento por questões relacionadas à saúde (uma vez que tal conduta configuraria discriminação e afronta ao princípio da dignidade da pessoa humana consagrado pelo art. 1º, inciso III da Constituição Federal de 1988) e obtiveram indenizações favoráveis.

Além disso, a Súmula n. 443 do TST (editada em setembro de 2012) se apresenta da seguinte forma:

DISPENSA DISCRIMINATÓRIA. PRESUNÇÃO. EMPREGADO PORTADOR DE DOEN-ÇA GRAVE. ESTIGMA OU PRECONCEITO. DIREITO À REINTEGRAÇÃO. Presume-se discriminatória a despedida de empregado portador do vírus HIV ou de outra doença grave que suscite estigma ou preconceito. Inválido o ato, o empregado tem direito à rein-tegração no emprego.

Pela importância e elevado grau de polêmica dessa súmula, a abordamos com profundi-dade, inclusive citando vários exemplos relacionados, no tópico 2.12 deste livro ("Doença não ocupacional gera estabilidade no emprego?").

Vale lembrar que a Justiça do Trabalho considera o empregado como a parte hipossufi-ciente na relação de trabalho, o que demanda uma série de precauções a serem tomadas pelo empregador na construção de sua própria segurança jurídica.

Inequivocamente, para explorarmos as situações mais dramáticas do nosso cotidiano, na situação exposta ao longo de todo este texto, praticamente desconsideramos as possi-bilidades de sucesso dos pedidos de reconsideração (PR) junto ao INSS, e até mesmo das sentenças favoráveis ao empregado em ações judiciais instauradas.

> **Concluindo:** legalmente, com relação à aptidão laboral, a decisão do Médico Perito do INSS deve prevalecer sobre a decisão do Médico do Trabalho/"Médico Exami-nador", por mais polêmico que isso seja. No entanto, o assunto extrapola as bali-zas legais, fazendo com que o Médico do Trabalho/"Médico Examinador" assuma uma posição de destaque na conciliação de todos os atores envolvidos: empregado, empregador e INSS. Oportuno ratificar que a submissão legal do Médico do Traba-lho/"Médico Examinador" jamais pode ser confundida com negligência médica. Isto é, o fato de o Médico do Trabalho/"Médico Examinador" ter de acatar (mesmo não concordando) a decisão do Médico Perito do INSS, por obediência legal, não o afas-ta do cuidado com o trabalhador em nenhuma hipótese. Numa tentativa de sempre sintonizar as condutas entre Médico Perito do INSS, e Médico do Trabalho/"Médico Examinador", sugerimos a leitura do tópico 1.2 deste livro ("Incapaz ao trabalho = Inapto ao trabalho?").

O MÉDICO DO TRABALHO QUE, MESMO NÃO CONCORDANDO, SUBMETE-SE À DECISÃO DO MÉDICO PERITO DO INSS TEM SUA AUTONOMIA AFRONTADA?

Muitos dirão: "a sugestão de conduta proposta ao longo desse tópico afronta a autonomia do ato médico praticado pelo Médico do Trabalho, e, portanto, fere o Código de Ética Médica". Lembremos que toda autonomia profissional é balizada pela legislação vigente. Toda! Por exemplo, o juiz de direito tem autonomia para julgar como quer, mas, se afrontar alguma lei, terá sua sentença revista e poderá responder administrativa e judicialmente. Os jornalistas têm autonomia para falar o que desejarem, mas, se violarem as leis, poderão ser punidos. Enfim, nem o(a) próprio(a) Presidente da República goza de autonomia plena, também tendo seu exercício balizado legalmente. Quanto ao médico, por que a regra seria diferente? Não é diferente. Há autonomia, mas também há claros limites. O próprio Código de Ética Médica dedica o maior número de suas páginas restringindo a autonomia dos médicos. Tanto é assim que, dos 14 capítulos do Código, 11 começam com o dizer "é vedado ao médico...", o que em outras palavras significa: o médico não tem autonomia para...

A fim de exemplificar melhor: a regra do Código de Ética Médica é o sigilo das informações obtidas quando do exercício profissional. Porém, o art. 73 do mesmo Código faz ressalvas à obrigatoriedade desse sigilo, incluindo entre as causas o "dever legal" de se revelarem as informações obtidas no ato médico. Isso implica dizer que, para que se cumpra a lei, dependendo do caso, o médico não tem autonomia nem mesmo para guardar determinadas informações de seus pacientes sob sigilo profissional.

Importante lembrar que, pelas regras do nosso ordenamento jurídico, as leis possuem hierarquia privilegiada e devem prevalecer sobre as resoluções profissionais (como é o caso do próprio Código de Ética Médica), quando em eventuais conflitos entre essas normas (antinomia).

Em suma, o profissional médico goza de plena autonomia para tomar a conduta que melhor julgar em prol do seu paciente, desde que não ultrapasse os limites legais estabelecidos. A autonomia profissional jamais deu o direito de alguém exercer sua profissão fazendo tudo o que quiser, e como quiser, mesmo que cheio de ótimas intenções. Que bom que seja assim! Os limites são necessários, sempre. Cabe aqui uma chocante (porém verdadeira) analogia: autonomia profissional (de qualquer profissão) é como liberdade de zoológico, ou seja, o profissional tem a liberdade que quiser, desde que não saia da jaula (aqui representando os limites legais).

Por todo exposto, concluímos que o Médico do Trabalho/"Médico Examinador" que, mesmo não concordando, se submete à decisão do Médico Perito do INSS, o faz, acima de tudo, por correto cumprimento do seu dever legal. A autonomia do Médico do Trabalho/"Médico Examinador" deve ser sempre respeitada, desde que não ultrapasse os limites legais estabelecidos.

QUAIS AS CONSEQUÊNCIAS POSSÍVEIS PARA O MÉDICO DO TRABALHO QUE, DISCORDANDO DA CONDUTA DO MÉDICO PERITO DO INSS, FAZ VALER SUA PRÓPRIA DECISÃO?

Mais uma vez, ressaltamos que não defendemos uma concordância "cega" e inconsequente do Médico do Trabalho/"Médico Examinador" para com o Médico Perito do INSS. Muito pelo contrário! O que propomos é que, na vigência do impasse, a decisão do Médico Perito do INSS seja acatada pelo Médico do Trabalho/"Médico Examinador" por uma questão legal (conforme já vimos de forma fundamentada), e que o Médico do Trabalho/"Médico Examinador" assuma uma posição mediadora entre empregador, empregado e INSS, sempre defendendo a saúde do trabalhador. Nesse contexto, por exemplo, se o Médico Perito do INSS concedeu capacidade laboral ao trabalhador, e o Médico do Trabalho/"Médico Examinador" entenda que não há essa capacidade, poderá considerá-lo: (a) "apto com recomendações", ou (b) "apto com contraindicação à função", conforme sugerimos no tópico 1.2 deste livro ("Incapaz ao trabalho = Inapto ao trabalho?").

Conforme já colocado nesse texto, e aqui enfatizado, até mesmo um maior tempo de repouso do empregado, em sua própria residência, mediante remuneração do empregador, deve ser considerado. Obviamente que, em todas essas situações, o Médico do Trabalho/"Médico Examinador" deverá sair de seu consultório e se tornar um eficaz gerenciador de conflitos, um mediador de calorosos diálogos. Deverá explicar, tanto ao empregador, quanto ao trabalhador, toda legislação (já mostrada nesse texto) e demais repercussões referentes a esse tema. Talvez seja essa a dificuldade de muitos médicos, e é justamente deles que a sociedade mais necessita.

Muitos dirão: "legalmente esse texto está correto, mas o Médico do Trabalho jamais deve se submeter à decisão do Médico Perito do INSS, caso não concorde com essa decisão". Obviamente que o Médico do Trabalho/"Médico Examinador" tem todo direito de não concordar com a conduta que sugerimos nesse texto. Mas, quando esse profissional reconhece que os fundamentos legais estão corretos, na verdade, não está discordando desse texto, mas das leis do nosso país. Apenas fazendo uma analogia, é provável que muitos não concordem com o elevado imposto de renda que pagamos... e mesmo assim pagamos. Por quê? Pois trata-se de uma questão legal, e sua não obediência traz consequências indesejáveis. Assim, uma coisa é não concordar e lutar para que as leis se modifiquem. Outra coisa, bem diferente, é não cumprir as leis estabelecidas, de forma deliberada. Se a moda pega, instala-se de fato a anarquia. Que Deus nos livre disso.

Alguns ainda sustentarão: "é uma falta de responsabilidade e negligência do Médico do Trabalho conferir aptidão laboral a alguém, apenas por obediência à decisão do Médico Perito do INSS". Falando em responsabilidade, imaginemos então que um Médico do Trabalho/"Médico Examinador" insista em qualificar como "inapto" um trabalhador que acaba de retornar do INSS com a capacidade laboral reconhecida. Mesmo sendo uma conduta ilegal (conforme fartamente exposto nesse texto), essa conduta poderia até ser qualificada como "parcialmente responsável", uma vez que se reveste de uma ótima (e verdadeira) intenção: a proteção da saúde do trabalhador.

No entanto, para que essa conduta seja qualificada como "completamente responsável", o Médico do Trabalho/"Médico Examinador" deverá também alertar o trabalhador sobre todos os riscos dessa "ilegalidade muito bem intencionada", num discurso completo, parecido com esse: "Sr. Trabalhador, o Perito do INSS entende que o Senhor pode voltar ao trabalho, mas eu discordo e o qualificarei como 'inapto' (descumprindo assim as Leis ns. 605/1949 e 11.907/2009). Sendo assim, fique em sua residência até sua saúde melhorar por completo. Se nem a Justiça, e nem o INSS reconhecerem seu benefício; e também o empregador não concordar em pagar o seu salário integral durante sua ausência (conforme permitido pela interpretação do art. 60, § 3º, da Lei n. 8.213/1991), o Senhor não o receberá, a não ser que entre na Justiça do Trabalho contra sua empresa. Lá existe alguma chance de o Senhor receber. Mais: saiba também que, em virtude das muitas faltas ao trabalho, por estar se recuperando em sua residência, o Senhor poderá ser dispensado do emprego por justa causa (nos termos do art. 482, alíneas 'e' e 'i', da CLT), perdendo assim todos os seus direitos". Fica então a pergunta: vale a pena o Médico do Trabalho/"Médico Examinador", mesmo que cheio de ótimas intenções, agir de forma ilegal, afrontar a decisão do Médico Perito do INSS? Que cada um faça a sua análise.

E as possíveis repercussões dessa ilegalidade não param por aí. Vejamos o julgado a seguir:

EMENTA: "DANO MORAL — RECUSA INJUSTIFICADA NO RETORNO DO EMPRE-GA-DO AO TRABALHO — A recusa em receber o autor de volta ao trabalho, deixando-o sem recebimento de remuneração, tendo ciência da negativa do INSS em pagar-lhe benefício previdenciário, mostra-se não só arbitrária, como antiética e contrária aos parâmetros sociais. Essa atitude, além de não ter respaldo no ordenamento jurídico, revela apenas seu intuito de esquivar-se dos ônus devidos perante o trabalhador. Praticou verdadeira burla aos direitos da dignidade do cidadão empregado, de forma abusiva e absolutamente alheia às garantias constitucionais. Assim, é imperioso reconhecer que a demandada deixou de observar o princípio básico da dignidade da pessoa humana (art. 1º, III, CR/88), além de vulnerar o primado valor social do trabalho (art. 1º, IV, CR/88), pelo que, a indenização decorrente do dano moral mostra-se plenamente devida". (RO 00399-2008-068-03-00-2)

Esta ementa narra o caso de um empregado qualificado como "capaz" pelo INSS, e impedido de retornar às suas atividades laborais. Perguntamos: quem o qualificou como "inapto" para retorno ao trabalho? Temos por certo que foi o Médico do Trabalho/"Médico Examinador", que age como se empresa fosse, conforme interpretação extraída do art. 932, inciso III, do Código Civil. Percebemos que a empresa foi condenada a indenizar o trabalhador em virtude do dano moral causado em razão de uma conduta ilegal (embora certamente bem intencionada) do Médico do Trabalho/"Médico Examinador". Como o empregador é o responsável maior por cumprir e fazer cumprir as normas de segurança e medicina do trabalho dentro da empresa, nos termos do art. 157 da CLT, a indenização por dano moral foi por ele custeada. No entanto, oportunamente, o empregador poderá entrar com uma ação futura contra esse médico no sentido de reaver a indenização paga ao empregado (ação regressiva — art. 934 do Código Civil). Mais uma vez perguntamos: vale a pena o Médico do Trabalho/"Médico Examinador", mesmo que cheio de ótimas intenções, agir de forma ilegal, afrontar a decisão do Médico Perito do INSS, e assumir todas as consequências dessa atitude?

Para finalizar este tópico, é muito comum ouvirmos pacientes (inclusive na mídia) que regressam de uma perícia médica do INSS dizendo: "o médico nem me examinou". É bom lembrarmos que essa afirmação está vindo, quase sempre, de alguém que teve sua pretensão resistida. Pode ser absolutamente verdadeira, mas também pode não ser. Fica aqui uma provocação: independente da especialidade dos médicos que leem esse texto, sugerimos que esses profissionais façam ocasionalmente uma avaliação anônima dos seus próprios atendimentos. Muitos se surpreenderão! Por melhores que sejam esses médicos, alguns pacientes reprovarão suas condutas e relações interpessoais. Alguns os criticarão impiedosamente. Muitos também dirão: "esse médico nem me examinou". O fato é que jamais qualquer médico conseguirá agradar a todos a quem atende. Assim, que tenhamos parcimônia ao ouvir e retransmitir as informações trazidas pelos periciados.

NR-7 - Programa de Controle Médico de Saúde Ocupacional

Anexo 2

NR 07 - PCMSO

Despacho da Secretaria de Segurança e Saúde no Trabalho
(1º de Outubro de 1996)

DOU de 04-10-1996

O Secretário de Segurança e Saúde no Trabalho no uso de suas atribuições legais, e Considerando que a Norma Regulamentadora n.º 7 (NR 7), intitulada Programa de Controle Médico de Saúde Ocupacional - PCMSO, aprovada pela Portaria SSST n.º 24, de 29-12- 94, publicada no DOU do dia 30-12-94, Seção 1, páginas 21.278 a 21.280, e alterada em parte pela Portaria SSST n.º 8, de 8-5-96, publicada no DOU do dia 9-5-96, Seção 1, páginas 7.876/7.877, republicada no DOU do dia 13-5-96, Seção 1, página 8.202, tem sido objeto de questionamentos, consequentes, em grande parte, da não compreensão de seu texto, resolve expedir a presente Nota Técnica, visando orientar os profissionais ligados à área de segurança e saúde no trabalho, quanto à adequada operacionalização do programa de Controle Médico de Saúde Operacional - PCMSO, objeto da Norma Regulamentadora n.º 7.

Nota Técnica

A presente instrução técnica tem por objetivo a orientação de empregadores, empregados, agentes da inspeção do trabalho, profissionais ligados à área e outros interessados para uma adequada operacionalização do Programa de Controle Médico de Saúde Ocupacional - PCMSO.

7.1 Do Objeto

7.1.1 Esta Norma Regulamentadora - NR estabelece a obrigatoriedade da elaboração e implementação, por parte de todos os empregadores e instituições que admitam trabalhadores como empregados, do Programa de Controle Médico de Saúde Ocupacional - PCMSO, com o objetivo de promoção e preservação da saúde do conjunto dos seus trabalhadores.

Nota:

Todos os trabalhadores devem ter o controle de sua saúde de acordo com os riscos a que estão expostos. Além de ser uma exigência legal prevista no art. 168 da CLT, está respaldada na Convenção 161 da Organização Internacional do Trabalho - OIT, respeitando princípios éticos, morais e técnicos.

7.1.2 Esta NR estabelece os parâmetros mínimos e diretrizes gerais a serem observados na execução do PCMSO, podendo os mesmos ser ampliados mediante negociação coletiva de trabalho.

7.1.3 Caberá a empresa contratante de mão-de-obra prestadora de serviços informar os riscos existentes e auxiliar na elaboração e implementação do PCMSO nos locais de trabalho onde os serviços estão sendo prestados.

Nota:

Lembramos que quanto ao trabalhador temporário, o vínculo empregatício, isto é, a relação de emprego, existe apenas entre o trabalhador temporário e a empresa prestadora de trabalho temporário. Esta é que está sujeita ao PCMSO e não o cliente. Recomenda-se que as empresas contratantes de prestador de serviço coloquem como critério de contratação a realização do PCMSO.

7.2 Das Diretrizes

7.2.1 O PCMSO é parte integrante do conjunto mais amplo de iniciativas da empresa no campo da saúde dos trabalhadores, devendo estar articulado com o disposto nas demais NR.

7.2.2 O PCMSO deverá considerar as questões incidentes sobre o indivíduo e a coletividade de trabalhadores, privilegiando o instrumental clínico-epidemiológico na abordagem da relação entre sua saúde e o trabalho.

7.2.3 O PCMSO deverá ter caráter de prevenção, rastreamento e diagnóstico precoce dos agravos à saúde relacionados ao trabalho, inclusive de natureza subclínica, além da constatação da existência de casos de doenças profissionais ou danos irreversíveis à saúde dos trabalhadores.

7.2.4 O PCMSO deverá ser planejado e implantado com base nos riscos à saúde dos trabalhadores, especialmente os identificados nas avaliações previstas nas demais NR.

Nota:

O PCMSO deve possuir diretrizes mínimas que possam balizar as ações desenvolvidas, de acordo com procedimentos em relação a condutas dentro dos conhecimentos científicos atualizados e da boa prática médica. Alguns destes procedimentos podem ser padronizados, enquanto outros devem ser individualizados para cada empresa, englobando sistema de registro de informações e referências que possam assegurar sua execução de forma coerente e dinâmica.

Assim, o mínimo que se requer do programa é um estudo *in loco* para reconhecimento prévio dos riscos ocupacionais existentes. O reconhecimento de riscos deve ser feito através de visitas aos locais de trabalho para análise do(s) procedimento(s) produtivo(s), postos de trabalho, informações sobre ocorrências de acidentes de trabalho e doenças ocupacionais, atas de CIPA, mapas de risco, estudos bibliográficos, etc.

Através deste reconhecimento, deve ser estabelecido um conjunto de exames clínicos e complementares específicos para a prevenção ou detecção precoce dos agravos à saúde dos trabalhadores, para cada grupo de trabalhadores da empresa, deixando claro, ainda, os critérios que deverão ser seguidos na interpretação dos resultados dos exames e as condutas que deverão ser tomadas no caso da constatação de alterações.

Embora o Programa deva ter articulação com todas as Normas Regulamentadoras, a articulação básica deve ser com o Programa de Prevenção de Riscos Ambientais - PPRA, previsto na Norma Regulamentadora n.º 9 (NR 9).

Se o reconhecimento não detectar risco ocupacional específico, o controle médico poderá resumir-se a uma avaliação clínica global em todos os exames exigidos: admissional, periódico, demissional, mudança de função e retorno ao trabalho.

O instrumental clínico epidemiológico, citado no item 7.2.2, refere-se à boa prática da Medicina do Trabalho, pois além da abordagem clínica individual do trabalhador-paciente, as informações geradas devem ser tratadas no coletivo, ou seja, com uma abordagem dos grupos homogêneos em relação aos riscos detectados na análise do ambiente de trabalho, usando-se os instrumentos da epidemiologia, como cálculo de taxas ou coeficientes para verificar se há locais de trabalho, setores, atividades, funções, horários, ou grupos de trabalhadores, com mais agravos à saúde do que outros.

Caso algo seja detectado, através desse "olhar" coletivo, deve-se proceder a investigações específicas, procurando-se a causa do fenômeno com vistas à prevenção do agravo.

O PCMSO pode ser alterado a qualquer momento, em seu todo ou em parte, sempre que o médico detectar mudanças nos riscos ocupacionais decorrentes de alterações nos processos de trabalho, novas descobertas da ciência médica em relação a efeitos de riscos existentes, mudança de critérios de interpretação de exames ou ainda reavaliações do reconhecimento dos riscos.

O PCMSO não é um documento que deve ser homologado ou registrado nas Delegacias Regionais do Trabalho, sendo que o mesmo deverá ficar arquivado no estabelecimento à disposição da fiscalização.

7.3 Das Responsabilidades
7.3.1 Compete ao empregador:
a) garantir a elaboração e efetiva implementação do PCMSO, bem como zelar pela sua eficácia;

b) custear, sem ônus para o empregado, todos os procedimentos relacionados ao PCMSO;

c) indicar, dentre os médicos dos Serviços Especializados em Engenharia de Segurança e em Medicina do Trabalho - SESMT, da empresa, um coordenador responsável pela execução do PCMSO;

d) no caso da empresa estar desobrigada de manter médico do trabalho, de acordo com a NR-4, deverá o empregador indicar médico do trabalho, empregado ou não da empresa, para reordenar o PCMSO;

e) inexistindo médico do trabalho na localidade, o empregador poderá contratar médico de outra especialidade para coordenar o PCMSO.

Nota:
O custeio do programa (incluindo avaliações clínicas e exames complementares) deve ser totalmente assumido pelo empregador, e, quando necessário, deverá ser comprovado que não houve nenhum repasse destes custos ao empregado.

O médico coordenador do Programa deve possuir, obrigatoriamente, especialização em Medicina do Trabalho, isto é, aquele portador de certificado de conclusão de curso de especialização em Medicina do Trabalho em nível de pós-graduação, ou portador de Certificado de Residência Médica em área de concentração em saúde do trabalhador, ou denominação equivalente, reconhecida pela Comissão Nacional de Residência Médica do Ministério da Educação, ambos ministrados por Universidade ou Faculdade que mantenha curso de Medicina, conforme item 4.4 da NR 4, com redação da Portaria DSST n.º 11, de 17-9-90.

Os médicos do Trabalho registrados no Ministério do Trabalho até a data da publicação da Portaria n.º 11, anteriormente citada, ou registrados no respectivo Conselho Profissional, têm seus direitos assegurados para o exercício da Medicina do Trabalho, conforme art. 4º da mesma Portaria, e ainda nos termos da Portaria SSMT n.º 25, de 27-6-89.

7.3.1.1 Ficam desobrigadas de indicar médico coordenador as empresas de grau de risco 1 e 2, segundo o Quadro1 da NR 4, com até 25 (vinte e cinco) empregados e aquelas de grau de risco 3 e 4, segundo o Quadro I da NR 4, com até I0 (dez) empregados.

7.3.1.1.1 As empresas com mais de 25 (vinte e cinco) empregados e até 50 (cinquenta) empregados, enquadradas no grau de risco 1 ou 2, segundo o Quadro 1 da NR 4, poderão estar desobrigadas de indicar médico coordenador em decorrência de negociação coletiva.

7.3.1.1.2 As empresas com mais de 10 (dez) empregados e com até 20 (vinte) empregados, enquadradas no grau de risco 3 ou 4, segundo o Quadro 1 da NR 4, poderão estar desobrigadas de indicar médico do trabalho coordenador em decorrência de negociação coletiva, assistida por profissional do órgão regional competente em segurança e saúde no trabalho.

7.3.1.1.3 Por determinação do Delegado Regional do Trabalho, com base no parecer técnico conclusivo da autoridade regional competente em matéria de segurança e saúde do trabalhador, ou em decorrência de negociação coletiva, as empresas previstas no item 7.3.1.1 e subitens anteriores poderão ter a obrigatoriedade de indicação de médico coordenador, quando suas condições representarem potencial de risco grave aos trabalhadores.

Nota:

Entende-se por parecer técnico conclusivo da autoridade regional competente em matéria de segurança e saúde do trabalhador, aquele emitido por agente de inspeção do trabalho da área de segurança e saúde do trabalhador.

7.3.2 Compete ao médico coordenador:

realizar os exames médicos previstos no item 7.4.1, ou encarregar os mesmos a profissional médico familiarizado com os princípios da patologia ocupacional e suas causas, bem como com o ambiente, as condições de trabalho e os riscos a que está ou será exposto cada trabalhador da empresa a ser examinado;

encarregar dos exames complementares previstos nos itens, quadros e anexos desta NR, profissionais e/ou entidades devidamente capacitados, equipados e qualificados.

Nota:

O médico do trabalho coordenador pode elaborar e ser responsável pelo PCMSO de várias empresas, filiais, unidades, frentes de trabalho, inclusive em várias Unidades da Federação. Por outro lado, o profissional encarregado pelo médico-coordenador de realizar os exames médicos, como pratica ato médico (exame médico) e assina ASO, deve estar registrado no CRM da Unidade da Federação em que atua.

O "profissional médico familiarizado", que poderá ser encarregado pelo médico coordenador de realizar os exames médicos ocupacionais, deverá ser um profissional da confiança deste, que orientado pelo PCMSO, poderá realizar os exames satisfatoriamente.

NR-7 – Programa de Controle Médico de Saúde Ocupacional

Quando um médico coordenador encarregar outro médico de realizar os exames, recomenda-se que esta delegação seja feita por escrito, e este documento fique arquivado no estabelecimento.

O médico do trabalho coordenador deverá ser indicado dentre os profissionais do SESMT da empresa, se esta estiver obrigada a possuí-lo. Caso contrário (ausência de médico do trabalho no SESMT) o médico do trabalho coordenador poderá ser autônomo ou filiado a qualquer entidade, como SESI, SESC, cooperativas médicas, empresas prestadoras de serviços, sindicatos ou associações, entre outras. Entretanto, é importante lembrar que o PCMSO estará sob a responsabilidade técnica do médico, e não da entidade à qual o mesmo se encontra vinculado.

Inexistindo na localidade o profissional especializado (médico do trabalho), ou indisponibilidade do mesmo, a empresa poderá contratar médico de outra especialidade para coordenar o PCMSO.

Não há necessidade de registrar ou cadastrar o médico do trabalho coordenador do PCMSO, ou empresa prestadora de serviço na Delegacia Regional do Trabalho.

Estrutura do PCMSO
Embora o Programa não possua um modelo a ser seguido, nem uma estrutura rígida, recomenda-se que alguns aspectos mínimos sejam contemplados e constem do documento:

a) identificação da empresa: razão social, endereço, CGC, ramo de atividade de acordo com Quadro 1 da NR 4 e seu respectivo grau de risco, número de trabalhadores e sua distribuição por sexo, e ainda horários de trabalho e turnos;

b) definição, com base nas atividades e processos de trabalho verificados e auxiliado pelo PPRA e mapeamento de risco, dos critérios e procedimentos a serem adotados nas avaliações clínicas;

c) programação anual dos exames clínicos e complementares específicos para os riscos detectados, definindo-se explicitamente quais trabalhadores ou grupos de trabalhadores serão submetidos a que exames e quando;

d) outras avaliações médicas especiais.

Além disso, também podem ser incluídas, opcionalmente, no PCMSO, ações preventivas para doenças não ocupacionais, como: campanhas de vacinação, diabetes melitus, hipertensão arterial, prevenção do câncer ginecológico, prevenção de DST/AIDS, prevenção e tratamento do alcoolismo, entre outros.

O nível de complexidade do programa depende basicamente dos riscos existentes em cada empresa, das exigências físicas e psíquicas das atividades desenvolvidas, e das características biopsicofisiológicas de cada população trabalhadora. Assim, um Programa poderá se resumir à simples realização de avaliações clínicas bienais para empregados na faixa etária dos 18 aos 45 anos, não submetidos a riscos ocupacionais específicos, de acordo com o estudo prévio da empresa.

Poderão ser enquadrados nessa categoria trabalhadores do comércio varejista, secretárias de profissionais liberais, associações, entre outros.

Por outro lado, um PCMSO poderá ser muito complexo, contendo avaliações clínicas especiais, exames toxicológicos com curta periodicidade, avaliações epidemiológicas, entre outras providências.

As empresas desobrigadas de possuir médico coordenador deverão realizar as avaliações, por meio de médico, que, para a efetivação das mesmas, deverá necessariamente conhecer o local de trabalho. Sem essa análise do local de trabalho, será impossível uma avaliação adequada da saúde do trabalhador.

Para essas empresas recomenda-se que o PCMSO contenha minimamente:

a) identificação da empresa: razão social, CGC, endereço, ramo de atividade, grau de risco, número de trabalhadores distribuídos por sexo, horário de trabalho e turnos;

b) identificação dos riscos existentes;

c) plano anual de realização dos exames médicos, com programação das avaliações clínicas e complementares específicas para os riscos detectados, definindo-se explicitamente quais os trabalhadores ou grupos de trabalhadores serão submetidos a que exames e quando.

7.4 Do Desenvolvimento do PCMSO

7.4.1 O PCMSO deve incluir, entre outros, a realização obrigatória dos exames médicos:

a) admissional;

b) periódicos;

c) do retorno ao trabalho;

d) de mudança de função;

e) demissional.

7.4.2 Os exames de que trata o item 7.4.1 compreendem:

a) avaliação clínica, abrangendo anamnese ocupacional e exame físico e mental;

b) exames complementares, realizados de acordo com os termos especificados nesta NR, e seus anexos.

7.4.2.1 Para os trabalhadores cujas atividades envolvem os riscos discriminados nos Quadros I e II desta NR, os exames médicos complementares deverão ser executados e interpretados com base nos critérios constantes dos referidos quadros e seus anexos. A periodicidade de avaliação dos indicadores biológicos do Quadro I deverá ser, no mínimo, semestral, podendo ser reduzida a critério do médico coordenador, ou por notificação do médico agente da inspeção do trabalho, ou mediante negociação coletiva de trabalho.

7.4.2.2 Para os trabalhadores expostos a agentes químicos não constantes dos Quadros I e II, outros indicadores biológicos poderão ser monitorizados, dependendo de estudo prévio dos aspectos de validade toxicológica, analítica e de interpretação desses indicadores.

7.4.2.3 Outros exames complementares usados normalmente em patologia clínica para avaliar o funcionamento de órgãos e sistemas orgânicos poderão ser realizados, a critério do médico coordenador ou encarregado, ou por notificação do médico agente da inspeção do trabalho, ou ainda decorrente de negociação coletiva de trabalho.

7.4.3 A avaliação clínica referida no item 7.4.2, alínea "a", como parte integrante dos exames médicos constantes no item 7.4.1, deverá obedecer aos prazos e à periodicidade, conforme previsto nos subitens abaixo relacionados:

NR-7 – Programa de Controle Médico de Saúde Ocupacional 193

7.4.3.1 no exame médico admissional, deverá ser realizada antes que o trabalhador assuma suas atividades;

7.4.3.2 no exame médico periódico, de acordo com os intervalos mínimos de tempo abaixo discriminados:

a) para trabalhadores expostos a riscos ou situações de trabalho que impliquem no desencadeamento ou agravamento de doença ocupacional, ou ainda, para aqueles que sejam portadores de doenças crônicas, os exames deverão ser repetidos:

   a.1) a cada ano ou a intervalos menores, a critério do médico encarregado, ou se notificado pelo médico agente da inspeção do trabalho, ou ainda, como resultado de negociação coletiva de trabalho;

   a.2) de acordo com a periodicidade especificada no Anexo 6 da NR 15, para os trabalhadores expostos a condições hiperbáricas;

 b) para os demais trabalhadores:

   b.1) anual, quando menores de dezoito anos e maiores de quarenta e cinco anos de idade;

   b.2) a cada dois anos, para os trabalhadores entre dezoito anos e quarenta e cinco anos de idade.

7.4.3.3 no exame de retorno ao trabalho, deverá ser realizada obrigatoriamente no primeiro dia da volta ao trabalho de trabalhador ausente por período igual ou superior a 30 (trinta) dias por motivo de doença ou acidente, de natureza ocupacional ou não, ou parto.

7.4.3.4 no exame médico de mudança de função, será obrigatoriamente realizada antes da data da mudança.

7.4.3.4.I Para fins desta NR, entende-se por mudança de função toda e qualquer alteração de atividade, posto de trabalho ou de setor que implique na exposição do trabalhador a risco diferente daqueles a que estava exposto antes da mudança.

Nota:

Com relação ao exame de mudança de função, este deverá ser realizado somente se ocorrer alteração do risco a que o trabalhador ficará exposto. Poderá ocorrer troca de função na empresa sem mudança de risco, e assim não haverá necessidade do referido exame.

7.4.3.5 No exame médico demissional, será obrigatoriamente realizada até a data da homologação, desde que o último exame médico ocupacional tenha sido realizado há mais de: • 135 (cento e trinta e cinco) dias para as empresas de grau de risco 1 e 2, segundo o Quadro 1 da NR 4; • 90 (noventa) dias para empresas de grau de risco 3 e 4 segundo o Quadro 1 da NR 4.

7.4.3.5.1 As empresas enquadradas no grau de risco 1 ou 2, segundo o Quadro 1 da NR 4, poderão ampliar o prazo de dispensa da realização do exame demissional em até mais 135 (cento e trinta e cinco) dias, em decorrência de negociação coletiva, assistida por profissional indicado de comum acordo entre as partes ou por profissional do órgão regional competente em segurança e saúde no trabalho.

7.4.3.5.2 As empresas enquadradas no grau de risco 3 ou 4, segundo Quadro 1 da NR 4, poderão ampliar o prazo de dispensa da realização do exame demissional em até mais 90 (noventa) dias, em decorrência de negociação coletiva, assistida por profissional indicado de comum acordo entre as partes ou por profissional do órgão regional competente em segurança e saúde no trabalho.

7.4.3.5.3 Por determinação do Delegado Regional do Trabalho, com base em parecer técnico conclusivo da autoridade regional competente em matéria de segurança e saúde do trabalhador, ou em decorrência de negociação coletiva, as empresas poderão ser obrigadas a realizar o exame médico demissional independentemente da época de realização de qualquer outro exame, quando suas condições representarem potencial de risco grave aos trabalhadores.

Nota:

O médico agente de inspeção do trabalho, com base na inspeção efetuada na empresa, poderá notificá-la, com vistas a alteração do PCMSO, se considerar que há omissões que estejam prejudicando ou poderão prejudicar os trabalhadores. Recomenda-se que, antes da notificação, sempre que possível, o médico agente da inspeção do trabalho, discuta, tecnicamente, com o médico que elaborou o PCMSO as razões que o levaram à definição dos critérios e procedimentos apresentados.

Observando-se que um mesmo profissional ou empresa prestadora de serviço apresenta frequentes irregularidades na elaboração e implementação do PCMSO, recomenda-se o contato com os responsáveis, para orientação adequada.

Exames Médicos

O exame médico demissional deverá ser realizado até a data de homologação da dispensa ou até o desligamento definitivo do trabalhador, nas situações excluídas da obrigatoriedade de realização da homologação. O referido exame será dispensado sempre que houver sido realizado qualquer outro exame médico obrigatório em período inferior a 135 dias para empresas de graus de risco 1 e 2 e inferior a 90 dias para empresas de grau de risco 3 e 4. Esses prazos poderão ser ampliados em até mais 135 dias ou mais 90 dias, respectivamente, caso estabelecido em negociação coletiva, com assistência de profissional indicado de comum acordo entre as partes ou da área de segurança e saúde das DRT.

7.4.4 Para cada exame médico realizado, previsto no item 7.4.1, o médico emitirá o Atestado de Saúde Ocupacional - ASO, em duas vias.

7.4.4.1 A primeira via do ASO ficará arquivada no local de trabalho do trabalhador, inclusive frente de trabalho ou canteiro de obras, à disposição da fiscalização do trabalho.

7.4.4.2 A segunda via do ASO será obrigatoriamente entregue ao trabalhador, mediante recibo da primeira via.

7.4.4.3 O ASO deverá conter no mínimo:

a) nome completo do trabalhador, o número de registro de sua identidade e sua função;

b) os riscos ocupacionais específicos existentes, ou a ausência deles, na atividade do empregado, conforme instruções técnicas expedidas pela Secretaria de Segurança e Saúde no Trabalho - SSST;

c) indicação dos procedimentos médicos a que foi submetido o trabalhador, incluindo os exames complementares e a data em que foram realizados;

d) o nome do médico coordenador, quando houver, com respectivo CRM;

e) definição de apto ou inapto para a função especifica que o trabalhador vai exercer, exerce ou exerceu;

f) nome do médico encarregado do exame e endereço ou forma de contato;

g) data e assinatura do médico encarregado do exame e carimbo contendo seu número de inscrição no CRM.

Nota:

Para Atestado de Saúde Ocupacional (ASO) serve qualquer modelo ou formulário, desde que traga as informações mínimas previstas na NR.

a) na identificação do trabalhador poderá ser usado o número da identidade, ou da carteira de trabalho. A função poderá ser completada pelo setor em que o empregado trabalha;

b) devem constar do ASO os riscos passíveis de causar doenças, exclusivamente ocupacionais, relacionadas com a atividade do trabalhador e em consonância com os exames complementares de controle médico;

Entende-se risco(s) ocupacional(ais) específico(s) o(s) agravo(s) potencial(ais) à saúde a que o empregado está exposto no seu setor/função. O(s) risco(s) é(são) o(s) detectado(s) na fase de elaboração do PCMSO.

Exemplos:

• prensista em uma estamparia ruidosa: *ruído*;

• faxineiro de empresa que exerça a sua função em área ruidosa: *ruído*;

• fundidor de grades de baterias: *chumbo*;

• pintor que trabalha em área ruidosa de uma metalúrgica: *ruído e solventes*;

• digitadora de um setor de digitação: *movimentos repetitivos*;

• mecânico que manuseia óleos e graxas: *óleos*;

• forneiro de uma função: *calor*

• técnico de radiologia: *radiação ionizante*;

• operador de moinho de farelo de soja: *ruído e poeira orgânica*;

• auxiliar de escritório que não faz movimentos repetitivos: *não há riscos ocupacionais específicos*;

• auxiliar de enfermagem em Hospital Geral: *biológico*;

• britador de pedra em uma pedreira: *poeira mineral (ou poeira com alto teor de sílica livre cristalina se quiser ser mais específico) e ruído*;

• gerente de supermercado: *não há riscos ocupacionais específicos*;

• impressor que usa tolueno como solvente de tinta em uma gráfica ruidosa: *solvente e ruído*;

• supervisor da mesma gráfica que permanece em uma sala isolada da área de produção: *não há risco ocupacional específico*;

• pintor a revólver que usa *thinner* como solvente: *solvente*.

Apesar de sua importância, não devem ser colocados riscos genéricos ou inespecíficos como *stress* por exemplo, e nem riscos de acidentes (mecânicos), como por exemplo, risco de choque elétrico para eletricista, risco de queda para trabalhadores em geral etc.

c) as indicações dos procedimentos médicos a que foi submetido o trabalhador são ligadas à identificação do(s) risco(s) da alínea "b";

Exemplos

Ruído: *audiometria*;

Poeira mineral: *radiografia do tórax*;

Chumbo: *plumbemia e ALA urinário*;

Fumos de plásticos: *espirometria*;

Tolueno: *ácido hipúrico e provas de função hepática e renal*;

Radiação ionizante: *hemograma*.

Para vários agentes descritos na alínea "b", não há procedimentos médicos específicos.

Exemplos

Dermatoses por cimento: O exame clínico detecta ou não dermatose por cimento. Convém escrever no PCMSO que o exame clínico deve ter atenção especial à pele, mas a alínea "c" do ASO fica em branco.

Trabalho em altas temperaturas: O hipertenso não deve trabalhar exposto a temperaturas elevadas, mas não há exames específicos a realizar.

L.E.R.: Não há exames complementares para detectar-se esta moléstia (é possível fazer ultrassom e eletroneuromiografia em todos os indivíduos, o que seria complexo, invasivo e caríssimo, além de ineficiente). O exame clínico é o mais indicado.

d) nome do médico coordenador, quando houver;

e) definição de apto ou inapto para a função;

f) nome do médico encarregado do exame, endereço ou forma de contato;

g) data e assinatura do médico encarregado do exame e carimbo contendo o número de inscrição no Conselho Regional de Medicina. Não é necessário carimbo. O nome do médico pode ser datilografado ou impresso através de recursos de informática, o importante é que seja legível.

7.4.5 Os dados obtidos nos exames médicos, incluindo avaliação clínica e exames complementares, as conclusões e a s medidas aplicadas deverão ser registrados em prontuário do médico coordenador do PCMSO.

7.4.5.1 Os registros a que se refere o item 7.4.5 deverão ser mantidos por período mínimo de 20 (vinte) anos após o desligamento do trabalhador.

7.4.5.2 Havendo substituição do médico a que se refere o item 7.4.5, os arquivos deverão ser transferidos para o seu sucessor.

Nota:

Os prontuários médicos devem ser guardados por 20 anos, prazo este de prescrição das ações pessoais (Código Civil Brasileiro - art. 177).

Do ponto de vista médico, grande parte das doenças ocupacionais têm tempo de latência entre a exposição e o aparecimento da moléstia de muitos anos. Em alguns casos esse período é de cerca de 40 anos. Assim, a conservação dos registros é importante para se recuperar a história profissional do trabalhador em caso de necessidade futura. Também para estudos epidemiológicos futuros é importante a conservação desses registros.

A guarda dos prontuários médicos é da responsabilidade do coordenador. Por se tratar de documento que contém informações confidenciais da saúde das pessoas, o seu arquivamento deve ser feito de modo a garantir o sigilo das mesmas. Esse arquivo pode ser guardado no local em que o médico coordenador considerar que os pré-requisitos acima estejam atendidos, podendo ser na própria empresa, em seu consultório ou escritório, na entidade a que está vinculado etc.

O prontuário médico pode ser informatizado, desde que resguardado o sigilo médico, conforme prescrito no código de ética médica.

O resultado dos exames complementares deve ser comunicado ao trabalhador e entregue ao mesmo uma cópia, conforme prescrito no § 5º do art. 168 da CLT, e o inciso III da alínea "c" do item I.7 da NR 01 (Disposições Gerais).

7.4.6 O PCMSO deverá obedecer a um planejamento em que estejam p revistas as ações de saúde a serem executadas durante o ano, devendo estas ser objeto de relatório anual.

7.4.6.1 O relatório anual deverá discriminar, por setores da empresa, o número e a natureza dos exames médicos, incluindo avaliações clínicas e exames complementares, estatísticas de resultados anormais, assim como o planejamento para o próximo ano, tomando como base o modelo proposto no Quadro III desta NR.

7.4.6.2 O relatório anual deverá ser apresentado e discutido na CIPA, quando existente na empresa, de acordo com a NR 5, sendo sua cópia anexada ao livro de atas daquela Comissão.

7.4.6.3 O relatório anual do PCMSO poderá ser armazenado na forma de arquivo informatizado, desde que seja mantido de modo a proporcionar o imediato acesso por parte do agente da inspeção do trabalho.

7.4.6.4 As empresas desobrigadas de indicarem médico coordenador ficam dispensadas de elaborar o relatório anual.

Nota:
O relatório anual deverá ser feito após decorrido um ano da implantação do PCMSO, portanto depende de quando o Programa foi efetivamente implantado na empresa. Ainda quanto ao relatório, não há necessidade de envio, registro, ciência, ou qualquer tipo de procedimento junto às Delegacias Regionais de Trabalho. O mesmo deverá ser apresentado e discutido na CIPA, e mantido na empresa à disposição do agente de inspeção do trabalho. Esse relatório vai possibilitar ao médico a elaboração de seu plano de trabalho para o próximo ano.

O modelo proposto no Quadro III é apenas uma sugestão, a qual contém o mínimo de informações para uma análise do médico do trabalho coordenador no coletivo, ou seja, para o conjunto dos trabalhadores. O relatório poderá ser feito em qualquer modelo, desde que contenha as informações determinadas no item 7.4.6.1.

Nas empresas desobrigadas de manterem médico coordenador, recomenda-s e a elaboração de um relatório anual contendo, minimamente: a relação dos exames com os respectivos tipos, datas de realização e resultados (conforme o ASO).

7.4.7 Sendo verificada, através da avaliação clínica do trabalhador e/ou dos exames constantes do Quadro I da presente NR, apenas exposição excessiva (EE ou SC +) ao risco, mesmo sem qualquer sintomatologia ou sinal clínico, deverá o trabalhador ser afastado do local de trabalho, ou do risco, até que esteja normalizado o indicador biológico de exposição e as medidas de controle nos ambientes de trabalho tenham sido adotadas.

7.4.8 Sendo constatada a ocorrência ou agravamento de doenças profissionais, através de exames médicos que incluem os definidos nesta NR, ou sendo verificadas alterações que revelem qualquer tipo de disfunção de órgão ou sistema biológico, através dos exames constantes dos quadros I (apenas aqueles com interpretação SC) e II, e do item 7.4.2.3 da presente NR, mesmo sem sintomatologia, caberá ao médico coordenador ou encarregado:

a) solicitar à empresa a emissão da Comunicação de Acidente do Trabalho - CAT;

b) indicar, quando necessário, o afastamento do trabalhador da exposição ao risco, ou do trabalho;

c) encaminhar o trabalhador à Previdência Social para estabelecimento de nexo causal, avaliação de incapacidade e definição da conduta previdenciária em relação ao trabalho;

d) orientar o empregador quanto à necessidade de adoção de medidas de controle no ambiente de trabalho.

7.5 Dos primeiros socorros

7.5.1 Todo estabelecimento deverá estar equipado com material necessário à prestação de primeiros socorros, considerando-se as características da atividade desenvolvida; manter esse material guardado em local adequado, aos cuidados de pessoa treinada para esse fim.

Quadro I

Nota:

O zinco e o tiocianato urinário foram retirados da norma anterior, basicamente porque os valores de referência da normalidade eram muito diferentes daqueles definidos para Europa e USA, de onde são originados. Poderão ser usados normalmente quando tivermos pesquisas que definam esses valores para o nosso país.

Em relação ao monitoramento biológico da exposição a tetracloroetileno através da dosagem de ácido tricloroacético urinário, o método analítico recomendável é a Espectroscopia UV/visível, mas no nível proposto para o IBMP (3,5 mg/L), é mais indicado realizar a análise por Cromatografia Gasosa ou mesmo HPLC.

Para controle do benzeno deve ser usado o Anexo à Instrução Normativa SSST n.º 2, de 20-12-95.

ZUHER HANDAR

NR-9 - Programa de Prevenção de Riscos Ambientais — Anexo 3

Publicação	DOU de
Portaria GM n.º 3.214, de 08 de junho de 1978	06/07/78

Alterações/Atualizações	DOU de
Portaria SSST n.º 25, de 29 de dezembro de 1994	30/12/90

(Texto dado pela Portaria SSST n.º 25, 29 de dezembro de 1994)

9.1 Do objeto e campo de aplicação.

9.1.1 Esta Norma Regulamentadora - NR estabelece a obrigatoriedade da elaboração e implementação, por parte de todos os empregadores e instituições que admitam trabalhadores como empregados, do Programa de Prevenção de Riscos Ambientais - PPRA, visando à preservação da saúde e da integridade dos trabalhadores, através da antecipação, reconhecimento, avaliação e conseqüente controle da ocorrência de riscos ambientais existentes ou que venham a existir no ambiente de trabalho, tendo em consideração a proteção do meio ambiente e dos recursos naturais.

9.1.2 As ações do PPRA devem ser desenvolvidas no âmbito de cada estabelecimento da empresa, sob a responsabilidade do empregador, com a participação dos trabalhadores, sendo sua abrangência e profundidade dependentes das características dos riscos e das necessidades de controle.

9.1.2.1 Quando não forem identificados riscos ambientais nas fases de antecipação ou reconhecimento, descritas nos itens 9.3.2 e 9.3.3, o PPRA poderá resumir-se às etapas previstas nas alíneas "a" e "f" do subitem 9.3.1.

9.1.3 O PPRA é parte integrante do conjunto mais amplo das iniciativas da empresa no campo da preservação da saúde e da integridade dos trabalhadores, devendo estar articulado com o disposto nas demais NR, em especial com o Programa de Controle Médico de Saúde Ocupacional - PCMSO previsto na NR-7.

9.1.4 Esta NR estabelece os parâmetros mínimos e diretrizes gerais a serem observados na execução do PPRA, podendo os mesmos ser ampliados mediante negociação coletiva de trabalho.

9.1.5 Para efeito desta NR, consideram-se riscos ambientais os agentes físicos, químicos e biológicos existentes nos ambientes de trabalho que, em função de sua natureza, concentração ou intensidade e tempo de exposição, são capazes de causar danos à saúde do trabalhador.

9.1.5.1 Consideram-se agentes físicos as diversas formas de energia a que possam estar expostos os trabalhadores, tais como: ruído, vibrações, pressões anormais, temperaturas extremas, radiações ionizantes, radiações não ionizantes, bem como o infrassom e o ultrassom.

9.1.5.2 Consideram-se agentes químicos as substâncias, compostos ou produtos que possam penetrar no organismo pela via respiratória, nas formas de poeiras, fumos, névoas, neblinas, gases ou vapores, ou que, pela natureza da atividade de exposição, possam ter contato ou ser absorvidos pelo organismo através da pele ou por ingestão.

9.1.5.3 Consideram-se agentes biológicos as bactérias, fungos, bacilos, parasitas, protozoários, vírus, entre outros.

9.2 Da estrutura do PPRA.

9.2.1 O Programa de Prevenção de Riscos Ambientais deverá conter, no mínimo, a seguinte estrutura:
a) planejamento anual com estabelecimento de metas, prioridades e cronograma;
b) estratégia e metodologia de ação;
c) forma do registro, manutenção e divulgação dos dados;
d) periodicidade e forma de avaliação do desenvolvimento do PPRA.

9.2.1.1 Deverá ser efetuada, sempre que necessário e pelo menos uma vez ao ano, uma análise global do PPRA para avaliação do seu desenvolvimento e realização dos ajustes necessários e estabelecimento de novas metas e prioridades.

2 9.2 O PPRA deverá estar descrito num documento-base contendo todos os aspectos estruturais constantes do item 9.2.1.

9.2.2.1 O documento-base e suas alterações e complementações deverão ser apresentados e discutidos na CIPA, quando existente na empresa, de acordo com a NR-5, sendo sua cópia anexada ao livro de atas desta Comissão.

9.2.2.2 O documento-base e suas alterações deverão estar disponíveis de modo a proporcionar o imediato acesso às autoridades competentes.

9.2.3 O cronograma previsto no item 9.2.1 deverá indicar claramente os prazos para o desenvolvimento das etapas e cumprimento das metas do PPRA.

9.3 Do desenvolvimento do PPRA.
9.3.1 O Programa de Prevenção de Riscos Ambientais deverá incluir as seguintes etapas:
a) antecipação e reconhecimentos dos riscos;

NR-9 – Programa de Prevenção de Riscos Ambientais

b) estabelecimento de prioridades e metas de avaliação e controle;

c) avaliação dos riscos e da exposição dos trabalhadores;

d) implantação de medidas de controle e avaliação de sua eficácia;

e) monitoramento da exposição aos riscos;

f) registro e divulgação dos dados.

9.3.1.1 A elaboração, implementação, acompanhamento e avaliação do PPRA poderão ser feitas pelo Serviço Especializado em Engenharia de Segurança e em Medicina do Trabalho - SESMT ou por pessoa ou equipe de pessoas que, a critério do empregador, sejam capazes de desenvolver o disposto nesta NR.

9.3.2 A antecipação deverá envolver a análise de projetos de novas instalações, métodos ou processos de trabalho, ou de modificação dos já existentes, visando a identificar os riscos potenciais e introduzir medidas de proteção para sua redução ou eliminação.

9.3.3 O reconhecimento dos riscos ambientais deverá conter os seguintes itens, quando aplicáveis:

a) a sua identificação;

b) a determinação e localização das possíveis fontes geradoras;

c) a identificação das possíveis trajetórias e dos meios de propagação dos agentes no ambiente de trabalho;

d) a identificação das funções e determinação do número de trabalhadores expostos;

e) a caracterização das atividades e do tipo da exposição;

f) a obtenção de dados existentes na empresa, indicativos de possível comprometimento da saúde decorrente do trabalho;

g) os possíveis danos à saúde relacionados aos riscos identificados, disponíveis na literatura técnica;

h) a descrição das medidas de controle já existentes.

9.3.4 A avaliação quantitativa deverá ser realizada sempre que necessária para:

a) comprovar o controle da exposição ou a inexistência riscos identificados na etapa de reconhecimento;

b) dimensionar a exposição dos trabalhadores;

c) subsidiar o equacionamento das medidas de controle.

9.3.5 Das medidas de controle.

9.3.5.1 Deverão ser adotadas as medidas necessárias suficientes para a eliminação, a minimização ou o controle dos riscos ambientais sempre que forem verificadas uma ou mais das seguintes situações:

a) identificação, na fase de antecipação, de risco potencial à saúde;

b) constatação, na fase de reconhecimento de risco evidente à saúde;

c) quando os resultados das avaliações quantitativas da exposição dos trabalhadores excederem os valores dos limites previstos na NR-15 ou, na ausência destes os valores limites de exposição ocupacional adotados pela ACGIH - *American Conference of Governmental Industrial Higyenists*, ou aqueles que venham a ser estabelecidos em negociação coletiva de trabalho, desde que mais rigorosos do que os critérios técnico--legais estabelecidos;

d) quando, através do controle médico da saúde, ficar caracterizado o nexo causal entre danos observados na saúde os trabalhadores e a situação de trabalho a que eles ficam expostos.

9.3.5.2 O estudo, desenvolvimento e implantação de medidas de proteção coletiva deverá obedecer à seguinte hierarquia:

a) medidas que eliminam ou reduzam a utilização ou a formação de agentes prejudiciais à saúde;

b) medidas que previnam a liberação ou disseminação desses agentes no ambiente de trabalho;

c) medidas que reduzam os níveis ou a concentração desses agentes no ambiente de trabalho.

9.3.5.3 A implantação de medidas de caráter coletivo deverá ser acompanhada de treinamento dos trabalhadores quanto os procedimentos que assegurem a sua eficiência e de informação sobre as eventuais limitações de proteção que ofereçam.

9.3.5.4 Quando comprovado pelo empregador ou instituição a inviabilidade técnica da adoção de medidas de proteção coletiva ou quando estas não forem suficientes ou encontrarem-se em fase de estudo, planejamento ou implantação, ou ainda em caráter complementar ou emergencial, deverão ser adotadas outras medidas, obedecendo-se à seguinte hierarquia:

a) medidas de caráter administrativo ou de organização do trabalho;

b) utilização de equipamento de proteção individual - EPI.

9.3.5.5 A utilização de EPI no âmbito do programa deverá considerar as Normas Legais e Administrativas em vigor e envolver no mínimo:

a) seleção do EPI adequado tecnicamente ao risco a que o trabalhador está exposto e à atividade exercida, considerando-se a eficiência necessária para o controle da exposição ao risco e o conforto oferecido segundo avaliação do trabalhador usuário;

b) programa de treinamento dos trabalhadores quanto à sua correta utilização e orientação sobre as limitações de proteção que o EPI oferece;

c) estabelecimento de normas ou procedimento para promover o fornecimento, o uso, a guarda, a higienização, a conservação, a manutenção e a reposição do EPI, visando garantir as condições de proteção originalmente estabelecidas;

d) caracterização das funções ou atividades dos trabalhadores, com a respectiva identificação dos EPI's utilizados para os riscos ambientais.

9.3.5.6 O PPRA deve estabelecer critérios e mecanismos de avaliação da eficácia das medidas de proteção implantadas considerando os dados obtidos nas avaliações realizadas e no controle médico da saúde previsto na NR- 7.

9.3.6 Do nível de ação.

9.3.6.1 Para os fins desta NR, considera-se nível de ação o valor acima do qual devem ser iniciadas ações preventivas de forma a minimizar a probabilidade de que as exposições a agentes ambientais ultrapassem os limites de exposição. As ações devem incluir o monitoramento periódico da exposição, a informação aos trabalhadores e o controle médico.

9.3.6.2 Deverão ser objeto de controle sistemático as situações que apresentem exposição ocupacional acima dos níveis de ação, conforme indicado nas alíneas que seguem:
   a) para agentes químicos, a metade dos limites de exposição ocupacional considerados de acordo com a alínea "c" do subitem 9.3.5.1;
   b) para o ruído, a dose de 0,5 (dose superior a 50%), conforme critério estabelecido na NR-15, Anexo I, item 6.

9.3.7 Do monitoramento.

9.3.7.1 Para o monitoramento da exposição dos trabalhadores e das medidas de controle, deve ser realizada uma avaliação sistemática e repetitiva da exposição a um dado risco, visando à introdução ou modificação das medidas de controle, sempre que necessário.

9.3.8 Do registro de dados.

9.3.8.1 Deverá ser mantido pelo empregador ou instituição um registro de dados, estruturado de forma a constituir um histórico técnico e administrativo do desenvolvimento do PPRA. 9.3.8.2 Os dados deverão ser mantidos por um período mínimo de 20 (vinte) anos.

9.3.8.3 O registro de dados deverá estar sempre disponível aos trabalhadores interessados ou seus representantes e para as autoridades competentes.

9.4 Das responsabilidades.

9.4.1 Do empregador: I. estabelecer, implementar e assegurar o cumprimento do PPRA como atividade permanente da empresa ou instituição.

9.4.2 Dos trabalhadores: I. colaborar e participar na implantação e execução do PPRA; II. seguir as orientações recebidas nos treinamentos oferecidos dentro do PPRA; III. informar ao seu superior hierárquico direto ocorrências que, a seu julgamento, possam implicar riscos à saúde dos trabalhadores.

9.5 Da informação.

9.5.1 Os trabalhadores interessados terão o direito de apresentar propostas e receber informações e orientações a fim de assegurar a proteção aos riscos ambientais identificados na execução do PPRA.

9.5.2 Os empregadores deverão informar os trabalhadores de maneira apropriada e suficiente sobre os riscos ambientais que possam originar-se nos locais de trabalho e sobre os meios disponíveis para prevenir ou limitar tais riscos e para proteger-se dos mesmos.

9.6 Das disposições finais.

9.6.1 Sempre que vários empregadores realizem simultaneamente atividades no mesmo local de trabalho terão o dever de executar ações integradas para aplicar as medidas previstas no PPRA visando a proteção de todos os trabalhadores expostos aos riscos ambientais gerados.

9.6.2 O conhecimento e a percepção que os trabalhadores têm do processo de trabalho e dos riscos ambientais presentes, incluindo os dados consignados no Mapa de Riscos, previsto na NR-5, deverão ser considerados para fins de planejamento e execução do PPRA em todas as suas fases.

9.6.3 O empregador deverá garantir que, na ocorrência de riscos ambientais nos locais de trabalho que coloquem em situação de grave e iminente risco um ou mais trabalhadores, os mesmos possam interromper de imediato as suas atividades, comunicando o fato ao superior hierárquico direto para as devidas providências.

NR 32 - Segurança e Saúde no Trabalho em Serviços de Saúde

Anexo 4

Portaria MTE n.º 485, de 11 de Novembro de 2005 (DOU de 16/11/05 – Seção 1)

32.1 Do objetivo e campo de aplicação

32.1.1 Esta Norma Regulamentadora – NR tem por finalidade estabelecer as diretrizes básicas para a implementação de medidas de proteção à segurança e à saúde dos trabalhadores dos serviços de saúde, bem como daqueles que exercem atividades de promoção e assistência à saúde em geral.

32.1.2 Para fins de aplicação desta NR entende-se por serviços de saúde qualquer edificação destinada à prestação de assistência à saúde da população, e todas as ações de promoção, recuperação, assistência, pesquisa e ensino em saúde em qualquer nível de complexidade.

32.2 Dos Riscos Biológicos

32.2.1 Para fins de aplicação desta NR, considera-se Risco Biológico a probabilidade da exposição ocupacional a agentes biológicos.

32.2.1.1 Consideram-se Agentes Biológicos os microrganismos, geneticamente modificados ou não; as culturas de células; os parasitas; as toxinas e os príons.

32.2.1.2 A classificação dos agentes biológicos encontra-se no anexo I desta NR.

32.2.2 Do Programa de Prevenção de Riscos Ambientais - PPRA:

32.2.2.1 O PPRA, além do previsto na NR-09, na fase de reconhecimento, deve conter:

I. Identificação dos riscos biológicos mais prováveis, em função da localização geográfica e da característica do serviço de saúde e seus setores, considerando:

    a) fontes de exposição e reservatórios;

    b) vias de transmissão e de entrada;

    c) transmissibilidade, patogenicidade e virulência do agente;

    d) persistência do agente biológico no ambiente;

    e) estudos epidemiológicos ou dados estatísticos;

    f) outras informações científicas.

II. Avaliação do local de trabalho e do trabalhador, considerando:

    a) a finalidade e descrição do local de trabalho;

    b) a organização e procedimentos de trabalho;

    c) a possib ilidade de exposição;

    d) a descrição das atividades e funções de cada local de trabalho;

    e) as medidas preventivas aplicáveis e seu acompanhamento.

32.2.2.2 O PPRA deve ser reavaliado 01 (uma) vez ao ano e:

a) sempre que se produza uma mudança nas condições de trabalho, que possa alterar a exposição aos agentes biológicos;

b) quando a análise dos acidentes e incidentes assim o determinar.

32.2.2.3 Os documentos que compõem o PPRA deverão estar disponíveis aos trabalhadores.

32.2.3 Do Programa de Controle Médico de Saúde Ocupacional – PCMSO

32.2.3.1 O PCMSO, além do previsto na NR-07, e observando o disposto no inciso I do item 32.2.2.1, deve contemplar:

a) o reconhecimento e a avaliação dos riscos biológicos;

b) a localização das áreas de risco segundo os parâmetros do item 32.2.2;

c) a relação contendo a identificação nominal dos trabalhadores, sua função, o local em que desempenham suas atividades e o risco a que estão expostos;

d) a vigilância médica dos trabalhadores potencialmente expostos;

e) o programa de vacinação.

32.2.3.2 Sempre que houver transferência permanente ou ocasional de um trabalhador para um outro posto de trabalho, que implique em mudança de risco, esta deve ser comunicada de imediato ao médico coordenador ou responsável pelo PCMSO.

32.2.3.3 Com relação à possibilidade de exposição acidental aos agentes biológicos, deve constar do PCMSO:

a) os procedimentos a serem adotados para diagnóstico, acompanhamento e prevenção da soroconversão e das doenças;

b) as medidas para descontaminação do local de trabalho;

c) o tratamento médico de emergência para os trabalhadores;

d) a identificação dos responsáveis pela aplicação das medidas pertinentes;

e) a relação dos estabelecimentos de saúde que podem prestar assistência aos trabalhadores;

f) as formas de remoção para atendimento dos trabalhadores;

g) a relação dos estabelecimentos de assistência à saúde depositários de imunoglobulinas, vacinas, medicamentos necessários, materiais e insumos especiais.

32.2.3.4 O PCMSO deve estar à disposição dos trabalhadores, bem como da inspeção do trabalho.

32.2.3.5 Em toda ocorrência de acidente envolvendo riscos biológicos, com ou sem afastamento do trabalhador, deve ser emitida a Comunicação de Acidente de Trabalho – CAT.

32.2.4 Das Medidas de Proteção.

32.2.4.1 As medidas de proteção devem ser adotadas a partir do resultado da avaliação, previstas no PPRA, observando o disposto no item 32.2.2.

32.2.4.1.1 Em caso de exposição acidental ou incidental, medidas de proteção devem ser adotadas imediatamente, mesmo que não previstas no PPRA.

32.2.4.2 A manipulação em ambiente laboratorial deve seguir as orientações contidas na publicação do Ministério da Saúde – Diretrizes Gerais para o Trabalho em Contenção com Material Biológico, correspondentes aos respectivos microrganismos.

32.2.4.3 Todo local onde exista possibilidade de exposição ao agente biológico deve ter lavatório exclusivo para higiene das mãos provido de água corrente, sabonete líquido, toalha descartável e lixeira provida de sistema de abertura sem contato manual.

32.2.4.3.1 Os quartos ou enfermarias destinados ao isolamento de pacientes portadores de doenças infecto-contagiosas devem conter lavatório em seu interior.

32.2.4.3.2 O uso de luvas não substitui o processo de lavagem das mãos, o que deve ocorrer, no mínimo, antes e depois do uso das mesmas.

32.2.4.4 Os trabalhadores com feridas ou lesões nos membros superiores só podem iniciar suas atividades após avaliação médica obrigatória com emissão de documento de liberação para o trabalho.

32.2.4.5 O empregador deve vedar:

a) a utilização de pias de trabalho para fins diversos dos previstos;

b) o ato de fumar, o uso de adornos e o manuseio de lentes de contato nos postos de trabalho;

c) o consumo de alimentos e bebidas nos postos de trabalho;

d) a guarda de alimentos em locais não destinados para este fim;

e) o uso de calçados abertos.

32.2.4.6 Todos trabalhadores com possibilidade de exposição a agentes biológicos devem utilizar vestimenta de trabalho adequada e em condições de conforto.

32.2.4.6.1 A vestimenta deve ser fornecida sem ônus para o empregado.

32.2.4.6.2 Os trabalhadores não devem deixar o local de trabalho com os equipamentos de proteção individual e as vestimentas utilizadas em suas atividades laborais.

32.2.4.6.3 O empregador deve providenciar locais apropriados para fornecimento de vestimentas limpas e para deposição das usadas.

32.2.4.6.4 A higienização das vestimentas utilizadas nos centros cirúrgicos e obstétricos, serviços de tratamento intensivo, unidades de pacientes com doenças infecto-contagiosa e quando houver contato direto da vestimenta com material orgânico, deve ser de responsabilidade do empregador.

32.2.4.7 Os Equipamentos de Proteção Individual – EPI, descartáveis ou não, deverão estar à disposição em número suficiente nos postos de trabalho, de forma que seja garantido o imediato fornecimento ou reposição.

32.2.4.8 O empregador deve:

a) garantir a conservação e a higienização dos materiais e instrumentos de trabalho;

b) providenciar recipientes e meios de transporte adequados para materiais infectantes, fluidos e tecidos orgânicos.

32.2.4.9 O empregador deve assegurar capacitação aos trabalhadores, antes do início das atividades e de forma continuada, devendo ser ministrada:

a) sempre que ocorra uma mudança das condições de exposição dos trabalhadores aos agentes biológicos;

b) durante a jornada de trabalho;

c) por profissionais de saúde familiarizados com os riscos inerentes aos agentes biológicos.

32.2.4.9.1 A capacitação deve ser adaptada à evolução do conhecimento e à identificação de novos riscos biológicos e deve incluir:

a) os dados disponíveis sobre riscos potenciais para a saúde;

b) medidas de controle que minimizem a exposição aos agentes;

c) normas e procedimentos de higiene;

d) utilização de equipamentos de proteção coletiva, individual e vestimentas de trabalho;

e) medidas para a prevenção de acidentes e incidentes;

f) medidas a serem adotadas pelos trabalhadores no caso de ocorrência de incidentes e acidentes.

32.2.4.9.2 O empregador deve comprovar para a inspeção do trabalho a realização da capacitação através de documentos que informem a data, o horário, a carga horária, o conteúdo ministrado, o nome e a formação ou capacitação profissional do instrutor e dos trabalhadores envolvidos.

32.2.4.10 Em todo local onde exista a possibilidade de exposição a agentes biológicos, devem ser fornecidas aos trabalhadores instruções escritas, em linguagem acessível, das rotinas realizadas no local de trabalho e medidas de prevenção de acidentes e de doenças relacionadas ao trabalho.

32.2.4.10.1 As instruções devem ser entregues ao trabalhador, mediante recibo, devendo este ficar à disposição da inspeção do trabalho.

32.2.4.11 Os trabalhadores devem comunicar imediatamente todo acidente ou incidente, com possível exposição a agentes biológicos, ao responsável pelo local de trabalho e, quando houver, ao serviço de segurança e saúde do trabalho e à CIPA.

32.2.4.12 O empregador deve informar, imediatamente, aos trabalhadores e aos seus representantes qualquer acidente ou incidente grave que possa provocar a disseminação de um agente biológico suscetível de causar doenças graves nos seres humanos, as suas causas e as medidas adotadas ou a serem adotadas para corrigir a situação.

32.2.4.13 Os colchões, colchonetes e demais almofadados devem ser revestidos de material lavável e impermeável, permitindo desinfecção e fácil higienização.

32.2.4.13.1 O revestimento não pode apresentar furos, rasgos, sulcos ou reentrâncias.

32.2.4.14 Os trabalhadores que utilizarem objetos perfurocortantes devem ser os responsáveis pelo seu descarte.

32.2.4.15 São vedados o reencape e a desconexão manual de agulhas.

32.2.4.16 Deve ser assegurado o uso de materiais perfurocortantes com dispositivo de segurança, conforme cronograma a ser estabelecido pela CTPN.

32.2.4.17 Da Vacinação dos Trabalhadores

32.2.4.17.1 A todo trabalha dor dos serviços de saúde deve ser fornecido, gratuitamente, programa de imunização ativa contra tétano, difteria, hepatite B e os estabelecidos no PCMSO.

32.2.4.17.2 Sempre que houver vacinas eficazes contra outros agentes biológicos a que os trabalhadores estão, ou poderão estar, expostos, o empregador deve fornecê-las gratuitamente.

32.2.4.17.3 O empregador deve fazer o controle da eficácia da vacinação sempre que for recomendado pelo Ministério da Saúde e seus órgãos, e providenciar, se necessário, seu reforço.

32.2.4.17.4 A vacinação deve obedecer às recomendações do Ministério da Saúde.

32.2.4.17.5 O empregador deve assegurar que os trabalhadores sejam informados das vantagens e dos efeitos colaterais, assim como dos riscos a que estarão expostos por falta ou recusa de vacinação, devendo, nestes casos, guardar documento comprobatório e mantê-lo disponível à inspeção do trabalho.

32.2.4.17.6 A vacinação deve ser registrada no prontuário clínico individual do trabalhador, previsto na NR-07.

32.2.4.17.7 Deve ser fornecido ao trabalhador comprovante das vacinas recebidas.

32.3 Dos Riscos Químicos

32.3.1 Deve ser mantida a rotulagem do fabricante na embalagem original dos produtos químicos utilizados em serviços de saúde.

32.3.2 Todo recipiente contendo produto químico manipulado ou fracionado deve ser identificado, de forma legível, por etiqueta com o nome do produto, composição química, sua concentração, data de envase e de validade, e nome do responsável pela manipulação ou fracionamento.

32.3.3 É vedado o procedimento de reutilização das embalagens de produtos químicos.

32.3.4 Do Programa de Prevenção de Riscos Ambientais – PPRA

32.3.4.1 No PPRA dos serviços de saúde deve constar inventário de todos os produtos químicos, inclusive intermediários e resíduos, com indicação daqueles que impliquem em riscos à segurança e saúde do trabalhador.

32.3.4.1.1 Os produtos químicos, inclusive intermediários e resíduos que impliquem riscos à segurança e saúde do trabalhador, devem ter uma ficha descritiva contendo, no mínimo, as seguintes informações:

   a) as características e as formas de utilização do produto;

   b) os riscos à segurança e saúde do trabalhador e ao meio ambiente, considerando as formas de utilização;

   c) as medidas de proteção coletiva, individual e controle médico da saúde dos trabalhadores;

   d) condições e local de estocagem;

   e) procedimentos em situações de emergência.

32.3.4.1.2 Uma cópia da ficha deve ser mantida nos locais onde o produto é utilizado.

32.3.5 Do Programa de Controle Médico de Saúde Ocupacional – PCMSO.

32.3.5.1 Na elaboração e implementação do PCMSO, devem ser consideradas as informações contidas nas fichas descritivas citadas no subitem 32.3.4.1.1.

32.3.6 Cabe ao empregador:

32.3.6.1 Capacitar, inicialmente e de forma continuada, os trabalhadores envolvidos para a utilização segura de produtos químicos.

32.3.6.1.1 A capacitação deve conter, no mínimo:

a) a apresentação das fichas descritivas citadas no subitem 32.3.4.1.1, com explicação das informações nelas contidas;

b) os procedimentos de segurança relativos à utilização;

c) os procedimentos a serem adotados em caso de incidentes, acidentes e em situações de emergência.

32.3.7 Das Medidas de Proteção

32.3.7.1 O empregador deve destinar local apropriado para a manipulação ou fracionamento de produtos químicos que impliquem riscos à segurança e saúde do trabalhador.

32.3.7.1.1 É vedada a realização destes procedimentos em qualquer local que não o apropriado para este fim.

32.3.7.1.2 Excetuam-se a preparação e associação de medicamentos para administração imediata aos pacientes.

32.3.7.1.3 O local deve dispor, no mínimo, de: a) sinalização gráfica de fácil visualização para identificação do ambiente, respeitando o disposto na NR-26;

b) equipamentos que garantam a concentração dos produtos químicos no ar abaixo dos limites de tolerância estabelecidos nas NR-09 e NR-15 e observando-se os níveis de ação previstos na NR-09;

c) equipamentos que garantam a exaustão dos produtos químicos de forma a não potencializar a exposição de qualquer trabalhador, envolvido ou não, no processo de trabalho, não devendo ser utilizado o equipamento tipo coifa;

d) chuveiro e lava-olhos, os quais deverão ser acionados e higienizados semanalmente;

e) equipamentos de proteção individual, adequados aos riscos, à disposição dos trabalhadores;

f) sistema adequado de descarte.

32.3.7.2 A manipulação ou fracionamento dos produtos químicos deve ser feito por trabalhador qualificado.

32.3.7.3 O transporte de produtos químicos deve ser realizado considerando os riscos à segurança e saúde do trabalhador e ao meio ambiente.

32.3.7.4 Todos os estabelecimentos que realizam, ou que pretendem realizar, esterilização, reesterilização ou reprocessamento por gás óxido de etileno, deverão atender o disposto na Portaria Interministerial n.º 482/MS/MTE de 16/04/1999.

32.3.7.5 Nos locais onde se utilizam e armazenam produtos inflamáveis, o sistema de prevenção de incêndio deve prever medidas especiais de segurança e procedimentos de emergência.

32.3.7.6 As áreas de armazenamento de produtos químicos devem ser ventiladas e sinalizadas.

32.3.7.6.1 Devem ser previstas áreas de armazenamento próprias para produtos químicos incompatíveis.

32.3.8 Dos Gases Medicinais

32.3.8.1 Na movimentação, transporte, armazenamento, manuseio e utilização dos gases, bem como na manutenção dos equipamentos, devem ser observadas as recomendações do fabricante, desde que compatíveis com as disposições da legislação vigente.

32.3.8.1.1 As recomendações do fabricante, em português, devem ser mantidas no local de trabalho à disposição dos trabalhadores e da inspeção do trabalho.

32.3.8.2 É vedado:

a) a utilização de equipamentos em que se constate vazamento de gás;

b) submeter equipamentos a pressões superiores àquelas para as quais foram projetados;

c) a utilização de cilindros que não tenham a identificação do gás e a válvula de segurança;

d) a movimentação dos cilindros sem a utilização dos equipamentos de proteção individual adequados;

e) a submissão dos cilindros a temperaturas extremas;

f) a utilização do oxigênio e do ar comprimido para fins diversos aos que se destinam;

g) o contato de óleos, graxas, hidrocarbonetos ou materiais orgânicos similares com gases oxidantes;

h) a utilização de cilindros de oxigênio sem a válvula de retenção ou o dispositivo apropriado para impedir o fluxo reverso;

i) a transferência de gases de um cilindro para outro, independentemente da capacidade dos cilindros;

j) o transporte de cilindros soltos, em posição horizontal e sem capacetes.

32.3.8.3 Os cilindros contendo gases inflamáveis, tais como hidrogênio e acetileno, devem ser armazenados a uma distância mínima de oito metros daqueles contendo gases oxidantes, tais como oxigênio e óxido nitroso, ou através de barreiras vedadas e resistentes ao fogo.

32.3.8.4 Para o sistema centralizado de gases medicinais devem ser fixadas placas, em local visível, com caracteres indeléveis e legíveis, com as seguintes informações:

a) nominação das pessoas autorizadas a terem acesso ao local e treinadas na operação e manutenção do sistema;

b) procedimentos a serem adotados em caso de emergência;

c) número de telefone para uso em caso de emergência;

d) sinalização alusiva a perigo.

32.3.9 Dos Medicamentos e das Drogas de Risco

32.3.9.1 Para efeito desta NR, consideram-se medicamentos e drogas de risco aquelas que possam causar genotoxicidade, carcinogenicidade, teratogenicidade e toxicidade séria e seletiva sobre órgãos e sistemas.

32.3.9.2 Deve constar no PPRA a descrição dos riscos inerentes às atividades de recebimento, armazenamento, preparo, distribuição, administração dos medicamentos e das drogas de risco.

32.3.9.3 Dos Gases e Vapores Anestésicos

32.3.9.3.1 Todos os equipamentos utilizados para a administração dos gases ou vapores anestésicos devem ser submetidos à manutenção corretiva e preventiva, dando-se especial atenção aos pontos de vazamentos para o ambiente de trabalho, buscando sua eliminação.

32.3.9.3.2 A manutenção consiste, no mínimo, na verificação dos cilindros de gases, conectores, conexões, mangueiras, balões, traqueias, válvulas, aparelhos de anestesia e máscaras faciais para ventilação pulmonar.

32.3.9.3.2.1 O programa e os relatórios de manutenção devem constar de documento próprio que deve ficar à disposição dos trabalhadores diretamente envolvidos e da fiscalização do trabalho.

32.3.9.3.3 Os locais onde são utilizados gases ou vapores anestésicos devem ter sistemas de ventilação e exaustão, com o objetivo de manter a concentração ambiental sob controle, conforme previsto na legislação vigente.

32.3.9.3.4 Toda trabalhadora gestante só será liberada para o trabalho em áreas com possibilidade de exposição a gases ou vapores anestésicos após autorização por escrito do médico responsável pelo PCMSO, considerando as informações contidas no PPRA.

32.3.9.4 Dos Quimioterápicos Antineoplásicos

32.3.9.4.1 Os quimioterápicos antineoplásicos somente devem ser preparados em área exclusiva e com acesso restrito aos profissionais diretamente envolvidos. A área deve dispor no mínimo de:

a) vestiário de barreira com dupla câmara;

b) sala de preparo dos quimioterápicos;

c) local destinado para as atividades administrativas;

d) local de armazenamento exclusivo para estocagem.

32.3.9.4.2 O vestiário deve dispor de:

a) pia e material para lavar e secar as mãos;

b) lava olhos, o qual pode ser substituído por uma ducha tipo higiênica;

c) chuveiro de emergência;

d) equipamentos de proteção individual e vestimentas para uso e reposição;

e) armários para guarda de pertences;

f) recipientes para descarte de vestimentas usadas.

32.3.9.4.3 Devem ser elaborados manuais de procedimentos relativos a limpeza, descontaminação e desinfecção de todas as áreas, incluindo superfícies, instalações, equipamentos, mobiliário, vestimentas, EPI e materiais.

32.3.9.4.3.1 Os manuais devem estar disponíveis a todos os trabalhadores e à fiscalização do trabalho.

NR 32 – Segurança e Saúde no Trabalho em Serviços de Saúde   213

32.3.9.4.4 Todos os profissionais diretamente envolvidos devem lavar adequadamente as mãos, antes e após a retirada das luvas.

32.3.9.4.5 A sala de preparo deve ser dotada de Cabine de Segurança Biológica Classe II B2 e na sua instalação devem ser previstos, no mínimo:

a) suprimento de ar necessário ao seu funcionamento;

b) local e posicionamento, de forma a evitar a formação de turbulência aérea.

32.3.9.4.5.1 A cabine deve:

a) estar em funcionamento no mínimo por 30 minutos antes do início do trabalho de manipulação e permanecer ligada por 30 minutos após a conclusão do trabalho;

b) ser submetida periodicamente a manutenções e trocas de filtros absolutos e pré- filtros de acordo com um programa escrito, que obedeça às especificações do fabricante, e que deve estar à disposição da inspeção do trabalho;

c) possuir relatório das manutenções, que deve ser mantido a disposição da fiscalização do trabalho;

d) ter etiquetas afixadas em locais visíveis com as datas da última e da próxima manutenção;

e) ser submetida a processo de limpeza, descontaminação e desinfecção, nas paredes laterais internas e superfície de trabalho, antes do início das atividades;

f) ter a sua superfície de trabalho submetida aos procedimentos de limpeza ao final das atividades e no caso de ocorrência de acidentes com derramamentos e respingos.

32.3.9.4.6 Com relação aos quimioterápicos antineoplásicos, compete ao empregador:

a) proibir fumar, comer ou beber, bem como portar adornos ou maquiar-se;

b) afastar das atividades as trabalhadoras gestantes e nutrizes;

c) proibir que os trabalhadores expostos realizem atividades com possibilidade de exposição aos agentes ionizantes;

d) fornecer aos trabalhadores avental confeccionado de material impermeável, com frente resistente e fechado nas costas, manga comprida e punho justo, quando do seu preparo e administração;

e) fornecer aos trabalhadores dispositivos de segurança que minimizem a geração de aerossóis e a ocorrência de acidentes durante a manipulação e administração;

f) fornecer aos trabalhadores dispositivos de segurança para a prevenção de acidentes durante o transporte.

32.3.9.4.7 Além do cumprimento do disposto na legislação vigente, os Equipamentos de Proteção Individual - EPI devem atender as seguintes exigências:

a) ser avaliados diariamente quanto ao estado de conservação e segurança;

b) estar armazenados em locais de fácil acesso e em quantidade suficiente para imediata substituição, segundo as exigências do procedimento ou em caso de contaminação ou dano.

32.3.9.4.8 Com relação aos quimioterápicos antineoplásicos é vedado:

a) iniciar qualquer atividade na falta de EPI;

b) dar continuidade às atividades de manipulação quando ocorrer qualquer interrupção do funcionamento da cabine de segurança biológica.

32.3.9.4.9 Dos Procedimentos Operacionais em Caso de Ocorrência de Acidentes Ambientais ou Pessoais.

32.3.9.4.9.1 Com relação aos quimioterápicos, entende-se por acidente:

a) ambiental: contaminação do ambiente devido à saída do medicamento do envase no qual esteja acondicionado, seja por derramamento ou por aerodispersoides sólidos ou líquidos;

b) pessoal: contaminação gerada por contato ou inalação dos medicamentos da terapia quimioterápica antineoplásic a em qualquer das etapas do processo.

32.3.9.4.9.2 As normas e os procedimentos, a serem adotados em caso de ocorrência de acidentes ambientais ou pessoais, devem constar em manual disponível e de fácil acesso aos trabalhadores e à fiscalização do trabalho.

32.3.9.4.9.3 Nas áreas de preparação, armazenamento e administração e para o transporte deve ser mantido um "Kit" de derramamento identificado e disponível, que deve conter, no mínimo: luvas de procedimento, avental impermeável, compressas absorventes, proteção respiratória, proteção ocular, sabão, recipiente identificado para recolhimento de resíduos e descrição do procedimento.

32.3.10 Da Capacitação

32.3.10.1 Os trabalhadores envolvidos devem receber capacitação inicial e continuada que contenha, no mínimo:

a) as principais vias de exposição ocupacional;

b) os efeitos terapêuticos e adversos destes medicamentos e o possível risco à saúde, a longo e curto prazo;

c) as normas e os procedimentos padronizados relativos ao manuseio, preparo, transporte, administração, distribuição e descarte dos quimioterápicos antineoplásicos;

d) as normas e os procedimentos a serem adotadas no caso de ocorrência de acidentes.

32.3.10.1.1 A capacitação deve ser ministrada por profissionais de saúde familiarizados com os riscos inerentes aos quimioterápicos antineoplásicos.

32.4 Das Radiações Ionizantes

32.4.1 O atendimento das exigências desta NR, com relação às radiações ionizantes, não desobriga o empregador de observar as disposições estabelecidas pelas normas específicas da Comissão Nacional de Energia Nuclear – CNEN e da Agência Nacional de Vigilância Sanitária – ANVISA, do Ministério da Saúde.

32.4.2 É obrigatório manter no local de trabalho e à disposição da inspeção do trabalho o Plano de Proteção Radiológica - PPR, aprovado pela CNEN, e para os serviços de radiodiagnóstico aprovado pela Vigilância Sanitária.

32.4.2.1 O Plano de Proteção Radiológica deve:

a) estar dentro do prazo de vigência;

b) identificar o profissional responsável e seu substituto eventual como membros efetivos da equipe de trabalho do serviço;

c) fazer parte do PPRA do estabelecimento;

d) ser considerado na elaboração e implementação do PCMSO;

NR 32 – Segurança e Saúde no Trabalho em Serviços de Saúde   215

e) ser apresentado na CIPA, quando existente na empresa, sendo sua cópia anexada às atas desta comissão.

32.4.3 O trabalhador que realize atividades em áreas onde existam fontes de radiações ionizantes deve:

a) permanecer nestas áreas o menor tempo possível para a realização do procedimento;

b) ter conhecimento dos riscos radiológicos associados ao seu trabalho;

c) estar capacitado inicialmente e de forma continuada em proteção radiológica;

d) usar os EPI adequados para a minimização dos riscos;

e) estar sob monitoração individual de dose de radiação ionizante, nos casos em que a exposição seja ocupacional.

32.4.4 Toda trabalhadora com gravidez confirmada deve ser afastada das atividades com radiações ionizantes, devendo ser remanejada para atividade compatível com seu nível de formação.

32.4.5 Toda instalação radiativa deve dispor de monitoração individual e de áreas.

32.4.5.1 Os dosímetros individuais devem ser obtidos, calibrados e avaliados exclusivamente em laboratórios de monitoração individual acreditados pela CNEN.

32.4.5.2 A monitoração individual externa, de corpo inteiro ou de extremidades, deve ser feita através de dosimetria com periodicidade mensal e levando-se em conta a natureza e a intensidade das exposições normais e potenciais previstas.

32.4.5.3 Na ocorrência ou suspeita de exposição acidental, os dosímetros devem ser encaminhados para leitura no prazo máximo de 24 horas.

32.4.5.4 Após ocorrência ou suspeita de exposição acidental a fontes seladas, devem ser adotados procedimentos adicionais de monitoração individual, avaliação clínica e a realização de exames complementares, incluindo a dosimetria citogenética, a critério médico.

32.4.5.5 Após ocorrência ou suspeita de acidentes com fontes não seladas, sujeitas a exposição externa ou com contaminação interna, devem ser adotados procedimentos adicionais de monitoração individual, avaliação clínica e a realização de exames complementares, incluindo a dosimetria citogenética, a análise in vivo e in vitro, a critério médico.

32.4.5.6 Deve ser elaborado e implementado um programa de monitoração periódica de áreas, constante do Plano de Proteção Radiológica, para todas as áreas da instalação radiativa.

32.4.6 Cabe ao empregador:

a) implementar medidas de proteção coletiva relacionadas aos riscos radiológicos;

b) manter profissional habilitado, responsável pela proteção radiológica em cada área específica, com vinculação formal com o estabelecimento;

c) promover capacitação em proteção radiológica, inicialmente e de forma continuada, para os trabalhadores ocupacionalmente e para-ocupacionalmente expostos às radiações ionizantes;

d) manter no registro individual do trabalhador as capacitações ministradas;

e) fornecer ao trabalhador, por escrito e mediante recibo, instruções relativas aos riscos radiológicos e procedimentos de proteção radiológica adotados na instalação radiativa;

f) dar ciência dos resultados das doses referentes às exposições de rotina, acidentais e de emergências, por escrito e mediante recibo, a cada trabalhador e ao médico coordenador do PCMSO ou médico encarregado dos exames médicos previstos na NR-07.

32.4.7 Cada trabalhador da instalação radiativa deve ter um registro individual atualizado, o qual deve ser conservado por 30 (trinta) anos após o término de sua ocupação, contendo as seguintes informações:

a) identificação (Nome, DN, Registro, CPF), endereço e nível de instrução;

b) datas de admissão e de saída do emprego;

c) nome e endereço do responsável pela proteção radiológica de cada período trabalhado;

d) funções associadas às fontes de radiação com as respectivas áreas de trabalho, os riscos radiológicos a que está ou esteve exposto, data de início e término da atividade com radiação, horários e períodos de ocupação;

e) tipos de dosímetros individuais utilizados;

f) registro de doses mensais e anuais (doze meses consecutivos) recebidas e relatórios de investigação de doses;

g) capacitações realizadas;

h) estimativas de incorporações;

i) relatórios sobre exposições de emergência e de acidente;

j) exposições ocupacionais anteriores a fonte de radiação.

32.4.7.1 O registro individual dos trabalhadores deve ser mantido no local de trabalho e à disposição da inspeção do trabalho.

32.4.8 O prontuário clínico individual previsto pela NR-07 deve ser mantido atualizado e ser conservado por 30 (trinta) anos após o término de sua ocupação.

32.4.9 Toda instalação radiativa deve possuir um serviço de proteção radiológica.

32.4.9.1 O serviço de proteção radiológica deve estar localizado no mesmo ambiente da instalação radiativa e serem garantidas as condições de trabalho compatíveis com as atividades desenvolvidas, observando as normas da CNEN e da ANVISA.

32.4.9.2 O serviço de proteção radiológica deve possuir, de acordo com o especificado no PPR, equipamentos para:

a) monitoração individual dos trabalhadores e de área;

b) proteção individual;

c) medições ambientais de radiações ionizantes específicas para práticas de trabalho.

32.4.9.3 O serviço de proteção radiológica deve estar diretamente subordinado ao Titular da instalação radiativa.

32.4.9.4 Quando o estabelecimento possuir mais de um serviço, deve ser indicado um responsável técnico para promover a integração das atividades de proteção radiológica destes serviços.

32.4.10 O médico coordenador do PCMSO ou o encarregado pelos exames médicos, previstos na NR-07, deve estar familiarizado com os efeitos e a terapêutica associados à exposição decorrente das atividades de rotina ou de acidentes com radiações ionizantes.

32.4.11 As áreas da instalação radiativa devem ser classificadas e ter controle de acesso definido pelo responsável pela proteção radiológica.

NR 32 – Segurança e Saúde no Trabalho em Serviços de Saúde

32.4.12 As áreas da instalação radiativa devem estar devidamente sinalizadas em conformidade com a legislação em vigor, em especial quanto aos seguintes aspectos:

a) utilização do símbolo internacional de presença de radiação nos acessos controlados;

b) as fontes presentes nestas áreas e seus rejeitos devem ter as suas embalagens, recipientes ou blindagens identificadas em relação ao tipo de elemento radioativo, atividade e tipo de emissão;

c) valores das taxas de dose e datas de medição em pontos de referência significativos, próximos às fontes de radiação, nos locais de permanência e de trânsito dos trabalhadores, em conformidade com o disposto no PPR;

d) identificação de vias de circulação, entrada e saída para condições normais de trabalho e para situações de emergência;

e) localização dos equipamentos de segurança;

f) procedimentos a serem obedecidos em situações de acidentes ou de emergência;

g) sistemas de alarme.

32.4.13 Do Serviço de Medicina Nuclear

32.4.13.1 As áreas supervisionadas e controladas de Serviço de Medicina Nuclear devem ter pisos e paredes impermeáveis que permitam sua descontaminação.

32.4.13.2 A sala de manipulação e armazenamento de fontes radioativas em uso deve:

a) ser revestida com material impermeável que possibilite sua descontaminação, devendo os pisos e paredes ser providos de cantos arredondados;

b) possuir bancadas constituídas de material liso, de fácil descontaminação, recobertas com plástico e papel absorvente;

c) dispor de pia com cuba de, no mínimo, 40 cm de profundidade, e acionamento para abertura das torneiras sem controle manual.

32.4.13.2.1 É obrigatória a instalação de sistemas exclusivos de exaustão:

a) local, para manipulação de fontes não seladas voláteis;

b) de área, para os serviços que realizem estudos de ventilação pulmonar.

32.4.13.2.2 Nos locais onde são manipulados e armazenados materiais radioativos ou rejeitos, não é permitido:

a) aplicar cosméticos, alimentar-se, beber, fumar e repousar;

b) guardar alimentos, bebidas e bens pessoais.

32.4.13.3 Os trabalhadores envolvidos na manipulação de materiais radioativos e marcação de fármacos devem usar os equipamentos de proteção recomendados no PPRA e PPR.

32.4.13.4 Ao término da jornada de trabalho, deve ser realizada a monitoração das superfícies de acordo com o PPR, utilizando-se monitor de contaminação.

32.4.13.5 Sempre que for interrompida a atividade de trabalho, deve ser feita a monitoração das extremidades e de corpo inteiro dos trabalhadores que manipulam radiofármacos.

32.4.13.6 O local destinado ao decaimento de rejeitos radioativos deve:

a) ser localizado em área de acesso controlado;

b) ser sinalizado;

c) possuir blindagem adequada;

d) ser constituído de compartimentos que possibilitem a segregação dos rejeitos por grupo de radionuclídeos com meia-vida física próxima e por estado físico.

32.4.13.7 O quarto destinado à internação de paciente, para administração de radiofármacos, deve possuir:

a) blindagem;

b) paredes e pisos com cantos arredondados, revestidos de materiais impermeáveis, que permitam sua descontaminação;

c) sanitário privativo;

d) biombo blindado junto ao leito;

e) sinalização externa da presença de radiação ionizante;

f) acesso controlado.

32.4.14 Dos Serviços de Radioterapia

32.4.14.1 Os Serviços de Radioterapia devem adotar, no mínimo, os seguintes dispositivos de segurança:

a) salas de tratamento possuindo portas com sistema de intertravamento, que previnam o acesso indevido de pessoas durante a operação do equipamento;

b) indicadores luminosos de equipamento em operação, localizados na sala de tratamento e em seu acesso externo, em posição visível.

32.4.14.2 Da Braquiterapia

32.4.14.2.1 Na sala de preparo e armazenamento de fontes é vedada a prática de qualquer atividade não relacionada com a preparação das fontes seladas.

32.4.14.2.2 Os recipientes utilizados para o transporte de fontes devem estar identificados com o símbolo de presença de radiação e a atividade do radionuclídeo a ser deslocado.

32.4.14.2.3 No deslocamento de fontes para utilização em braquiterapia deve ser observado o princípio da otimização, de modo a expor o menor número possível de pessoas.

32.4.14.2.4 Na capacitação dos trabalhadores para manipulação de fontes seladas utilizadas em braquiterapia devem ser empregados simuladores de fontes.

32.4.14.2.5 O preparo manual de fontes utilizadas em braquiterapia de baixa taxa de dose deve ser realizado em sala específica com acesso controlado, somente sendo permitida a presença de pessoas diretamente envolvidas com esta atividade.

32.4.14.2.6 O manuseio de fontes de baixa taxa de dose deve ser realizado exclusivamente com a utilização de instrumentos e com a proteção de anteparo plumbífero.

32.4.14.2.7 Após cada aplicação, as vestimentas de pacientes e as roupas de cama devem ser monitoradas para verificação da presença de fontes seladas.

32.4.15 Dos serviços de radiodiagnóstico médico

32.4.15.1 É obrigatório manter no local de trabalho e à disposição da inspeção do trabalho o Alvará de Funcionamento vigente concedido pela autoridade sanitária local e o Programa de Garantia da Qualidade.

32.4.15.2 A cabine de comando deve ser posicionada de forma a:

a) permitir ao operador, na posição de disparo, eficaz comunicação e observação visual do paciente;

b) permitir que o operador visualize a entrada de qualquer pessoa durante o procedimento radiológico.

32.4.15.3 A sala de raios X deve dispor de:

a) sinalização visível na face exterior das portas de acesso, contendo o símbolo interna-cional de radiação ionizante, acompanhado das inscrições: "raios X, entrada restrita" ou "raios X, entrada proibida a pessoas não autorizadas".

b) sinalização luminosa vermelha acima da face externa da porta de acesso, acompanha-da do seguinte aviso de advertência: "Quando a luz vermelha estiver acesa, a entrada é proibida".

A sinalização luminosa deve ser acionada durante os procedimentos radiológicos.

32.4.15.3.1 As portas de acesso das salas com equipamentos de raios X fixos devem ser mantidas fechadas durante as exposições.

32.4.15.3.2 Não é permitida a instalação de mais de um equipamento de raios X por sala.

32.4.15.4 A câmara escura deve dispor de:

a) sistema de exaustão de ar localizado;

b) pia com torneira.

32.4.15.5 Todo equipamento de radiodiagnóstico médico deve possuir diafragma e colimador em condições de funcionamento para tomada radiográfica.

32.4.15.6 Os equipamentos móveis devem ter um cabo disparador com um comprimento mínimo de 2 metros.

32.4.15.7 Deverão permanecer no local do procedimento radiológico somente o paciente e a equipe necessária.

32.4.15.8 Os equipamentos de fluoroscopia devem possuir:

a) sistema de intensificação de imagem com monitor de vídeo acoplado;

b) cortina ou saiote plumbífero inferior e lateral para proteção do operador contra radiação espalhada;

c) sistema para garantir que o feixe de radiação seja completamente restrito à área do receptor de imagem;

d) sistema de alarme indicador de um determinado nível de dose ou exposição.

32.4.15.8.1 Caso o equipamento de fluoroscopia não possua o sistema de alarme citado, o mesmo deve ser instalado no ambiente.

32.4.16 Dos Serviços de Radiodiagnóstico Odontológico

32.4.16.1 Na radiologia intraoral:

a) todos os trabalhadores devem manter-se afastados do cabeçote e do paciente a uma distância mínima de 2 metros;

b) nenhum trabalhador deve segurar o filme durante a exposição;

c) caso seja necessária a presença de trabalhador para assistir ao paciente, esse deve utilizar os EPIs.

32.4.16.2 Para os procedimentos com equipamentos de radiografia extra-oral deverão ser seguidos os mesmos requisitos do radiodiagnóstico médico.

32.5 Dos Resíduos

32.5.1 Cabe ao empregador capacitar, inicialmente e de forma continuada, os trabalhadores nos seguintes assuntos:

a) segregação, acondicionamento e transporte dos resíduos;

b) definições, classificação e potencial de risco dos resíduos;

c) sistema de gerenciamento adotado internamente no estabelecimento;

d) formas de reduzir a geração de resíduos;

e) conhecimento das responsabilidades e de tarefas;

f) reconhecimento dos símbolos de identificação das classes de resíduos;

g) conhecimento sobre a utilização dos veículos de coleta;

h) orientações quanto ao uso de Equipamentos de Proteção Individual – EPIs.

32.5.2 Os sacos plásticos utilizados no acondicionamento dos resíduos de saúde devem atender ao disposto na NBR 9191 e ainda ser:

a) preenchidos até 2/3 de sua capacidade;

b) fechados de tal forma que não se permita o seu derramamento, mesmo que virados com a abertura para baixo;

c) retirados imediatamente do local de geração após o preenchimento e fechamento;

d) mantidos íntegros até o tratamento ou a disposição final do resíduo.

32.5.3 A segregação dos resíduos deve ser realizada no local onde são gerados, devendo ser observado que:

a) sejam utilizados recipientes que atendam as normas da ABNT, em número suficiente para o armazenamento;

b) os recipientes estejam localizados próximos da fonte geradora;

c) os recipientes sejam constituídos de material lavável, resistente à punctura, ruptura e vazamento, com tampa provida de sistema de abertura sem contato manual, com cantos arredondados e que sejam resistentes ao tombamento;

d) os recipientes sejam identificados e sinalizados segundo as normas da ABNT.

32.5.3.1 Os recipientes existentes nas salas de cirurgia e de parto não necessitam de tampa para vedação.

32.5.3.2 Para os recipientes destinados a coleta de material perfurocortante, o limite máximo de enchimento deve estar localizado 5 cm abaixo do bocal.

32.5.3.2.1 O recipiente para acondicionamento dos perfurocortantes deve ser mantido em suporte exclusivo e em altura que permita a visualização da abertura para descarte.

32.5.4 O transporte manual do recipiente de segregação deve ser realizado de forma que não exista o contato do mesmo com outras partes do corpo, sendo vedado o arrasto.

NR 32 – Segurança e Saúde no Trabalho em Serviços de Saúde

32.5.5 Sempre que o transporte do recipiente de segregação possa comprometer a segurança e a saúde do trabalhador, devem ser utilizados meios técnicos apropriados, de modo a preservar a sua saúde e integridade física.

32.5.6 A sala de armazenamento temporário dos recipientes de transporte deve atender, no mínimo, às seguintes características:

I. ser dotada de:

   a) pisos e paredes laváveis;

   b) ralo sifonado;

   c) ponto de água;

   d) ponto de luz;

   e) ventilação adequada;

   f) abertura dimensionada de forma a permitir a entrada dos recipientes de transporte.

II. ser mantida limpa e com controle de vetores;

III. conter somente os recipientes de coleta, armazenamento ou transporte;

IV. ser utilizada apenas para os fins a que se destina;

V. estar devidamente sinalizada e identificada.

32.5.7 O transporte dos resíduos para a área de armazenamento externo deve atender aos seguintes requisitos:

   a) ser feito através de carros constituídos de material rígido, lavável, impermeável, provido de tampo articulado ao próprio corpo do equipamento e cantos arredondados;

   b) ser realizado em sentido único com roteiro definido em horários não coincidentes com a distribuição de roupas, alimentos e medicamentos, períodos de visita ou de maior fluxo de pessoas.

32.5.7.1 Os recipientes de transporte com mais de 400 litros de capacidade devem possuir válvula de dreno no fundo.

32.5.8 Em todos os serviços de saúde deve existir local apropriado para o armazenamento externo dos resíduos, até que sejam recolhidos pelo sistema de coleta externa.

32.5.8.1 O local, além de atender às características descritas no item 32.5.6, deve ser dimensionado de forma a permitir a separação dos recipientes conforme o tipo de resíduo.

32.5.9 Os rejeitos radioativos devem ser tratados conforme disposto na Resolução CNEN NE- 6.05.

32.6 Das Condições de Conforto por Ocasião das Refeições

32.6.1 Os refeitórios dos serviços de saúde devem atender ao disposto na NR-24.

32.6.2 Os estabelecimentos com até 300 trabalhadores devem ser dotados de locais para refeição, que atendam aos seguintes requisitos mínimos:

   a) localização fora da área do posto de trabalho;

   b) piso lavável;

   c) limpeza, arejamento e boa iluminação;

   d) mesas e assentos dimensionados de acordo com o número de trabalhadores por intervalo de descanso e refeição;

e) lavatórios instalados nas proximidades ou no próprio local;

f) fornecimento de água potável;

g) possuir equipamento apropriado e seguro para aquecimento de refeições.

32.6.3 Os lavatórios para higiene das mãos devem ser providos de papel toalha, sabonete líquido e lixeira com tampa, de acionamento por pedal.

32.7 Das Lavanderias

32.7.1 A lavanderia deve possuir duas áreas distintas, sendo uma considerada suja e outra limpa, devendo ocorrer na primeira o recebimento, classificação, pesagem e lavagem de roupas, e na segunda a manipulação das roupas lavadas.

32.7.2 Independente do porte da lavanderia, as máquinas de lavar devem ser de porta dupla ou de barreira, em que a roupa utilizada é inserida pela porta situada na área suja, por um operador e, após lavada, retirada na área limpa, por outro operador.

32.7.2.1 A comunicação entre as duas áreas somente é permitida por meio de visores ou intercomunicadores.

32.7.3 A calandra deve ter:

a) termômetro para cada câmara de aquecimento, indicando a temperatura das calhas ou do cilindro aquecido;

b) termostato;

c) dispositivo de proteção que impeça a inserção de segmentos corporais dos trabalhadores junto aos cilindros ou partes móveis da máquina.

32.7.4 As máquinas de lavar, centrífugas e secadoras devem ser dotadas de dispositivos eletromecânicos que interrompam seu funcionamento quando da abertura de seus compartimentos.

32.8 Da Limpeza e Conservação

32.8.1 Os trabalhadores que realizam a limpeza dos serviços de saúde devem ser capacitados, inicialmente e de forma continuada, quanto aos princípios de higiene pessoal, risco biológico, risco químico, sinalização, rotulagem, EPI, EPC e procedimentos em situações de emergência.

32.8.1.1 A comprovação da capacitação deve ser mantida no local de trabalho, à disposição da inspeção do trabalho.

32.8.2 Para as atividades de limpeza e conservação, cabe ao empregador, no mínimo:

a) providenciar carro funcional destinado à guarda e transporte dos materiais e produtos indispensáveis à realização das atividades;

b) providenciar materiais e utensílios de limpeza que preservem a integridade física do trabalhador;

c) proibir a varrição seca nas áreas internas;

d) proibir o uso de adornos.

32.8.3 As empresas de limpeza e conservação que atuam nos serviços de saúde devem cumprir, no mínimo, o disposto nos itens 32.8.1 e 32.8.2.

32.9 Da Manutenção de Máquinas e Equipamentos

32.9.1 Os trabalhadores que realizam a manutenção, além do treinamento específico para sua atividade, devem também ser submetidos a capacitação inicial e de forma continuada, com o objetivo de mantê-los familiarizados com os princípios de:

a) higiene pessoal;

b) riscos biológico (precauções universais), físico e químico;

c) sinalização;

d) rotulagem preventiva;

e) tipos de EPC e EPI, acessibilidade e seu uso correto.

32.9.1.1 As empresas que prestam assistência técnica e manutenção nos serviços de saúde devem cumprir o disposto no item 32.9.1.

32.9.2 Todo equipamento deve ser submetido à prévia descontaminação para realização de manutenção.

32.9.2.1 Na manutenção dos equipamentos, quando a descontinuidade de uso acarrete risco à vida do paciente, devem ser adotados procedimentos de segurança visando a preservação da saúde do trabalhador.

32.9.3 As máquinas, equipamentos e ferramentas, inclusive aquelas utilizadas pelas equipes de manutenção, devem ser submetidos à inspeção prévia e às manutenções preventivas de acordo com as instruções dos fabricantes, com a norma técnica oficial e legislação vigentes.

32.9.3.1 A inspeção e a manutenção devem ser registradas e estar disponíveis aos trabalhadores envolvidos e à fiscalização do trabalho.

32.9.3.2 As empresas que prestam assistência técnica e manutenção nos serviços de saúde devem cumprir o disposto no item 32.9.3.

32.9.3.3 O empregador deve estabelecer um cronograma de manutenção preventiva do sistema de abastecimento de gases e das capelas, devendo manter um registro individual da mesma, assinado pelo profissional que a realizou.

32.9.4 Os equipamentos e meios mecânicos utilizados para transporte devem ser submetidos periodicamente à manutenção, de forma a conservar os sistemas de rodízio em perfeito estado de funcionamento.

32.9.5 Os dispositivos de ajuste dos leitos devem ser submetidos à manutenção preventiva, assegurando a lubrificação permanente, de forma a garantir sua operação sem sobrecarga para os trabalhadores.

32.9.6 Os sistemas de climatização devem ser submetidos a procedimentos de manutenção preventiva e corretiva para preservação da integridade e eficiência de todos os seus componentes.

32.9.6.1 O atendimento do disposto no item 32.9.6 não desobriga o cumprimento da Portaria GM/MS n.° 3.523 de 28/08/98 e demais dispositivos legais pertinentes.

32.10 Das Disposições Gerais

32.10.1 Os serviços de saúde devem:

a) atender as condições de conforto relativas aos níveis de ruído previstas na NB 95 da ABNT;

b) atender as condições de iluminação conforme NB 57 da ABNT;

c) atender as condições de conforto térmico previstas na RDC 50/02 da ANVISA;

d) manter os ambientes de trabalho em condições de limpeza e conservação.

32.10.2 No processo de elaboração e implementação do PPRA e do PCMSO devem ser consideradas as atividades desenvolvidas pela Comissão de Controle de Infecção Hospitalar – CCIH do estabelecimento ou comissão equivalente.

32.10.3 Antes da utilização de qualquer equipamento, os operadores devem ser capacitados quanto ao modo de operação e seus riscos.

32.10.4 Os manuais do fabricante de todos os equipamentos e máquinas, impressos em língua portuguesa, devem estar disponíveis aos trabalhadores envolvidos.

32.10.5 É vedada a utilização de material médico-hospitalar em desacordo com as recomendações de uso e especificações técnicas descritas em seu manual ou em sua embalagem.

32.10.6 Em todo serviço de saúde deve existir um programa de controle de animais sinantrópicos, o qual deve ser comprovado sempre que exigido pela inspeção do trabalho.

32.10.7 As cozinhas devem ser dotadas de sistemas de exaustão e outros equipamentos que reduzam a dispersão de gorduras e vapores, conforme estabelecido na NBR 14518.

32.10.8 Os postos de trabalho devem ser organizados de forma a evitar deslocamentos e esforços adicionais.

32.10.9 Em todos os postos de trabalho devem ser previstos dispositivos seguros e com estabilidade, que permitam aos trabalhadores acessar locais altos sem esforço adicional.

32.10.10 Nos procedimentos de movimentação e transporte de pacientes deve ser privilegiado o uso de dispositivos que minimizem o esforço realizado pelos trabalhadores.

32.10.11 O transporte de materiais que possa comprometer a segurança e a saúde do trabalhador deve ser efetuado com auxílio de meios mecânicos ou eletromecânicos.

32.10.12 Os trabalhadores dos serviços de saúde devem ser:

a) capacitados para adotar mecânica corporal correta, na movimentação de pacientes ou de materiais, de forma a preservar a sua saúde e integr idade física;

b) orientados nas medidas a serem tomadas diante de pacientes com distúrbios de comportamento.

32.10.13 O ambiente onde são realizados procedimentos que provoquem odores fétidos deve ser provido de sistema de exaustão ou outro dispositivo que os minimizem.

32.10.14 É vedado aos trabalhadores pipetar com a boca.

32.10.15 Todos os lavatórios e pias devem:

a) possuir torneiras ou comandos que dispensem o contato das mãos quando do fechamento da água;

b) ser providos de sabão líquido e toalhas descartáveis para secagem das mãos.

32.10.16 As edificações dos serviços de saúde devem atender ao disposto na RDC 50 de 21 de fevereiro de 2002 da ANVISA.

32.11 Das Disposições Finais

32.11.1 A observância das disposições regulamentares constantes dessa Norma Regulamentadora - NR, não desobriga as empresas do cumprimento de outras disposições que, com relação à matéria, sejam incluídas em códigos ou regulamentos sanitários dos Estados, Municípios e do Distrito Federal, e outras oriundas de convenções e acordos coletivos de trabalho, ou constantes nas demais NR e legislação federal pertinente à matéria.

32.11.2 Todos os atos normativos mencionados nesta NR, quando substituídos ou atualizados por novos atos, terão a referência automaticamente atualizada em relação ao ato de origem.

32.11.3 Ficam criadas a Comissão Tripartite Permanente Nacional da NR-32, denominada CTPN da NR-32, e as Comissões Tripartites Permanentes Regionais da NR-32, no âmbito das Unidades da Federação, denominadas CTPR da NR-32.

32.11.3.1 As dúvidas e dificuldades encontradas durante a implantação e o desenvolvimento continuado desta NR deverão ser encaminhadas à CTPN.

32.11.4 A responsabilidade é solidária entre contratantes e contratados quanto ao cumprimento desta NR.

ANEXO I da NR

Os agentes biológicos são classificados em:

Classe de risco 1: baixo risco individual para o trabalhador e para a coletividade, com baixa probabilidade de causar doença ao ser humano.

Classe de risco 2 : risco individual moderado para o trabalhador e com baixa probabilidade de disseminação para a coletividade. Podem causar doenças ao ser humano, para as quais existem meios eficazes de profilaxia ou tratamento.

Classe de risco 3 : risco individual elevado para o trabalhador e com probabilidade de disseminação para a coletividade. Podem causar doenças e infecções graves ao ser humano, para as quais nem sempre existem meios eficazes de profilaxia ou tratamento.

Classe de risco 4 : risco individual elevado para o trabalhador e com probabilidade elevada de disseminação para a coletividade. Apresenta grande poder de transmissibilidade de um indivíduo a outro. Podem causar doenças graves ao ser humano, para as quais não existem meios eficazes de profilaxia ou tratamento.

ANEXO II da NR

Tabela de classificação dos Agentes Biológicos

1. Este anexo apresenta uma tabela de agentes biológicos, classificados nas classes de risco 2, 3 e 4, de acordo com os critérios citados no Anexo I. Para algumas informações adicionais, utilizamos os seguintes símbolos:
A : possíveis efeitos alérgicos
E: agente emergente e oportunista
O: agente oncogênico de baixo risco

O+: agente oncogênico de risco moderado

T : produção de toxinas

V : vacina eficaz disponível

(*): normalmente não é transmitido através do ar

"spp": outras espécies do gênero, além das explicitamente indicadas, podendo constituir um risco para a saúde.

Na classificação por gênero e espécie podem ocorrer as seguintes situações:

a) no caso de mais de uma espécie de um determinado gênero ser patogênica, serão assinaladas as mais importantes, e as demais serão seguidas da denominação "spp", indicando que outras espécies do gênero podem ser também patogênicas. Por exemplo: Campylobacter fetus, Campylobacter jejuni, Campylobacter spp.

b) quando uma única espécie aparece na tabela, por exemp lo, Rochalimaea quintana, indica que especificamente este agente é patógeno.

2. Na classificação dos agentes considerou-se os possíveis efeitos para os trabalhadores sadios. Não foram considerados os efeitos particulares para os trabalhadores cuja susceti-bilidade possa estar afetada, como nos casos de patologia prévia, medicação, transtornos imunológicos, gravidez ou lactação.

3. Para a classificação correta dos agentes utilizando-se esta tabela, deve-se considerar que:

a) a não identificação de um determinado agente na tabela não implica em sua inclusão automática na classe de risco 1, devendo-se conduzir, para isso, uma avaliação de risco, baseada nas propriedades conhecidas ou potenciais desses agentes e de outros representantes do mesmo gênero ou família.

b) os orga nismos geneticamente modificados não estão incluídos na tabela.

c) no caso dos agentes em que estão indicados apenas o gênero, devem-se considerar excluídas as espécies e cepas não patogênicas para o homem.

d) todos os vírus isolados em seres humanos, porém não incluídos na tabela, devem ser classificados na classe de risco 2, até que estudos para sua classificação estejam concluídos.

Fontes:

1. Brasil (2004) **Diretrizes Gerais para o trabalho em contenção com material biológico. Série A: Normas e Manuais Técnicos.** Ministério da Saúde, Secretaria de Ciência, Tecnologia e Insumos Estratégicos, Brasília: Ministério da Saúde, 60p.

NR 32 – Segurança e Saúde no Trabalho em Serviços de Saúde

Agentes Biológicos	Classificação (grupos)	Notas
Bactérias		
Acinetobacter baumannii (anteriormente *Acinetobacter calcoaceticus*)	2	
Actinobacillus spp	2	
Actinomadura madurae	2	
Actinomadura pelletieri	2	
Actinomyces gerencseriae	2	
Actinomyces israelii	2	
Actinomyces pyogenes (anteriormente *Corynebacterium pyogenes*)	2	
Actinomyces spp	2	
Aeromonas hydrophyla	2	
Amycolata autotrophica	2	
Archanobacterium haemolyticum (*Corynebacterium haemolyticum*)	2	
Bacillus anthracis	3	
Bacteroides fragilis	2	
Bartonella (Rochalimea) spp	2	
Bartonella bacilliformis	2	
Bartonella henselae	2	
Bartonella quintana	2	
Bartonella vinsonii	2	
Bordetella bronchiseptica	2	
Bordetella parapertussis	2	
Bordetella pertussis	2	V
Borrelia anserina	2	
Borrelia burgdorferi	2	
Borrelia duttonii	2	
Borrelia persicus	2	
Borrelia recurrentis	2	
Borrelia spp	2	
Borrelia theileri	2	
Borrelia vincenti	2	
Brucella abortus	3	
Brucella canis	3	
Brucella melitensis	3	
Brucella suis	3	
Burkholderia mallei (Pseudomonas mallei)	3	
Burkholderia pseudomallei (Pseudomonas pseudomallei)	3	
Campylobacter coli	2	
Campylobacter fetus	2	
Campylobacter jejuni	2	
Campylobacter septicum	2	

Campylobacter spp	2	
Cardiobacterium hominis	2	
Chlamydia pneumoniae	2	
Chlamydia trachomatis	2	
Chlamydia psittaci (cepas aviárias)	3	
Clostridium botulinum	3	*T*
Clostridium chauvoei	2	
Clostridium haemolyticum	2	
Clostridium histolyticum	2	
Clostridium novyi	2	
Clostridium perfringens	2	
Clostridium septicum	2	
Clostridium spp	2	
Clostridium tetani	2	*T,V*
Corynebacterium diphtheriae	2	*T,V*
Corynebacterium equi	2	
Corynebacterium haemolyticum	2	
Corynebacterium minutissimum	2	
Corynebacterium pseudotuberculosis	2	
Corynebacterium pyogenes	2	
Corynebacterium renale	2	
Corynebacterium spp	2	
Coxiella burnetii	3	
Dermatophilus congolensis	2	
Edwardsiella tarda	2	
Ehrlichia sennetsu (*Rickettsia sennetsu*)	2	
Ehrlichia spp	2	
Eikenella corrodens	2	
Enterobacter aerogenes/cloacae	2	
Enterococcus spp	2	
Erysipelothrix rhusiopathiae	2	
Escherichia coli (todas as cepas enteropatogênicas, enterotoxigênicas, enteroinvasivas e detentoras do antígeno K 1)	2	
Escherichia coli, cepas verocitotóxicas (por exemplo O157:H7 ou O103)	3	(*), T
Francisella tularensis (tipo A)	3	
Haemophilus ducreyi	2	
Haemophilus equigenitalis	3	
Haemophilus influenzae	2	
Helicobacter pylori	2	
Klebsiella oxytoca	2	
Klebsiella pneumoniae	2	

Klebsiella spp	2	
Legionella pneumophila	2	
Legionella spp	2	
Leptospira interrogans (todos os sorotipos)	2	
Listeria monocytogenes	2	
Listeria ivanovii	2	
Moraxella spp	2	
Mycobacterium asiaticum	2	
Mycobacterium avium/intracellulare	2	
Mycobacterium bovis (exceto a cepa BCG)	3	V
Mycobacterium chelonae	2	
Mycobacterium fortuitum	2	
Mycobacterium kansasii	2	
Mycobacterium leprae	2	
Mycobacterium malmoense	2	
Mycobacterium marinum	2	
Mycobacterium paratuberculosis	2	
Mycobacterium scrofulaceum	2	
Mycobacterium simiae	2	
Mycobacterium szulgai	2	
Mycobacterium tuberculosis	3	V
Mycobacterium xenopi	2	
Mycoplasma caviae	2	
Mycoplasma hominis	2	
Mycoplasma pneumoniae	2	
Neisseria gonorrhoeae	2	
Neisseria meningitidis	2	V
Nocardia asteroides	2	
Nocardia brasiliensis	2	
Nocardia farcinica	2	
Nocardia nova	2	
Nocardia otitidiscaviarum	2	
Nocardia transvalensis	2	
Pasteurella multocida	2	
Pasteurella multocida tipo B (amostra buffalo e outras cepas virulentas)	3	
Pasteurella spp	2	
Peptostreptococcus anaerobius	2	
Plesiomonas shigelloides	2	
Porphyromonas spp	2	
Prevotella spp	2	
Proteus mirabilis	2	

Proteus penneri	2	
Proteus vulgaris	2	
Providencia alcalifaciens	2	
Providencia rettgeri	2	
Providencia spp	2	
Pseudomonas aeruginosa	2	
Rhodococcus equi	2	
Rickettsia akari	3	(*)
Rickettsia australis	3	
Rickettsia canada	3	(*)
Rickettsia conorii	3	
Rickettsia montana	3	(*)
Rickettsia prowazekii	3	
Rickettsia rickettsii	3	
Rickettsia siberica	3	
Rickettsia tsutsugamushi	3	
Rickettsia typhi (Rickettsia mooseri)	3	
Salmonella arizonae	2	
Salmonella enteritidis	2	
Salmonella typhimurium	2	
Salmonella paratyphi A, B, C	2	V
Salmonella typhi	2	(*), V
Salmonella spp	2	
Serpulina spp	2	
Shigella boydii	2	
Shigella dysenteriae	2	
Shigella flexneri	2	
Shigella sonnei	2	
Staphylococcus aureus	2	
Streptobacillus moniliformis	2	
Streptococcus pneumoniae	2	
Streptococcus pyogenes	2	
Streptococcus suis	2	
Streptococcus spp	2	
Treponema carateum	2	
Treponema pallidum	2	
Treponema pertenue	2	
Treponema spp	2	
Vibrio cholerae (01 e 0139)	2	
Vibrio parahaemolyticus	2	
Vibrio vulnificus	2	
Vibrio spp	2	

NR 32 – Segurança e Saúde no Trabalho em Serviços de Saúde

Yersinia enterocolitica	2	
Yersinia pestis	3	V
Yersinia pseudotuberculosis	2	
Yersinia spp	2	
Vírus	2	
Herpesvirus de cobaias	2	O
Shope fibroma virus	2	O
Vírus da Doença hemorrágica de coelhos	4	
Vírus da Enterite viral de patos, gansos e cisnes	4	
Vírus da Febre catarral maligna de bovinos e cervos	4	
Vírus da Hepatite viral do pato tipos 1, 2 e 3	4	
Vírus da Leucemia de Hamsters	2	O
Vírus da Leucose Bovina Enzoótica	2	O
Vírus da lumpy skin	4	
Vírus do Sarcoma Canino	2	O
Vírus do Tumor Mamário de camundongos	2	O
Vírus Lucke (vírus de rãs)	2	O
Adenoviridae	2	
Adenovirus 1 aviário - Vírus CELO	2	O
Adenovirus 2 - Vírus Símio 40 (Ad2-SV40)	2	O+
Adenovirus 7 - Vírus Símio 40 (Ad7-SV40)	2	O
Arenaviridae: * Complexos virais LCM-Lassa (arenavírus do Velho Continente)		
Vírus Lassa	4	
Vírus da coriomeningite linfocítica (cepas neurotrópicas)	3	
Vírus da coriomeningite linfocítica (outras cepas)	2	
* Complexos virais Tacaribe (arenavírus do Novo Mundo):		
Vírus Amapari	2	
Vírus Flechal	2	
Vírus Guanarito	4	
Vírus Junin	4	
Vírus Latino	2	
Vírus Machupo	4	
Vírus Paraná	2	
Vírus Pichinde	2	
Vírus Sabiá	4	
Astroviridae	2	
Birnavirus: incluindo Picobirnavirus, Picotrinavirus	2	
Bunyaviridae:	2	
Vírus Belém	2	
Vírus Mojuí dos Campos	2	
Vírus Pará	2	

Vírus Santarém	2	
Vírus Turlock	2	
* Grupo *Anopheles* A		
Vírus Arumateua	2	
Vírus Caraipé	2	
Vírus Lukuni	2	
Vírus Tacaiuma	2	
Vírus Trombetas	2	
Vírus Tucurui	2	
* Grupo Bunyamwera		
Vírus Iaco	2	
Vírus Kairi	2	
Vírus Macauã	2	
Vírus Maguari	2	
Vírus Sororoca	2	
Vírus Taiassuí	2	
Vírus Tucunduba	2	
Vírus Xingu	2	
* Grupo da encefalite da Califórnia		
Vírus Inkoo	2	
Vírus La Crosse	2	
Vírus Lumbo	2	
Vírus San Angelo	2	
Vírus Snow hare	2	
Vírus Tahyna	2	
* Grupo Melão		
Vírus Guaroa	2	
Vírus Jamestown Canyon	2	
Vírus Keystone	2	
Vírus Serra do Navio	2	
Vírus South River	2	
Vírus Trivittatus	2	
* Grupo C		
Vírus Apeu 2	2	
Vírus Caraparu	2	
Vírus Itaqui	2	
Vírus Marituba	2	
Vírus Murutucu	2	
Vírus Nepuyo	2	
Vírus Oriboca	2	
* Grupo Capim		
Vírus Acara	2	

Vírus Benevides	2	
Vírus Benfica	2	
Vírus Capim	2	
Vírus Guajará	2	
Vírus Moriche	2	
* Grupo Guamá		
Vírus Ananindeua	2	
Vírus Bimiti	2	
Vírus Catú	2	
Vírus Guamá	2	
Vírus Mirim	2	
Vírus Moju	2	
Vírus Timboteua	2	
* Grupo Simbu		
Vírus Jatobal	2	
Vírus Oropouche	2	
Vírus Utinga	2	
Caliciviridae:		
Vírus da Hepatite E	2	(*)
Vírus Norwalk	2	
Outros Caliciviridae	2	
Coronaviridae:		
Vírus humanos, gastroenterite de suínos, hepatite murina, Coronavirus bovinos, peritonite infecciosa felina, bronquite infecciosa aviária, Coronavirus de caninos, ratos e coelhos	2	
Filoviridae:		
Vírus Ebola	4	
Vírus de Marburg	4	
Flaviviridae:		
Vírus Bussuquara	2	
Vírus Cacipacoré	2	
Vírus da Dengue tipos 1-4	2	
Vírus da Encefalite B japonesa	3	V
Vírus da Encefalite da Austrália (Encefalite do Vale Murray)	3	
Vírus da Encefalite da primavera-verão russa	4	V, (a)
Vírus da Encefalite de São Luís	2	
Vírus da Encefalite da Europa Central	4	(*), V, (a)
Vírus da Febre amarela	3	V
Vírus da Febre hemorrágica de Omsk	4	(a)
Vírus da Floresta de Kyasanur	4	V, (a)
Vírus da Hepatite C	2	(*)
Vírus do Nilo Ocidental	2	

Vírus Ilhéus	2	
Vírus Kunjin	2	
Vírus Powassan	3	
Vírus Rocio	3	
Vírus Sal Vieja	3	
Vírus San Perlita	3	
Vírus Spondweni	3	
Hantavirus:		
Vírus Andes	3	
Vírus Dobrava (Belgrado)	3	
Vírus Hantaan (Febre hemorrágica da Coreia)	3	
Vírus Juquitiba	3	
Vírus Prospect Hill	2	
Vírus Puumala	2	
Vírus Seoul	3	
Vírus Sin Nombre	3	
Hepadnaviridae:		
Vírus da hepatite B	2	(*), V
Vírus da hepatite D (Delta)	2	(*), V, (b)
Herpesviridae:		
Citomegalovirus	2	
Herpes simplex vírus tipos 1 e 2	2	
Herpesvirus de Ateles (Rhadinovirus)	3	
Herpesvirus de Saimiri (Rhadinovirus)	3	
Herpesvirus humano 7 (HHV7)	2	
Herpesvirus humano 8 (HHV8)	2	
Herpesvirus simiae (vírus B)	4	
Herpesvirus varicellazoster	2	
Vírus da Doença de Marek	2	O
Vírus Epstein-Barr	2	O
Vírus linfotrópico humano B (HBLV-HHV6)	2	
Nairovirus:		
Vírus da Febre hemorrágica da Crimeia/Congo	4	
Vírus Hazara	2	
Oncornavirus: Vírus C e D	**3**	
Orthomyxoviridae:		
Vírus da Influenza tipos A, B e C	2	V (c)
Ortomixovirus transmitidos por carrapatos: Vírus Dhori e Thogoto	2	
Papovaviridae:		
Polyoma virus	2	O
Shope papilloma virus	2	O
Vírus BK e JC	2	

Vírus do Papiloma bovino	2	O
Vírus do Papiloma humano	2	
Vírus Símio 40 (SV40)	2	
Paramyxoviridae:		
Pneumovirus	2	
Vírus da Cachumba	2	V
Vírus da Doença de Newcastle (amostras não-asiáticas)	2	
Vírus da Parainfluenza tipos 1 a 4	2	
Vírus do Sarampo	2	V
Vírus Nipah	2	
Vírus Respiratório Sincicial	2	
Parvoviridae:		
Parvovirus humano (B 19)	2	
Phlebovirus:		
Uukuvirus	2	
Vírus Alenquer	2	
Vírus Ambé	2	
Vírus Anhangá	2	
Vírus Ariquemes	2	
Vírus Belterra	2	
Vírus Bujarú	2	
Vírus Candirú	2	
Vírus de Toscana	2	
Vírus Icoaricí	2	
Vírus Itaituba	2	
Vírus Itaporanga	2	
Vírus Jacundá	2	
Vírus Joa	2	
Vírus Morumbi	2	
Vírus Munguba	2	
Vírus Nápoles	2	
Vírus Oriximina	2	
Vírus Pacuí	2	
Vírus Serra Norte	2	
Vírus Tapará	2	
Vírus Toscana	2	
Vírus Turuna	2	
Vírus Uriurana	2	
Vírus Urucuri	2	
Picornaviridae:		
Poliovirus	2	V
Rinovirus	2	

Vírus Coxsackie	2	
Vírus da Aftosa com seus diversos tipos e variantes	4	
Vírus da Conjuntivite Hemorrágica Aguda (AHC)	2	
Vírus da Hepatite A (enterovirus humano tipo 72)	2	V
Vírus ECHO	2	
Poxviridae:		
Parapoxvirus	2	
Poxvirus de caprinos, suínos e aves	2	
Vírus Buffalopox	2	(d)
Vírus Cotia	2	
Vírus Cowpox (e relacionados isolados de felinos domésticos e animais selvagens)	2	
Vírus da varíola (major, minor)	4	V
Vírus da varíola alastrim	4	
Vírus da varíola do camelo	4	
Vírus do Nódulo dos ordenhadores	2	
Vírus *Molluscum contagiosum*	4	V
Vírus Monkeypox (varíola do macaco)	3	
Vírus Orf	2	
Vírus Vaccinia	2	
Vírus Whitepox ("vírus da varíola")	4	V
Vírus Yatapox: Tana	2	
Vírus Yatapox: Yaba	2	O+
Reoviridae:		
Coltivirus	2	
Orbivirus	2	
Orthoreovirus tipos 1, 2 e 3	2	
Reovirus isolados na Amazônia dos Grupos Changuinola e Corriparta	2	
Rotavirus humanos	2	
Vírus Ieri	2	
Vírus Itupiranga	2	
Vírus Tembé	2	
Retroviridae:		
HIV - Vírus da Imunodeficiência Humana	3	(*)
Rous Sarcoma Virus	2	O
Vírus da Leucemia de Gibões (GaLV)	2	O+
Vírus da Leucemia de murinos	2	O
Vírus da Leucemia de ratos	2	O
Vírus da Leucemia Felina (FeLV)	2	O+
Vírus da Leucose Aviária	2	O
Vírus do Sarcoma de murinos	2	O
Vírus do Sarcoma de Símios (SSV-1)	2	O+

Vírus do Sarcoma Felino (FeSV)	2	O+
Vírus Linfotrópicos das células T humana (HTLV-1 e HTLV-2)	3	(*)
Vírus Símio Mason-Pfizer	2	O
Vírus SIV	3	(*), (e)
Rhabdoviridae:		
Vírus Aruac	2	
Vírus da Raiva	3	V, (*)
Vírus Duvenhage	2	
Vírus Inhangapi	2	
Vírus Xiburema	2	
* Grupo da Estomatite Vesicular		
Vírus Alagoas VSV-3	2	
Vírus Carajás	2	
Vírus Cocal VSV-2	2	
Vírus Indiana VSV-1	2	
Vírus Juruna	2	
Vírus Marabá	2	
Vírus Maraba VSV-4	2	
Vírus Piry	2	
* Grupo Hart Park		
Vírus Hart Park	2	
Vírus Mosqueiro	2	
* Grupo Mussuril		
Vírus Cuiabá	2	
Vírus Marco	2	
* Grupo Timbó		
Vírus Chaco	2	
Vírus Sena Madureira	2	
Vírus Timbó	2	
Togaviridae:		
* Alfavirus		
Vírus Aurá	2	
Vírus Bebaru	2	
Vírus Chikungunya	2	(*)
Vírus da Encefalomielite equina americana ocidental	2	V
Vírus da Encefalomielite equina americana oriental	2	V
Vírus da Encefalomielite equina venezuelana	3	V
Vírus do Bosque Semliki	2	
Vírus do Rio Ross	2	
Vírus Mayaro	2	
Vírus Mucambo	2	(*)
Vírus Onyongnyong	2	

Vírus Pixuna	2	
Vírus Una	2	
Outros alfavirus conhecidos	2	
* Rubivirus: Vírus da Rubéola	2	V
* Pestivirus: Vírus da Diarreia Bovina	2	
Príons: agentes não classificados associados a encefalopatias espongiformes transmissíveis		
Agente da Encefalopatia Espongiforme Bovina (BSE), *scrapie* e outras doenças animais afins	3	(*), (f)
Agente da Doença de Creutzfeldt-Jakob (CJD)	3	(*)
Agente da Insônia Familiar Fatal	3	(*)
Agente da Síndrome de Gerstmann-Sträussler-Scheinker	3	(*)
Agente do Kuru	3	(*)
Parasitas		
Acanthamoeba castellani	2	
Ancylostoma ceylanicum	2	
Ancylostoma duodenale	2	
Angiostrongylus cantonensis	2	
Angiostrongylus costaricensis	2	
Angiostrongylus spp	2	
Ascaris lumbricoides	2	A
Ascaris suum	2	A
Babesia divergens	2	
Babesia microti	2	
Balantidium coli	2	
Brugia malayi	2	
Brugia pahangi	2	
Brugia timori	2	
Capillaria philippinensis	2	
Capillaria spp	2	
Clonorchis sinensis	2	
Clonorchis viverrini	2	
Coccidia spp	2	
Cryptosporidium parvum	2	
Cryptosporidium spp	2	
Cyclospora cayetanensis	2	
Cysticercus cellulosae (cisto hidático, larva de *T. sollium*)	2	
Dactylaria galopava (*Ochroconis gallopavum*)	2	
Dipetalonema streptocerca	2	
Diphyllobothrium latum	2	
Dracunculus medinensis	2	
Echinococcus granulosus	2	(*)

Echinococcus multilocularis	2	(*)
Echinococcus vogeli	2	(*)
Emmonsia parva var. crescens	2	
Emmonsia parva var. parva	2	
Entamoeba histolytica	2	
Enterobius spp	2	
Exophiala (Wangiella) dermatitidis	2	
Fasciola gigantica	2	
Fasciola hepatica	2	
Fasciolopsis buski	2	
Fonsecaea compacta	2	
Fonsecaea pedrosoi	2	
Giardia lamblia (Giardia intestinalis)	2	
Giardia spp	2	
Heterophyes spp	2	
Hymenolepis diminuta	2	
Hymenolepis nana	2	
Isospora spp	2	
Leishmania brasiliensis	2	(*)
Leishmania donovani	2	(*)
Leishmania major	2	
Leishmania mexicana	2	
Leishmania peruviana	2	
Leishmania spp	2	
Leishmania tropica	2	
Leishmanla ethiopica	2	
Loa loa	2	
Madurella grisea	2	
Madurella mycetomatis	2	
Mansonella ozzardi	2	
Mansonella perstans	2	
Microsporidium spp	2	
Naegleria fowleri	2	
Naegleria gruberi	2	
Necator americanus	2	
Onchocerca volvulus	2	
Opisthorchis felineus	2	
Opisthorchis spp	2	
Paragonimus westermani	2	
Plasmodium cynomolgi	2	
Plasmodium falciparum	2	(*)
Plasmodium malariae	2	

Plasmodium ovale	2	
Plasmodium spp (humano e símio)	2	
Plasmodium vivax	2	
Sarcocystis suihominis	2	
Scedosporium apiospermum (*Pseudallescheria boidii*)	2	
Scedosporium prolificans (*inflatum*)	2	
Schistosoma haematobium	2	
Schistosoma intercalatum	2	
Schistosoma japonicum	2	
Schistosoma mansoni	2	
Schistosoma mekongi	2	
Strongyloides spp	2	
Strongyloides stercoralis	2	
Taenia saginata	2	
Taenia solium	2	(*)
Toxocara canis	2	
Toxoplasma gondii	2	
Trichinella spiralis	2	
Trichuris trichiura	2	
Trypanosoma brucei brucei	2	
Trypanosoma brucei gambiense	2	
Trypanosoma brucei rhodesiense	2	(*)
Trypanosoma cruzi	2	
Wuchereria bancrofti	2	
Fungos		
Acremonium falciforme	2	E
Acremonium kiliense	2	E
Acremonium potronii	2	E
Acremonium recifei	2	E
Acremonium roseogriseum	2	E
Alternaria anamorfo de *Pleospora infectoria*	2	E
Aphanoascus fulvescens	2	E
Aspergillus amstelodami	2	E
Aspergillus caesiellus	2	E
Aspergillus candidus	2	E
Aspergillus carneus	2	E
Aspergillus flavus	2	
Aspergillus fumigatus	2	
Aspergillus glaucus	2	E
Aspergillus oryzae	2	E
Aspergillus penicillioides	2	E
Aspergillus restrictus	2	E

Aspergillus sydowi	2	E
Aspergillus terreus	2	E
Aspergillus unguis	2	E
Aspergillus versicolor	2	E
Beauveria bassiana	2	E
Blastomyces dermatitidis (Ajellomyces dermatitidis)	2	A
Candida albicans	2	A
Candida lipolytica	2	E
Candida pulcherrima	2	E
Candida ravautii	2	E
Candida tropicalis	2	
Candida viswanathii	2	E
Chaetoconidium spp	2	E
Chaetomium spp	2	E
Chaetosphaeronema larense	2	E
Cladophialophora bantiana (Xylophora bantiana, Cladosporium bantianum ou C. trichoides)	2	
Cladophialophora carrioni (Cladosporium carrioni)	2	
Cladosporium cladosporioides	2	E
Coccidioides immitis	3	A
Conidiobolus incongruus	2	E
Coprinus cinereus	2	E
Cryptococcus neoformans	2	
Cryptococcus neoformans var. gattii (Filobasidiella bacillispora)	2	A
Cryptococcus neoformans var. neoformans (Filobasidiella neoformans var. neoformans)	2	A
Cunninghamella geniculata	2	E
Curvularia pallescens	2	E
Curvularia senegalensis	2	E
Cylindrocarpon tonkinense	2	E
Drechslera spp	2	E
Emmonsia parva var. crescens	2	
Emmonsia parva var. parva	2	
Epidermophyton floccosum	2	A
Epidermophyton spp	2	
Exophiala (Wangiella) dermatitidis	2	
Exophiala moniliae	2	E
Fonsecaea compacta	2	
Fonsecaea pedrosoi	2	
Fusarium dimerum	2	E
Fusarium nivale	2	E
Geotrichum candidum	2	E

Hansenula polymorpha	2	E
Histoplasma capsulatum duboisii	3	
Histoplasma capsulatum var capsulatum (Ajellomyces capsulatus)	3	
Lasiodiplodia theobramae	2	E
Madurella grisea	2	
Madurella mycetomatis	2	
Madurella spp	2	
Microascus desmosporus	2	E
Microsporum aldouinii	2	A
Microsporum canis	2	A
Microsporum spp	2	A
Mucor rouxianus	2	E
Mycelia sterilia	2	E
Mycocentrospora acerina	2	E
Neotestudina rosatii	2	
Oidiodendron cerealis	2	E
Paecilomyces lilacinus	2	E
Paecilomyces variotti	2	E
Paecilomyces viridis	2	E
Paracoccidioides brasiliensis (na fase de esporulação apresenta maior risco de infecção)	2	
Penicillium chrysogenum	2	E
Penicillium citrinum	2	E
Penicillium commune	2	E
Penicillium expansum	2	E
Penicillium marneffei	2	A
Penicillium spinulosum	2	E
Phialophora hoffmannii	2	E
Phialophora parasitica	2	E
Phialophora repens	2	E
Phoma hibernica	2	E
Phyllosticta ovalis	2	E
Phyllosticta spp	2	E
Pneumocystis carinii	2	
Pyrenochaeta unguis-hominis	2	E
Rhizoctonia spp	2	E
Rhodotorula pilimanae	2	E
Rhodotorula rubra	2	E
Scedosporium apiospermum (Pseudallescheria boidii)	2	
Scedosporium prolificans (inflatum)	2	
Schizophyllum commune	2	E
Scopulariops acremonium	2	E

Scopulariops brumptii	2	E
Sporothrix schenckii	2	
Stenella araguata	2	E
Taeniolella stilbospora	2	E
Tetraploa spp	2	E
Trichophyton rubrum	2	
Trichophyton spp	2	
Trichosporon capitatum	2	E
Tritirachium oryzae	2	E
Volutella cinerescens	2	E

2. UE (2000) Council Directive 2000/54/EC. **OJ L 262, 17.10.2000, 21p.**

3. ABSA (2005) Risk Group Classification for Infectious Agents. **http://www.absa.org/res-riskgroup.html, acessado em 11 de julho de 2005.**

(a) Encefalites transmitidas por carrapatos.

(b) O vírus da hepatite D é patogênico apenas na presença de infecção simultânea ou secundária causada pelo vírus da hepatite B. Assim, a vacinação de pessoas que não sejam portadoras do vírus da hepatite B também imuniza contra a hepatite D (Delta).

(c) Apenas para os tipos A e B.

(d) Dois vírus estão identificados: um é o buffalopox tipo e o outro é uma variante do vírus Vaccinia.

(e) Até o momento não há evidência de doença em seres humanos causada por retrovírus de origem símia. Como precaução, recomenda-se nível de contenção 3 para o trabalho com este agente.

(f) Até o momento não há evidência de infecções em seres humanos causadas pelos agentes responsáveis pela encefalite espongiforme bovina. No entanto, recomenda-se o nível de contenção 2, no mínimo, para o trabalho com este agente em laboratório.

GLOSSÁRIO DA NR-32

ABNT: Associação Brasileira de Normas Técnicas.

Acidente: é um evento súbito e inesperado que interfere nas condições normais de operação e que pode resultar em danos ao trabalhador, à propriedade ou ao meio ambiente.

Alvará de Funcionamento: Licença ou autorização de funcionamento ou operação do serviço fornecida pela autoridade sanitária local. Também chamado de licença ou alvará sanitário.

Análise *in vitro*: É um método indireto utilizado para determinação da atividade do radionuclídeo no corpo através da análise de material biológico, principalmente amostras de urina e fezes.

Análise *in vivo*: É um método direto de medida da radiação emitida, utilizado para avaliação do conteúdo corporal ou das atividades de alguns radionuclídeos em órgãos específicos do corpo. Nesta análise, geralmente são utilizados os chamados contadores de corpo inteiro, onde os raios gama ou X emitidos pelos elementos radioativos incorporados são detectados em pontos estratégicos do corpo do indivíduo monitorado.

Animais sinantrópicos: espécies que indesejavelmente coabitam com o homem e que podem transmitir doenças ou causar agravos à saúde humana, tais como roedores, baratas, moscas, pernilongos, pombos, formigas, pulgas e outros.

Antineoplásicos: são medicamentos que inibem ou previnem o crescimento e disseminação de alguns tipos de células cancerosas. São utilizados no tratamento de pacientes portadores de neoplasias malignas. São produtos altamente tóxicos e que podem causar teratogênese, mutagênese e carcinogênese com diferentes graus de risco.

ANVISA: Agência Nacional de Vigilância Sanitária.

Área Controlada: área sujeita a regras especiais de proteção e segurança, com a finalidade de controlar as exposições normais, prevenir a disseminação de contaminação radioativa e prevenir ou limitar a amplitude das exposições potenciais.

Área Supervisionada: área para a qual as condições de exposição ocupacional a radiações ionizantes são mantidas sob supervisão, mesmo que medidas de proteção e segurança específicas não sejam normalmente necessárias.

Armazenamento externo: Consiste na guarda dos recipientes de resíduos até a realização da etapa de coleta externa, em ambiente exclusivo com acesso facilitado para os veículos coletores.

Armazenamento temporário: Consiste na guarda temporária dos recipientes contendo os resíduos já acondicionados, em local próximo aos pontos de geração, visando agilizar a coleta dentro do estabelecimento e otimizar o deslocamento entre os pontos geradores e o ponto destinado à apresentação para coleta externa. Não poderá ser feito armazenamento temporário com disposição direta dos sacos sobre o piso, sendo obrigatória a conservação dos sacos em recipientes de acondicionamento.

Biombo blindado: anteparo ou divisória móvel, cuja superfície é revestida com material para blindagem contra radiações ionizantes, para demarcar um espaço e criar uma área resguardada.

Blindagem: Barreira protetora. Material ou dispositivo interposto entre uma fonte de radiação e seres humanos ou meio ambiente com o propósito de segurança e proteção radiológica.

Braquiterapia: radioterapia mediante uma ou mais fontes seladas emissoras de raio gama ou beta utilizadas para aplicações superficiais, intracavitárias ou intersticiais.

Cabine de segurança biológica classe II B2: Cabine com a finalidade de oferecer proteção aos trabalhadores e ao meio ambiente dos produtos químicos, radionuclídeos e dos agentes biológicos que se enquadram no critério de Biossegurança Nível 3. Protegem também o produto ou ensaio executado no interior da cabine dos contaminantes existentes no local onde ela está instalada e da contaminação cruzada no interior da própria cabine.

Cabine de Segurança Biológica Classe II tipo B2 (segundo os conceitos da NSF 49):Cabine dotada de filtro absoluto (HEPA) com eficiência da filtragem e exaustão do ar de 99,99% a 100%, velocidade média do ar (m/s) 0,45 ± 10%, velocidade de entrada de ar pela janela frontal de 0,5-0,55 m/s. Todo ar que entra na cabine e o que é exaurido para o exterior passam previamente pelo filtro HEPA. Não há recirculação de fluxo de ar, a exaustão é total. A cabine tem pressão negativa em relação ao local onde está instalada, pela diferença entre o insuflamento do ar no interior da cabine e sua exaustão (vazão 1.500 m^3/h e pressão de sucção de @35 m.m. c.a.).

Carcinogenicidade: capacidade que alguns agentes possuem de induzir ou causar câncer.

CCIH: Comissão de Controle de Infecção Hospitalar.

CNEN: Comissão Nacional de Energia Nuclear.

Colimador: dispositivo adicional a uma fonte de radiação que possibilita a limitação do campo de radiação e a melhoria das condições de imagem ou exposição, para obtenção do diagnóstico ou terapia, por meio do formato e dimensão do orifício que dá passagem a radiação.

Coleta externa: consiste na remoção dos resíduos dos serviços de saúde do abrigo de resíduos (armazenamento externo) até a unidade de tratamento ou disposição final, utilizandose técnicas que garantam a preservação das condições de acondicionamento e a integridade dos trabalhadores, da população e do meio ambiente, devendo estar de acordo com as orientações dos órgãos de limpeza urbana.

Controle de vetores: são operações ou programas desenvolvidos com o objetivo de reduzir, eliminar ou controlar a ocorrência dos vetores em uma determinada área.

Culturas de células: crescimento *in vitro* de células derivadas de tecidos ou órgãos de organismos multicelulares em meio nutriente e em cond ições de esterilidade.

Decaimento de rejeitos radioativos: transformação espontânea pela qual a atividade de um material radioativo reduz com o tempo. Deste processo resulta a diminuição do número de átomos radioativos originais de uma amostra. O tempo para que a atividade se reduza à metade é chamado meia-vida radioativa.

Descontaminação: remoção de um contaminante químico, físico ou biológico.

Desinfecção: processo de eliminação ou destruição de microrganismos na forma vegetativa, independente de serem patogênicos ou não, presentes nos artigos e objetos inanimados. A desinfecção pode ser de baixo, médio ou alto nível. Pode ser feita através do uso de agentes físicos ou químicos.

Diafragma: dispositivo que permite o controle da abertura e dimensionamento do feixe de radiação ionizante.

Disposição final: Consiste na disposição de resíduos no solo, previamente preparado para recebê-los, obedecendo a critérios técnicos de construção e operação, e com licenciamento ambiental de acordo com a Resolução CONAMA nº.237/97.

Dosimetria citogenética: avaliação da dose de radiação absorvida através da contagem da freqüência de aberrações cromossômicas em cultura de linfócitos do indivíduo irradiado. É principalmente utilizada para confirmar doses elevadas registradas em dosímetros individuais.

Dosímetro individual: Dispositivo usado junto a partes do corpo de um indivíduo, com o objetivo de avaliar a dose efetiva ou a dose equivalente acumulada em um dado período. Construído de material tecido-equivalente com fator de calibração bem estabelecido e rastreado à rede nacional e internacional de metrologia, cujas características são regidas pelas Normas ISO 4037-1 e IEC 731. Também chamado de monitor individual.

Exposição Acidental: exposição involuntária e imprevisível decorrente de situação de acidente.

Exposição de emergência (Radiações Ionizantes): exposição deliberada por autoridade competente ocorrida durante o atendimento à situações de emergência, exclusivamente no interesse de:
a) salvar vidas;
b) prevenir a escalada de acidentes que possam acarretar mortes;

c) salvar uma instalação de vital importância para o país.

Exposição de Rotina (Radiações Ionizantes): exposição de trabalhadores em condições normais de trabalho, em intervenções ou treinamento em práticas autorizadas.

Fluoroscopia: exame de um órgão por meio de uma imagem formada em um anteparo fluorescente com aplicação dos raios X.

Fonte de Radiação: equipamento ou material que emite ou é capaz de emitir radiação ionizante ou de liberar substâncias ou materiais radioativos.

Fontes de Exposição: pessoa, animal, objeto ou substância dos quais um agente biológico passa a um hospedeiro ou a reservatórios ambientais.

Fontes não seladas: são aquelas em que o material radioativo está sob forma sólida (pó), líquida ou mais raramente, gasosa, em recipientes que permitem o fracionamento do conteúdo em condições normais de uso.

Fontes seladas: materiais radioativos hermeticamente encapsulados de modo a evitar vazamentos e contato com o referido material, sob condições de aplicação específicas.

Genotoxicidade: capacidade que alguns agentes possuem de causar dano ao DNA de organismos a eles expostos. Quando são induzidas mutações, os agentes são chamados de mutagênicos.

Imunoglobulina: solução que contém anticorpos contra um ou mais agentes biológicos, empregada com o objetivo de conferir imunidade imediata e transitória.

Incidente: é um evento súbito e inesperado que interfira na atividade normal do trabalho sem dano ao trabalhador, à propriedade ou ao meio ambiente.

Incorporação: ação de determinado material radioativo no instante de sua admissão no corpo humano por ingestão, inalação ou penetração através da pele ou de ferimentos.

INMETRO: Instituto Nacional de Metrologia.

Instalação Radiativa: estabelecimento ou instalação onde se produzem, utilizam, transportam ou armazenam fontes de radiação. Excetuam-se desta definição:

a) as instalações nucleares;

b) os veículos transportadores de fontes de radiação quando estas não são partes integrantes dos mesmos.

Lavatório: peça sanitária destinada exclusivamente à lavagem de mãos.

Material Radioativo: material que contém substâncias ou elementos emissores de radiação ionizante.

Microrganismos: Formas de vida de dimensões microscópicas. Organismos visíveis individualmente apenas ao microscópio, que inclui bactérias, fungos, protozoários e vírus.

Microrganismos geneticamente modificados: são aqueles em que o material genético (DNA) foi alterado por tecnologias da biotecnologia moderna, especialmente a tecnologia do DNA recombinante. A biotecnologia moderna abrange métodos artificiais de alteração do material genético, isto é, não envolvendo cruzamentos ou recombinações genéticas naturais.

Monitor de Contaminação: instrumento com capacidade para medir níveis de radiação em unidades estabelecidas pelos limites derivados de contaminação de superfície de acordo com a Norma CNEN NE- 3.01.

Monitor de Radiação: medidor de grandezas e parâmetros para fins de controle ou de avaliação da exposição à radiação presente em pessoas ou em superfícies de objetos, o qual possui a função de fornecer sinais de alerta ou alarme em condições específicas.

Monitoração Ambiental: medição contínua, periódica ou especial de grandezas radiológicas no meio ambiente, para fins de radioproteção.

Monitoração de Área: avaliação e controle das condições radiológicas das áreas de uma instalação, incluindo medição de grandezas relativas a:
a) campos externos de radiação;
b) contaminação de superfícies;
c) contaminação atmosférica.

Monitoração Individual: Monitoração por meio de dosímetros individuais colocados sobre o corpo do indivíduo para fins de controle das exposições ocupacionais. A monitoração individual tem a função primária de avaliar a dose no indivíduo monitorado. Também pode ser utilizada para verificar a adequação do pla no de proteção radiológica às atividades da instalação.

Monitoração Radiológica (ou simplesmente Monitoração): medição de grandezas relativas e parâmetros relativos à radioproteção, para fins de avaliação e controle das condições radiológicas das áreas de uma instalação ou do meio ambiente, de exposições ou de materiais radioativos e materiais nucleares, incluindo a interpretação de resultados.

Mutagenicidade: capacidade que alguns agentes possuem de induzir mutações em organismos a eles expostos. Mutações são alterações geralmente permanentes na seqüência de nucleotídeos do DNA, podendo causar uma ou mais alterações fenotípicas. As mutações podem ter caráter hereditário.

NB: Norma Brasileira elaborada pela ABNT.

NBR: Norma Brasileira elaborada pela ABNT e registrada no INMETRO

Parasita: organismo que sobrevive e se desenvolve às expensas de um hospedeiro, podendo localizar-se no interior ou no exterior deste. Usualmente causa algum dano ao hospedeiro.

Patogenicidade: Capacidade de um agente biológico causar doença em um hospedeiro suscetível.

Perfurocortantes: que têm ponta ou gume, materiais utilizados para perfurar ou cortar.

Persistência do agente biológico no ambiente: capacidade do agente biológico de permanecer fora do hospedeiro, mantendo a possibilidade de causar doença.

Pia de lavagem (ou simplesmente pia): destinada preferencialmente à lavagem de utensílios podendo ser também usada para lavagem de mãos.

Plano de Proteção Radiológica: documento exigido para fins de licenciamento da instalação, que estabelece o sistema de radioproteção a ser implantado pelo serviço de radioproteção.

Princípio de Otimização: estabelece que o projeto, o planejamento do uso e a operação de instalação e de fontes de radiação devem ser feitos de modo a garantir que as operações sejam tão reduzidas quanto razoavelmente exeqüível, levando-se em consideração fatores sociais e econômicos.

Príons: Partículas protéicas infecciosas que não possuem ácidos nucléicos.

Programa de Garantia da Qualidade: Conjunto de ações sistemáticas e planejadas visando garantir a confiabilidade adequada quanto ao funcionamento de uma estrutura, sistema, componentes ou procedimentos, de acordo com um padrão aprovado. Em radiodiagnóstico, estas ações devem resultar na produção continuada de imagens de alta qualidade com o mínimo de exposição para os pacientes e operadores.

Quimioterápicos Antineoplásicos: Medicamentos utilizados no tratamento e controle do câncer.

Radiação Ionizante (ou simplesmente Radiação): qualquer partícula ou radiação eletromagnética que, ao interagir com a matéria, ioniza direta ou indiretamente seus átomos ou moléculas.

Radiofármaco: substância radioativa cujas propriedades físicas, químicas e biológicas, fazem com que seja apropriada para uso em seres humanos.

Radionuclídeo: isótopo instável de um elemento que decai ou se desintegra espontaneamente, emitindo radiação.

Radioproteção: conjunto de medidas que visa proteger o ser humano, seus descendentes e o meio ambiente de possíveis efeitos indesejados causados pela radiação ionizante, de acordo com princípios básicos estabelecidos pela CNEN.

Radioterapia: aplicação médica da radiação ionizante para fins terapêuticos.

RDC: Resolução da Diretoria Colegiada da ANVISA

Recipiente de transporte: são os contenedores providos de rodas, destinados à coleta e

transporte interno de resíduos de serviços de saúde. **Rejeito Radioativo:** Qualquer material resultante de atividades humanas cuja reutilização seja imprópria ou não previsível e que contenha radionuclídeos em quantidades superiores aos limites de isenção estabelecidos na norma CNEN-NE-6.05, ou em outra que venha a substituí-la.

Reservatório: Pessoa, animal, objeto ou substância, em que um agente biológico pode persistir, manter sua viabilidade ou crescer e multiplicar-se, de modo a poder ser transmitido a um hospedeiro.

Resíduos de Serviços de Saúde: são todos aqueles resultantes de atividades exercidas nos serviços de saúde que, por suas características, necessitam de processos diferenciados em seu manejo, exigindo ou não tratamento prévio à sua disposição final.

Segregação: Consiste na separação dos resíduos no momento e no local de sua geração, de acordo com as características físicas, químicas, biológicas, o seu estado físico e os riscos envolvidos.

Serviço de Medicina Nuclear: instalação médica específica para aplicação de radiofármacos em pacientes, para propósitos terapêuticos e/ou diagnósticos.

Serviço de Proteção Radiológica: entidade constituída especificamente com vistas à execução e manutenção do plano de radioproteção de uma instalação. Essa designação não tem caráter obrigatório, servindo simplesmente como referência.

Serviço de Radiodiagnóstico Médico: Estabelecimento, ou setor definido do estabelecimento ou instituição ou especialidade médica que emprega radiações ionizantes para fazer diagnóstico através de imagens radiológicas e/ou radiografias.

Serviço de Radiodiagnóstico Odontológico: Estabelecimento, ou setor definido do estabelecimento ou instituição ou especialidade odontológica que emprega radiações ionizantes para fazer diagnósticos através de imagens radiológicas e/ou radiografias. Nesta definição estão incluídos os consultórios odontológicos com equipamento de raios X diagnósticos.

Serviço de Radioterapia: instalação específica para aplicação médica da radiação ionizante para fins terapêuticos com utilização de fontes seladas ou feixes de radiação.

Símbolo Internacional da Radiação Ionizante: símbolo utilizado internacionalmente para indicar a presença de radiação ionizante. Deve ser acompanhado de um texto descrevendo o emprego da radiação ionizante.

Simuladores de fontes seladas: invólucros vazios, para enclausurar material radioativo, utilizados em treinamentos de braquiterapia.

Teratogenicidade: Propriedade de um agente químico, físico ou biológico de induzir desenvolvimento anormal, gestacionalmente ou na fase pós-natal, expressado pela letalidade, malformações, retardo do desenvolvimento ou aberração funcional.

Titular da Instalação Radiativa: Responsável legal pelo estabelecimento para o qual foi outorgada uma licença ou outro tipo de autorização.

Toxinas: substâncias químicas sintetizadas por organismos, que exercem efeitos biológicos adversos no ser humano.

Trabalhadores ocupacionalmente expostos às radiações ionizantes: trabalhador que, em conseqüência do seu trabalho a serviço da instalação radiativa, possa vir a receber, por ano, doses superiores aos limites primários para indivíduos do público, estabelecidos na Norma CNEN-NE 3.01 "Diretrizes Básicas de Radioproteção".

Trabalhador para-ocupacionalmente exposto às radiações ionizantes: trabalhador cujas atividades laborais não estão relacionadas diretamente às radiações ionizantes, mas que ocasionalmente também podem vir a receber doses superiores aos limites primários estabelecidos na Norma CNEN-NE 3.01 "Diretrizes Básicas de Radioproteção" para indivíduos do público.

Trabalhador Qualificado: aquele que comprove perante o empregador e a inspeção do trabalho uma das seguintes condições:
a) capacitação na empresa, conforme o disposto na NR-32;
b) capacitação mediante curso ministrado por instituições privadas ou públicas, desde que conduzido por profissional habilitado.

Transmissibilidade: capacidade de transmissão de um agente a um hospedeiro. O período de transmissibilidade corresponde ao intervalo de tempo durante o qual um organismo elimina um agente biológico para reservatórios ou para um hospedeiro.

Turbulência aérea: Alteração da uniformidade do fluxo de ar laminar unidirecional (no caso, interior da Cabine de Segurança Biológica Classe II tipo B2).

Vacinação: processo visando obtenção de imunidade ativa e duradoura de um organismo. A imunidade ativa é a proteção conferida pela estimulação antigênica do sistema imunológico com o desenvolvimento de uma resposta humoral (produção de anticorpos) e celular.

Vetor: vetor é um organismo que transmite um agente biológico de uma fonte de exposição ou reservatório a um hospedeiro.

Vias de entrada: tecidos ou órgãos por onde um agente penetra em um organismo, podendo ocasionar uma doença. A entrada pode ser por via cutânea (por contato direto com a pele), percutânea (através da pele), parenteral (por inoculação intravenosa, intramuscular, subcutânea), por contato direto com as mucosas, por via respiratória (por inalação) e por via oral (por ingestão).

Vias de transmissão: percurso feito pelo agente biológico a partir da fonte de exposição até o hospedeiro. A transmissão pode ocorrer das seguintes formas:
1. Direta: transmissão do agente biológico, sem a intermediação de veículos ou vetores.
2. Indireta: transmissão do agente biológico por meio de veículos ou vetores.

Virulência: É o grau de patogenicidade de um agente infeccioso.

ANEXO II (Portaria n.º 485/05)

PRAZOS PARA CUMPRIMENTO DOS ITENS DA NR-32

1. Prazo de 5 (cinco) meses: 32.1; 32.1.1; 32.1.2; 32.2; 32.2.1; 32.2.1.1; 32.2.1.2; 32.2.4; 32.2.4.1.1; 32.2.4.2; 32.2.4.3.2; 32.2.4.4; 32.2.4.5; 32.2.4.6; 32.2.4.6.1; 32.2.4.6.2; 32.2.4.6.3; 32.2.4.6.4; 32.2.4.7; 32.2.4.8; 32.2.4.11; 32.2.4.12; 32.2.4.13.1; 32.2.4.14; 32.2.4.15; 32.2.4.16; 32.3; 32.3.1; 32.3.3; 32.3.7.1.2; 32.3.7.2; 32.3.7.3; 32.3.7.4; 32.3.7.5; 32.3.7.6; 32.3.7.6.1; 32.3.8; 32.3.8.1; 32.3.8.2; 32.3.8.3; 32.3.8.4; 32.3.9; 32.3.9.1; 32.3.9.3; 32.3.9.3.1; 32.3.9.3.2; 32.3.9.3.2.1; 32.3.9.3.4; 32.3.9.4; 32.3.9.4.3.1; 32.3.9.4.4; 32.3.9.4.5.1; 32.3.9.4.6; 32.3.9.4.7; 32.3.9.4.8; 32.3.9.4.9; 32.3.9.4.9.1; 32.3.9.4.9.3; 32.4; 32.4.1; 32.4.2; 32.4.2.1; 32.4.3; 32.4.4; 32.4.5; 32.4.5.1; 32.4.5.2; 32.4.5.3; 32.4.5.4; 32.4.5.5; 32.4.6 alíneas a), b) e f); 32.4.7; 32.4.7.1; 32.4.8; 32.4.9; 32.4.9.1; 32.4.9.2; 32.4.9.3; 32.4.9.4; 32.4.10; 32.4.11; 32.4.12; 32.4.13; 32.4.13.1; 32.4.13.2; 32.4.13.2.1; 32.4.13.2.2; 32.4.13.3; 32.4.13.4; 32.4.13.5; 32.4.13.6; 32.4.13.7; 32.4.14; 32.4.14.1; 32.4.14.2; 32.4.14.2.1; 32.4.14.2.2; 32.4.14.2.3; 32.4.14.2.5; 32.4.14.2.6; 32.4.14.2.7; 32.4.15; 32.4.15.1; 32.4.15.2; 32.4.15.3; 32.4.15.3.1; 32.4.15.3.2; 32.4.15.4; 32.4.15.5; 32.4.15.6; 32.4.15.7; 32.4.15.8; 32.4.15.8.1; 32.4.16; 32.4.16.2; 32.5; 32.5.2; 32.5.3; 32.5.3.1; 32.5.3.2; 32.5.3.2.1; 32.5.4; 32.5.5; 32.5.7; 32.5.7.1; 32.5.8; 32.5.8.1; 32.5.9; 32.9; 32.9.1.1; 32.9.2; 32.9.2.1; 32.9.3; 32.9.3.1; 32.9.3.2; 32.9.3.3; 32.9.4; 32.9.5; 32.9.6; 32.9.6.1; 32.10; 32.10.1; 32.10.2; 32.10.3; 32.10.5; 32.10.7; 32.10.8; 32.10.9; 32.10.10; 32.10.11; 32.10.12 alínea b); 32.10.13; 32.10.14; 32.10.15 alínea b); 32.10.16; 32.11; 32.11.1; 32.11.2; 32.11.3; 32.11.3.1; 32.11.4.

2. Prazo de 11 (onze) meses: 32.2.4.3; 32.2.4.9; 32.2.4.9.1; 32.2.4.9.2; 32.2.4.10; 32.2.4.10.1; 32.2.4.13; 32.2.4.17; 32.2.4.17.1; 32.2.4.17.2; 32.2.4.17.3; 32.2.4.17.4; 32.2.4.17.5; 32.2.4.17.6; 32.2.4.17.7; 32.3.2; 32.3.6; 32.3.6.1; 32.3.6.1.1; 32.3.7; 32.3.7.1; 32.3.7.1.1; 32.3.8.1.1; 32.3.9.3.3; 32.3.9.4.1; 32.3.9.4.2; 32.3.9.4.3; 32.3.9.4.5; 32.3.9.4.9.2; 32.3.10; 32.3.10.1; 32.3.10.1.1; 32.4.5.6; 32.4.6 alíneas c) d) e e); 32.4.14.2.4; 32.5; 32.5.1; 32.5.6; 32.6; 32.6.1; 32.6.2; 32.6.3; 32.7; 32.7.1; 32.7.2; 32.7.2.1; 32.7.3; 32.7.4; 32.8; 32.8.1; 32.8.1.1; 32.8.2; 32.8.3; 32.9.1; 32.10.4; 32.10.6; 32.10.13 alínea a).

3. Prazo de 13 (treze) meses: 32.2.2; 32.2.2.1; 32.2.2.2; 32.2.2.3; 32.2.3; 32.2.3.1; 32.2.3.2; 32.2.3.3; 32.2.3.4; 32.2.3.5; 32.2.4.1; 32.3.4; 32.3.4.1; 32.3.4.1.1; 32.3.4.1.2; 32.2.4.3; 32.3.5; 32.3.5.1; 32.3.9.2. **4. Prazo de 17 (dezessete) meses:** 32.2.4.3.1; 32.3.7.1.3; 32.10.15 alínea a).

Trabalho em Altura e Espaço Confinado — Anexo 5

Objetivos

• Proporcionar um modelo que seja aplicável.

• Aplicação de um modelo visando as interfaces entre as especialidades médicas e a Medicina do Trabalho.

Definições (Trabalho em Altura/ Espaço Confinado)

Trabalho em Altura

Conforme referência no item 6.3, da portaria 2 de maio de 1992 do MTE, sendo o valor de referência de 2 metros. A portaria se refere ao fornecimento de cinto de segurança para trabalhos em altura superiores a 2 metros com risco de queda. É considerado uma das principais causas de acidentes fatais no mundo.

O estado de saúde do trabalhador, embora não seja o fator principal para a ocorrência de acidentes; deverá ser objeto de avaliação os fatores que possam influenciar seu estado de saúde na ocasião dos exames ocupacionais.

A definição de parâmetros de avaliação na Medicina do Trabalho é uma questão complexa e polêmica. Não há consensos nem definições legais sobre a realização de exames complementares para este tipo de atividade.

Não há atualmente embasamento técnico-científico e ético para que se estabeleçam aferições diárias de PA, FC e temperatura corpórea para definir a aptidão.

Trabalho em Altura SCMA 01/2004 - ANAMT

A solicitação de EEG e outros exames complementares não encontra respaldo técnico para este tipo de avaliação. Nenhum exame complementar substitui o exame clinico. O médico deve dar ênfase ao histórico ocupacional, a história clínica pregressa e atual, na busca de condições clínicas que possam contribuir para a queda da própria altura ou de planos elevados.

Avaliação Médica Ocupacional

Critérios que possam conduzir para a inaptidão relativa em casos não controlados:
• hipertensão arterial;
• diabetes mellitus;
• distúrbios visuais;
• alimentação inadequada;
• distúrbios cardiopulmonares;
• preparo físico inadequado;
• obesidades;
• anemias;
• outras condições.

Critérios para possam conduzir para a inaptidão absoluta:
- distúrbios do equilíbrio;
- distúrbios de marchas e da coordenação motora;
- crises de ausência;
- obesidades com IMC acima de 35;
- uso de medicamentos que interferem com a cognição;
- uso constante de bebidas alcoólicas;
- fobias de altura (acrofobia);
- visão monocular.

Critérios para inaptidão relativa:
- epilepsia e outras condições otoneurológicas que não estão sob controle pelo menos há 1 ano, sem parecer favorável do especialista devem ser considerados inaptos;
- anemias de etiologias diversas que cursem com sintomatologia e alterações do exame físico associado a alterações do hemograma devem ser considerados inaptos até a sua devida correção;
cardiopatias e/ou outras patologias que repercutem com alterações hemodinâmicas e repercussão funcional devem ser considerados inaptos até a sua devida correção;
- portadores de Hipertensão Arterial e/ou Diabetes que não estejam sob o devido controle há pelo menos 6 meses (PA média de 140/90 e/ou Hb glicada < 7%);
- portadores de distúrbios oftalmológicos que cursem com alterações da acuidade visual devem ter acurácia mínima de 0,66 bilateral para ter a aprovação em trabalhos em altura.

Critérios de inaptidão absoluta:
- epilepsia e outras condições otoneurológicas que não estão sob controle pelo menos há um ano, sem parecer favorável do especialista devem ser considerados inaptos;
- distúrbios do equilíbrio;
- distúrbios de marchas e da coordenação motora;
- crises de ausência;
- obesidades com IMC acima de 35 (atenção com pessoas com índice elevado de massa muscular).
- uso de medicamentos que interferem com a cognição;
- uso constante de bebidas alcoólicas;
- fobias de altura (acrofobia);
- anemias hemolíticas, falciforme, talassemia major e outras anemias que cursem com frequentes crises de agudização;
- patologias psiquiátricas sem parecer favorável do especialista e sem controle adequado.
- visão monocular.

Trabalho em Altura

O médico do trabalho deve sempre orientar as equipes (Segurança do Trabalho, chefia imediata do trabalhador), envolvidas no processo do trabalho em altura da importância em ressaltar o estado de saúde do trabalhador antes de se iniciar uma atividade. Algumas questões simples podem ser incluídas no *checklist* para permissão em trabalho em altura.

Trabalho em Altura

1 - Dormiu bem na noite anterior?

( ) sim ( ) não

2 - Alimentou-se bem na noite anterior e no dia de hoje?

( ) sim ( ) não

3 - Tomou bebida alcoólica na noite de ontem e/ou hoje?

( ) sim ( ) não

4 - Tomou algum tipo de remédio na noite anterior e/ou hoje?

( ) sim. Qual:_____ ( ) não

Obs.: _____

_____   _____
Ass. Funcionário   **Ass. Chefia Imediata**

Espaço Confinado

Espaço confinado é qualquer área ou ambiente não projetado para ocupação humana contínua, que possua meios limitados de entrada e saída, cuja ventilação existente é insuficiente para remover contaminantes ou onde possa existir a deficiência ou enriquecimento de oxigênio.

Trabalho em Espaço Confinado

Medidas técnicas de prevenção: proceder à avaliação e controle dos riscos físicos, químicos, biológicos, ergonômicos e mecânicos.

A Permissão de Entrada e Trabalho (PET) é válida somente para cada entrada.

Os procedimentos para trabalho em espaços confinados e a PET devem ser avaliados no mínimo uma vez ao ano e revisados sempre que houver alteração dos riscos, com a participação do SESMT e da CIPA.

Medidas pessoais

Todo trabalhador designado para trabalhos em espaços confinados deve ser submetido a exames médicos específicos para a função que irá desempenhar, conforme estabelece a NR-7, incluindo os fatores de riscos psicossociais com a emissão do respectivo ASO.

Paulistana

A avaliação médica ocupacional deverá seguir de acordo com o tipo de risco ocupacional encontrado no PPRA. Pode-se preconizar o mesmo tipo de avaliação com os trabalhadores que executam trabalho em altura, acrescentado as avaliações complementares de acordo com outros riscos encontrados.

Atestado de Saúde Ocupacional

Deve-se mencionar no ASO, no campo referente aos riscos ocupacionais específicos, o risco "trabalho em altura" e/ou "espaço confinado"?

ASO e Nota Técnica NR-7

A nota técnica em seu item 7.4.4.3, no campo Nota: b): "devem constar do ASO os riscos passíveis de causar doenças, exclusivamente ocupacionais, relacionadas com a atividade do trabalhador e em consonância com os exames complementares de controle médico".

ASO - Atestado de Saúde Ocupacional

Anexo 6

Empresa	ATESTADO DE SAÚDE OCUPACIONAL - ASO (NR-7 da Portaria 3.214 do Ministério do Trabalho e Emprego)

Atesto que o(a) Senhor(a)_____

Ident Nº_____funcionário(a) da empresa _____

_____ , na função de_____

foi submetido em _____/_____/_____.

A exame:
☐ Admissional
☐ Periódico
☐ Demissional
☐ De mudança de função
☐ De retorno de trabalho

Sendo considerado:
☐ Apto
☐ Inapto

Periodicidade:
☐ Semestral
☐ Anual
☐ Bienal

RISCOS OCUPACIONAIS

☐ Químico: ☐ Poeiras ☐ Neblina ☐ Fumos metálicos ☐ Produtos químicos em geral
☐ Névoas ☐ Vapores ☐ Gases ☐ Outros

☐ Riscos ergonômicos
_____
_____

☐ Físico: ☐ Ruído ☐ Calor ☐ Pressões anormais ☐ Radiação ionizante
☐ Radiação não ionizante ☐ Umidade ☐ Frio

☐ Riscos de acidentes
_____
_____

☐ Biológico: ☐ Vírus ☐ Bacilos ☐ Bactérias ☐ Parasitas ☐ Protozoários
☐ Fungos ☐ Outros

☐ Não há riscos ocupacionais específicos

EXAMES COMPLEMENTARES

TIPOS DE EXAMES

Exame clínico	_____/_____/_____	Lipidograma	_____/_____/_____	Exame Fezes	
Exames especializados		VDRL _	_____/_____/_____	Parasitológico	_____/_____/_____
Audiometria	_____/_____/_____	TGO/TGP	_____/_____/_____	Coprocultura	_____/_____/_____
Acuidade visual	_____/_____/_____	Gama GT	_____/_____/_____	**Exame Radiológico**	
Av. Odontológica	_____/_____/_____	Colinesterase	_____/_____/_____	Rx tórax PA	_____/_____/_____
Av. Psicológica	_____/_____/_____	Dosagem de chumbo	_____/_____/_____	Rx Coluna cervicaL	_____/_____/_____
Eletrocardiograma	_____/_____/_____	**Exame Urina**		Rx Coluna lombar	_____/_____/_____
Eletroencefalograma	_____/_____/_____	EAS	_____/_____/_____	Outros	
Exame Sangue		**Ácido** hipúrico	_____/_____/_____		_____/_____/_____
Hemograma completo	_____/_____/_____	**Ácido** metil-hipúrico	_____/_____/_____		_____/_____/_____
Cont. plaquetas	_____/_____/_____	**Ácido mandélico**	_____/_____/_____		_____/_____/_____
CSFRh	_____/_____/_____	**Ác**. delta A levulínico (ALA)	_____/_____/_____		_____/_____/_____
Glicose	_____/_____/_____	Fenol urinário	_____/_____/_____		_____/_____/_____
Ureia	_____/_____/_____	Chumbo urinário	_____/_____/_____		_____/_____/_____
Creatinina	_____/_____/_____	_____ _____/_____/_____			_____/_____/_____
Ácido úrico	_____/_____/_____	_____ _____/_____/_____			_____/_____/_____

MÉDICO EXAMINADOR:_____ CRM:

ENDEREÇO: TEL.:

MÉDICO COORDENADOR:

OBSERVAÇÕES:

Declaro ter sido informado pelo médico examinador, das condições da minha saúde, e ter recebido cópia deste atestado
_____/_____/_____ **Ass.:**_____

Planilha do PCMSO

Anexo 7

Empresa	PCMSO - Programa de Controle Médico de Saúde Ocupacional
Setor	Informações Obtidas no Inquérito Preliminar de Segurança e Saúde no Trabalho

Funções

Riscos Ocupacionais Reconhecidos

Riscos Físicos	Riscos Químicos	Riscos Biológicos	Riscos Ergonômicos

Medidas de Controle Médico em Saúde Ocupacional

Planilha para preenchimento pelo coordenador do PCMSO.

Calendário de Vacinação Ocupacional

Anexo 8

Vacinas especialmente indicadas	Esquemas
Tríplice viral (sarampo, caxumba e rubéola)	É considerado protegido o indivíduo que tenha recebido, em algum momento da vida, duas doses da vacina tríplice viral acima de **1 ano de idade, com intervalo mínimo de 1 mês entre elas.**
Hepatites A, B	**Hepatite A:** duas doses, no esquema 0 e 6 meses.
	Hepatite B: três doses, no esquema 0, 1 e 6 meses.
	Hepatites A e B: três doses, no esquema 0, 1 e 6 meses. A vacinação combinada das hepatites A e B é uma opção e pode substituir a vacinação isolada das hepatites A e B.
HPV	Duas vacinas disponíveis no Brasil: vacina HPV 6, 11, 16, 18 e vacina HPV 16, 18, com esquemas de intervalos de 0, 1-2 e 6 meses.
Tríplice bacteriana acelular do tipo adulto (dTpa ou dTpa-VIP)	**Com esquema de vacinação básico para tétano completo:** reforço com dTpa (ou dTpa-VIP, ou dT) a cada 10 anos. **Com esquema de vacinação básico para tétano incompleto:** uma dose de dTpa (ou dTpa-VIP, ou dT) a qualquer momento e completar a vacinação básica com uma ou duas doses de dT (dupla bacteriana do tipo adulto), de forma a totalizar três doses de vacina contendo o componente tetânico. **Em ambos os casos:** na impossibilidade do uso da vacina dTpa (ou dTpa-VIP), substituir a mesma pela vacina dT; e na impossibilidade de aplicação de outras doses com dT, substituir a mesma pela vacina dTpa (ou dTpa-VIP) completando três doses da vacina com o componente tetânico.
Varicela (catapora)	Duas doses, com intervalo de 1 a 3 meses entre elas.
Influenza (gripe)	Dose única anual.
Meningocócica conjugada	Uma dose, mesmo para aqueles vacinados na infância ou há mais de 5 anos.
Febre amarela	Uma dose para residentes ou viajantes para áreas com recomendação da vacina (de acordo com classificação internacional e do MS). Se persistir o risco, indicada segunda dose 10 anos após a primeira.
Raiva	Para pré-exposição: três doses, a segunda 7 dias depois da primeira e a terceira 14 a 21 dias depois da segunda.
Febre tifoide	Dose única da vacina polissacarídica capsular Vi, por via intramuscular ou subcutânea, para adultos e crianças a partir de 2 anos de idade.
Poliomielite inativada	Pessoas nunca vacinadas: três doses de VIP (esquema 0, 1-2, 6-12 meses). Pessoas já vacinadas com esquema completo: uma dose entre 1 e 12 meses antes da viagem. Pode ser feita combinada à dTpa.

Indicações especiais para profissionais por área de atuação

As vacinas indicadas neste calendário refletem os riscos específicos de aquisição de doenças infecciosas associadas à atividade profissional. O calendário enfatiza as vacinas particularmente indicadas de acordo com o risco ocupacional, para o profissional ou para sua clientela.

Saúde	Alimentos e bebidas	Militares, policiais e bombeiros	Profissionais que lidam com dejetos, águas contaminadas e coletores de lixo	Crianças	Animais	Profissionais do sexo	Profissionais administrativos	Profissionais que viajam muito	Receptivos de estrangeiros	Manicures, pedicures e podólogos	Profissionais que trabalham em regime de confinamento	Profissionais voluntários em campos de refugiados, situações de catástrofe e ajuda humanitária	Atletas profissionais
Sim	–	Sim	–	Sim	–	Sim	–	Sim	Sim	–	Sim	Sim	Sim
Sim	Sim	Sim	Sim	Sim	–	Sim	–	Sim	Sim	–	Sim	Sim	Sim
Sim	–	Sim	Sim	–	–	Sim	–	Sim	–	Sim	–	Sim	Sim
Sim	–	Sim	Sim	–	–	Sim	–	Sim	–	–	–	Sim	Sim
–	–	–	–	–	–	Sim	–	–	–	–			
dTpa	dT	dT	dT	dTpa	dT	–	–	dTpa ou dTpa-VIP	dT	dT	dTpa	dTpa ou dTpa-VIP	dT
Sim	–	Sim	–	Sim	–	–	Sim	Sim	–	Sim	Sim	–	–
Sim	Sim	Sim	Sim	Sim	Sim	Sim	Sim	Sim	Sim	Sim	Sim	Sim	Sim
Sim	–	Sim	–	–	–	–	–	Sim	Sim	–	–	Sim	Sim
–	–	Sim	–	–	–	–	–	Sim	–	–	–	Sim	Sim
–	–	Sim	Sim	–	Sim	–	–		–	–	–	Sim	–
–	–	Sim	Sim	–	–	–	–	Sim	–	–	–	Sim	–
–	–	Sim	–	–	–	–	–	Sim	–	–	–	Sim	Sim

Sugestão para Rotina de Exames e Avaliações no Periódico

Anexo 9

Idade (anos)	18	25	30	35	40	45	50	55	60	65	70	75	Mais
Pressão arterial									A cada 1 a 2 anos				
Peso e altura					Periodicamente								
Colesterolemia – homens					A cada 5 anos se for normal								
Colesterolemia – mulheres					A cada 5 anos se for normal								
Glicemia de jejum							A cada 5 anos se for normal						
Mamografia						A cada 1 a 2 anos							
Papanicolaou		A cada 1 a 3 anos (sexo feminino)											
Sangue oculto nas fezes							Anual						
Sigmoidoscopia							A cada 5 a 10 anos						
PSA/toque retal							Anual						
Exames odontológicos			Anual										
Oftalmologia									Periodicamente				
Perguntas sobre audição									Periodicamente				

Recomendamos também:

→ Campanhas de vacinação (gripe, tétano, etc.).

→ Palestras educativas (diabetes, hipertensão arterial, câncer ginecológico, câncer de mama, DST/AIDS, prevenção e tratamento do alcoolismo, entre outras).

Relatório Anual do PCMSO
(Aprovado pela Portaria SSST nº 24, de 29 de dezembro de 1994)

Anexo 10

Exemplo de Relatório Anual do PCMSO 2014 /2015

Responsável: Jorge Luiz Ramos Teixeira		Data: 30/11/2015 Assinatura:			
Setor	Natureza do Exame	Nº Anual de Exames Realizados	Nº de Resultados Anormais	Nº de Resultados Anormais x 100 : Nº Anual de Exames	Nº de Exames para o Ano Seguinte
Contabilidade	Clínico	8	0	0	8
Financeiro	Clínico	6	0	0	6
Convênios	Clínico	4	0	0	4
Administração	Clínico	2	0	0	2
Chefia de Enfermagem	Clínico	1	0	0	1
Departamento de Pessoal	Clínico	5	1	20	3
Radiologia	Clínico Hemograma	26 26	0 0	0 0	28 28
Cirurgia Plástica	Clínico	1	0	0	1
CTI	Clínico	26	2	7,69	30
Centro Administrativo	Clínico	46	3	6,52	46
Ortopedia	Clínico	42	1	2,38	40
Anatomia Patológica	Clínico	7	0	0	7
Cirurgia Geral + CCI	Clínico	44	2	4,54	40
Clínica Médica	Clínico	24	2	8,33	23

Setor	Natureza do Exame	Nº Anual de Exames Realizados	Nº de Resultados Anormais	Nº de Resultados Anormais x 100 : Nº Anual de Exames	Nº de Exames para o Ano Seguinte
Oftalmologia	Clínico	38	1	3,12	36
Farmácia	Clínico	4	0	0	4
Enfermagem	Clínico	48	4	8,33	48
Instituto do sono	Clínico	4	0	0	4
Nefrologia	Clínico	2	0	0	3
Centro Cirúrgico Integrado	Clínico	29	1	3,44	26
Odontologia	Clínico	12	1	8,33	11
Laboratório	Clínico	11	0	0	11
Alergia Imunológica	Clínico	2	0	0	2
Otorrinolaringologia	Clínico	28	2	7,14	24
Copa e cozinha	Clínico	23	3	13,04	23
	Parasitológico de fezes	23	0	0	23
Centro Administrativo	Clínico	40	4	10	36

RESUMO:
1. Total de Exames Médicos Ocupacionais realizados 2014/ 2015
=> 483 exames (admissionais, de retorno ao trabalho, mudança de função e demissionais).

2. Total de Exames Médicos Ocupacionais com Diagnóstico de Doenças (com ou sem afastamento e não relacionadas ao Trabalho ou DRT)
=> 27 Diagnósticos Clínicos.

3. Exames Ocupacionais para 2014/ 2015
=> 469 Exames Médicos Ocupacionais Periódicos

Perfil de morbilidade 2014/ 2015

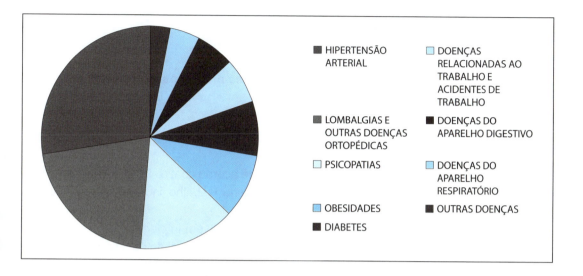

INQUALIT
End.: Avenida 13 de Maio, 23 – 11º Andar – Sala: 2128
Centro - Rio de Janeiro - RJ
Tels.: (21) 2215-4503, (21) 96866-4591 e (21) 99983-8033
Site: http://www.inqualit.com
E-mail: inqualitmedicinaocupacional@gmail.com
drjorgelrt@gmail.com

NR-37 - Gestão de Segurança e Saúde no Trabalho (Texto Proposto - Ministério do Trabalho e Emprego - MTE)

Anexo 11

37.1 Esta Norma Regulamentadora - NR estabelece princípios e requisitos para gestão da segurança e saúde no trabalho.

37.2 A gestão da segurança e saúde no trabalho deve ser desenvolvida por parte de todas as empresas, observando que:

a) as empresas obrigadas a constituir SESMT, de acordo com a NR 4, devem desenvolver um Sistema de Gestão da Segurança e Saúde no Trabalho, incluindo a implementação das ações de avaliação e controle de riscos;

b) as empresas não obrigadas a constituir SESMT devem implementar ações de avaliação e controle de riscos e elaborar um planejamento anual do qual conste pelo menos as metas, ações e cronograma para controle dos riscos avaliados.

37.3 A gestão da segurança e saúde no trabalho constitui um conjunto amplo de iniciativas da empresa com os seguintes objetivos:

a) aprimorar o desempenho no cumprimento articulado das disposições legais e regulamentares em segurança e saúde no trabalho;

b) integrar as ações preventivas a todas as atividades da empresa para aperfeiçoar de maneira contínua os níveis de proteção e desempenho no campo da segurança e saúde no trabalho.

37.4 Para fins desta NR considera-se risco a possibilidade ou chance de ocorrerem danos à saúde ou integridade física dos trabalhadores, devendo ser identificado em relação aos eventos ou exposições possíveis e suas consequências potenciais.

37.4.1 O risco deve ser expresso em termos da combinação das consequências de cada evento ou exposição possível e da probabilidade de sua ocorrência.

37.5 A gestão da segurança e saúde no trabalho deve ser conduzida sob responsabilidade do empregador, com a participação dos trabalhadores, sendo sua abrangência e profundidade dependentes das características dos riscos existentes e das necessidades de controle.

37.6 A gestão da segurança e saúde no trabalho é um processo contínuo e deve estar integrada em todos os níveis hierárquicos, a partir de um planejamento, incluindo as formas de organização, o uso de tecnologia e as condições de trabalho.

37.7 A gestão de SST deve abranger quaisquer riscos à segurança e saúde, abordando, no mínimo:

a) riscos gerados por máquinas, equipamentos, instalações, lugares e espaços de trabalho, materiais,produtos químicos, eletricidade, incêndios e resíduos, entre outros;

b) riscos gerados pelo ambiente de trabalho, entre eles os decorrentes da exposição a agentes físicos, químicos e biológicos, como definidos na NR 9, incluindo o desconforto decorrente da exposição;

NR-37 - Gestão de Segurança e Saúde no Trabalho

c) riscos gerados pela organização do trabalho, pelas relações sociais e por inadequações nas cargas de trabalho - física, cognitiva e psíquica;

d) riscos gerados pela interação das fontes de risco acima.

37.8 A gestão da segurança e saúde no trabalho deve considerar em todo o seu desenvolvimento e implementação os seguintes princípios preventivos:

a) evitar os riscos;

b) avaliar os riscos que não se possa evitar;

c) eliminar os riscos;

d) controlar os riscos que não possam ser evitados ou eliminados, na fonte de geração;

e) adaptar o trabalho às pessoas, em particular com relação à concepção e projeto dos postos de trabalho, escolha de equipamentos e métodos de trabalho e de produção;

f) considerar a evolução tecnológica e do conhecimento;

g) substituir o que for perigoso por alternativas menos perigosas;

h) adotar medidas que privilegiem a proteção coletiva em relação à proteção individual;

i) fornecer instruções aos trabalhadores sobre os riscos existentes e as maneiras de preveni-los;

j) considerar a qualificação profissional dos trabalhadores em segurança e saúde em qualquer tarefa;

k) garantir que os trabalhadores recebam informações adequadas para acessar áreas de risco;

l) antecipar e prevenir a possibilidade de erros, distrações ou omissões;

m) considerar repercussões geradas por mudanças relacionadas a pessoal, novos processos e procedimentos de trabalho;

n) considerar situações que possam afetar gestantes ou nutrizes, portadores de necessidades especiais e trabalhadores sensíveis a determinadas fontes de riscos;

o) prover medidas de proteção para reduzir as consequências de eventos adversos ocorridos.

37.9 Os requisitos para a gestão da segurança e saúde no trabalho estabelecidos nesta Norma podem ser alterados pela empresa, que deve demonstrar a correspondência entre o adotado e o previsto.

37.10 A empresa pode implementar modelos voluntários de gestão da segurança e saúde no trabalho, desde que observados os objetivos e os requisitos previstos nesta Norma.

37.10.1 A adoção de modelos voluntários de gestão da segurança e saúde no trabalho desobriga as empresas das exigências dos programas obrigatórios previstos nas demais NR, desde que atendidos todos os objetivos das normas especificas.

Responsabilidades do empregador e dos trabalhadores

37.11 Cabe ao empregador estabelecer, implementar e assegurar a gestão da segurança e saúde no trabalho como atividade permanente da empresa ou organização.

37.12 O empregador deve garantir, na ocorrência de situação de grave e iminente risco, que os trabalhadores possam interromper de imediato as suas atividades, comunicando o fato ao superior hierárquico para as devidas providências.

37.13 Para garantir a eficácia da gestão da SST, os trabalhadores devem:

a) colaborar e participar na sua implementação;

b) seguir as orientações recebidas;

c) informar ao seu superior hierárquico direto ocorrências que, a seu julgamento, possam implicar riscos à segurança saúde dos trabalhadores. Sistema de Gestão de Segurança e Saúde no Trabalho - SGSST.

37.14 As empresas obrigadas a constituir SESMT devem desenvolver e implementar um SGSST.

37.14.1 Empresas desobrigadas de constituir SESMT podem voluntariamente desenvolver e implementar um SGSST.

37.15 O SGSST deve:

a) ser aprovado pela direção da empresa, assumido por sua estrutura organizacional e conhecido pelos trabalhadores do estabelecimento;

b) integrar-se à administração da empresa e dirigir as atividades preventivas da organização em segurança e saúde no trabalho;

c) abranger concepção, montagem, construção, instalação, operação e manutenção de processos de produção e trabalho próprios ou contratados;

d) incluir as empresas com empregados atuando no seu estabelecimento;

e) garantir que os requisitos em segurança e saúde no trabalho da organização sejam aplicados igualmente aos trabalhadores de seus contratados;

f) considerar riscos passíveis de atingir indivíduos do público.

37.16 A elaboração, implementação e avaliação do SGSST devem estar sob coordenação dos profissionais do Serviço Especializado em Engenharia de Segurança e em Medicina do Trabalho - SESMT da empresa, de modo a observar as disposições previstas no item 4.12 da NR 4.

37.16.1 A empresa pode contar com outros profissionais que a seu critério sejam capazes de desenvolver o disposto nesta NR.

37.17 O SGSST deve incluir, no mínimo, os seguintes elementos:

a) política de saúde e segurança no trabalho;

b) estrutura organizacional para a gestão da segurança e saúde no trabalho;

c) planejamento e implementação do SGSST e das ações de avaliação e controle de riscos;

d) avaliação de desempenho e revisão do Sistema.

Política de segurança e saúde no trabalho

37.18 A política de segurança e saúde no trabalho deve conter diretrizes, objetivos e compromissos da organização, devendo ser:

a) específica para a organização;

b) concisa e clara;

c) acessível a todas as pessoas na empresa;

d) revisada periodicamente.

NR-37 - Gestão de Segurança e Saúde no Trabalho

37.19 A política de segurança e saúde no trabalho deve expressar o comprometimento da empresa com:

a) controle dos riscos originados ou relacionados aos processos de produção e de trabalho;

b) cumprimento dos dispositivos legais e regulamentares e das convenções e acordos coletivos em SST;

c) consulta permanente aos trabalhadores e seus representantes;

d) melhoria contínua do desempenho do SGSST.

e) compreensão e implementação seus princípios em todos os níveis na organização.

Estrutura organizacional para a gestão da segurança e saúde no trabalho

37.20 Para fazer cumprir a política de segurança e saúde no trabalho e implementar o SGSST a empresa deve organizar e estruturar:

a) responsabilidades e relações entre os indivíduos que integram seus ambientes de trabalho;

b) recursos técnicos, materiais e financeiros, meios de comunicações e documentação necessários.

37.21 A empresa deve definir formalmente pessoas capacitadas e competentes para implementar os elementos do SGSST.

Planejamento e implementação do SGSST

37.22 O planejamento para o SGSST deve considerar desde diretrizes gerais da organização até o detalhamento para o controle de riscos específicos e estabelecer métodos, programas e ações para a melhoria contínua.

37.23 No planejamento das ações preventivas a empresa deve integrar tecnologia, organização do trabalho, condições de trabalho, relações sociais e influências dos fatores ambientais, entre outros, levando em consideração disposições legais e regulamentares relativas a riscos específicos.

37.24 No planejamento devem ser definidos métodos, técnicas e ferramentas adequados para a avaliação de riscos, incluindo parâmetros e critérios necessários para a valoração dos riscos e tomada de decisão.

Avaliação de desempenho e revisão do SGSST

37.25 A empresa deve avaliar o desempenho do SGSST por meio do acompanhamento da implementação de seus elementos, com a finalidade de determinar em que extensão a política está sendo implementada e se os objetivos estão sendo atingidos.

37.26 A empresa deve realizar auditorias periódicas com a finalidade de determinar se o SGSST e seus elementos foram colocados em prática e se são adequados e eficazes na proteção da segurança e saúde dos trabalhadores.

37.26.1 Os critérios e métodos para auditorias devem ser definidas pelas empresas com a participação do SESMT, quando houver, e dos trabalhadores e de seus representantes.

37.26.2 As conclusões da auditoria devem ser registradas e comunicadas aos responsáveis pelas ações corretivas.

Ações de avaliação, controle e monitoração de riscos

37.27 As ações de avaliação e controle e monitoração de riscos, independentemente do desenvolvimento de um SGSST, são obrigatórias para todas as empresas.

37.28 As ações de avaliação, controle e monitoração dos riscos constituem um processo contínuo e iterativo e devem envolver consulta e comunicação às partes envolvidas.

37.29 As ações de avaliação e controle e monitoração de riscos podem estar organizadas em programas que podem substituir os programas de prevenção e gestão previstos nas demais NR, desde que atendidos os preceitos e exigências nelas previstos.

37.30 A avaliação dos riscos deve envolver a análise das repercussões sobre a segurança e saúde de projetos de novas instalações, métodos ou processos de trabalho, ou de modificação dos já existentes, visando a identificar os riscos potenciais e introduzir medidas de prevenção para sua redução ou eliminação.

37.31 A avaliação de riscos refere-se ao processo geral, abrangente, amplo de identificação, análise e valoração, para definir ações de controle e monitoração.

Identificação dos riscos

37.32 A identificação de riscos é o processo de encontrar, reconhecer e descrever os riscos, incluindo a identificação de fontes de riscos, de eventos adversos ou exposições possíveis e das consequências potenciais, podendo a empresa definir os métodos e estratégias mais adequados ao seu contexto.

37.33 A identificação de riscos deve envolver todos os riscos relacionados ao trabalho e incluir os riscos já controlados e aqueles cujas fontes não estejam evidentes ou sob controle da empresa.

37.34 A empresa não precisa considerar na identificação de riscos aqueles associados com atividades típicas da vida cotidiana, que não sejam capazes de comprometer a segurança e saúde dos trabalhadores, a menos que a atividade ou organização de trabalho amplifiquem esses riscos ou que tenham ocorrido acidentes ou doenças do trabalho deles decorrentes.

37.34.1 A empresa está dispensada de ações de avaliação e controle nos estabelecimentos em que não tenham sido identificados riscos no trabalho.

37.34.2 O Auditor Fiscal do Trabalho, por motivos justificados, pode solicitar declaração do empregador de que o estabelecimento se enquadra na situação especificada no item 35.34.

37.35 O Auditor Fiscal do Trabalho pode solicitar, por motivos justificados, avaliações de risco mais aprofundadas para verificar se o processo de identificação de riscos foi adequado.

Análise dos riscos

37.36 Os riscos identificados devem ser analisados, utilizando-se métodos e técnicas apropriados à sua natureza.

37.37 A análise de risco constitui processo sistemático de compreender a natureza do risco e de determinar sua magnitude ou nível, a partir da estimativa da gravidade e probabilidade das consequências possíveis.

37.38 Para a análise de riscos podem ser utilizadas abordagens qualitativas, semiquantitativas, quantitativas ou combinação dessas, dependendo das circunstâncias e natureza do risco.

Valoração dos riscos

37.39 A valoração do risco refere-se ao processo de comparar a magnitude ou nível do risco em relação a critérios previamente definidos para estabelecer prioridades e fundamentar decisões sobre o controle/tratamento do risco.

Controle e monitoração dos riscos

37.40 A empresa, com base na avaliação dos riscos, deve estabelecer programas ou planos indicando as ações a serem desenvolvidas, cronograma de implementação, recursos, responsáveis e ações de monitoração, contemplando, no que se aplicar:

a) medidas para evitar a introdução de novos riscos;

b) medidas para eliminar ou reduzir os riscos;

c) informação, formação e participação dos trabalhadores;

d) atuações frente a mudanças previsíveis;

e) atuação frente a situações de emergência previsíveis;

f) atividades de monitoração das condições de trabalho;

g) acompanhamento da eficácia das medidas de controle implementadas;

h) atividades de vigilância da saúde dos trabalhadores.

3.41 A empresa, ao estabelecer medidas de controle, deve observar a seguinte ordem de prioridade:

a) evitar o risco, tomando a decisão de não iniciar ou continuar atividade que dê origem a riscos;

b) eliminar as fontes de risco;

c) reduzir os riscos, alterando a probabilidade ou a gravidade das consequências possíveis por meio da adoção de medidas de engenharia ou organizacionais.

37.42 A empresa deve definir formalmente pessoas capacitadas e competentes para implementar as medidas de controle dos riscos relacionados à SST.

37.43 Quando comprovado pela organização a inviabilidade técnica da adoção de medidas de proteção coletiva, ou quando estas não forem suficientes ou estiverem em fase de estudo, planejamento ou implantação, ou ainda em caráter complementar ou emergencial, deverão ser adotadas outras medidas, obedecendo-se à seguinte hierarquia:

a) medidas de caráter administrativo;

b) utilização de equipamento de proteção individual - EPI.

37.44 A utilização de EPI deve ser baseada em programa específico e deve considerar as disposições legais e regulamentares sobre segurança e saúde no trabalho e envolver no mínimo:

a) seleção do EPI adequado tecnicamente ao risco a que o trabalhador está exposto e à atividade exercida, considerando-se a eficiência necessária para o controle da exposição ao risco e o conforto oferecido segundo avaliação do trabalhador usuário;

b) programa de treinamento dos trabalhadores quanto à sua correta utilização e orientação sobre as limitações de proteção que o EPI oferece;

c) estabelecimento de normas ou procedimento para promover o fornecimento, uso, guarda, conservação, manutenção e reposição do EPI, visando a garantir as condições de proteção originalmente estabelecidas;

d) caracterização das funções ou atividades dos trabalhadores, com a respectiva identificação dos EPI adequados para os riscos.

37.45 Com vistas a estabelecer critérios de priorização das medidas de controle, a empresa deve considerar, para cada uma delas:

a) aplicabilidade em diferentes situações;

b) estabilidade no tempo;

c) possibilidade de deslocamento de riscos ou geração de outros;

d) possibilidade de acréscimos de exigências ao operador;

e) prazo de implantação compatível com a valoração do risco.

37.46 A implantação das medidas de controle deve ser acompanhada de capacitação dos trabalhadores quanto aos procedimentos que assegurem sua eficácia, bem como de informação acerca de suas limitações.

37.47 As empresas não devem restringir o controle de riscos a, isoladamente, medidas comportamentais, treinamento ou fornecimento de EPI.

37.48 As medidas de controle implementadas devem garantir a segurança dos empregados da empresa, dos contratados a seu serviço e de todas as pessoas que possam ter acesso ao estabelecimento ou estar nas proximidades.

37.49 A empresa deve monitorar a efetividade das medidas de controle dos riscos por meio de indicadores ativos e reativos.

37.49.1 A monitoração por indicadores ativos deve abranger, no mínimo:

a) verificação do cumprimento de planos de controle de riscos e do atendimento aos objetivos estabelecidos;

b) inspeção sistemática de métodos, locais, instalações e equipamentos de trabalho;

c) vigilância do ambiente de trabalho incluindo a organização de trabalho;

d) acompanhamento da saúde dos trabalhadores; e

e) avaliação do cumprimento das disposições legais e regulamentares e das convenções e acordos coletivos.

37.49.2 A monitoração por indicadores reativos deve incluir análise de informações relativas a danos à saúde e a eventos adversos ocorridos, relacionados com o trabalho.

Ações de consulta e comunicação

37.50 A empresa deve manter atividades de consulta e comunicação com as partes envolvidas, externas e internas à organização, em todas as fases do processo de gestão da segurança e saúde no trabalho.

37.51 O empregador deve assegurar que os trabalhadores no estabelecimento sejam informados e capacitados em aspectos de segurança e saúde associados ao seu trabalho, incluindo as medidas relativas a situações de emergência.

37.52 O empregador deve adotar medidas para que os trabalhadores disponham de tempo e recursos para participar dos processos de gestão da segurança e saúde no trabalho.

37.53. O conhecimento e a percepção que os trabalhadores tem do processo de trabalho e dos riscos presentes deverão ser considerados na gestão da segurança e saúde no trabalho.

37.54 A empresa deve garantir que dúvidas, ideias e sugestões dos trabalhadores e seus representantes sobre segurança e saúde no trabalho sejam recebidas e consideradas.

Relações entre contratantes e contratadas

37.55 Sempre que vários empregadores realizem simultaneamente atividades no mesmo local de trabalho, devem executar ações integradas de gestão da segurança e saúde no trabalho.

37.56 As empresas que contratam outras para trabalhar em seu estabelecimento devem incluir nos processos de gestão da segurança e saúde no trabalho:

a) critérios de segurança e saúde no trabalho nos procedimentos de avaliação e seleção de contratados;

b) comunicação aos contratados dos riscos existentes no estabelecimento;

c) capacitação de contratados sobre práticas seguras de trabalho, riscos e medidas e controle, antes do início dos trabalhos e regularmente, conforme a necessidade;

d) processos de coordenação para gestão integrada da segurança e saúde no trabalho;

e) critérios de notificação de lesões, enfermidades, oenças e eventos adversos relacionados com o trabalho;

f) monitoração periódica do desempenho dos contratados em segurança e saúde no trabalho; e

g) garantia de adoção de procedimentos e medidas relativas à segurança e saúde no trabalho pelos contratados.

Atuação em eventos adversos e emergências

37.57 Devem integrar a gestão de SST as análises de acidentes de trabalho ou de outros eventos adversos e a implementação de ações corretivas e de prevenção.

37.58 As análises de acidentes de trabalho ou de outros eventos adversos devem ser desenvolvidas pelos empregadores com a participação dos trabalhadores, da Comissão Interna de Prevenção de Acidentes - CIPA e do Serviço Especializado em Engenharia de Segurança e em Medicina do Trabalho - SESMT, onde houver, podendo incluir outros profissionais, sendo sua abrangência e detalhamento função das características do evento.

37.59 Cabe à empresa determinar os procedimentos que devem ser adotados em caso de acidentes de trabalho e de outros eventos adversos, tais como:

a) procedimentos de emergência para controle da situação e de socorro às pessoas envolvidas;

b) mecanismos de comunicação para atendimento das exigências legais;

c) realização da análise do evento;

d) meios de divulgação dos resultados das análises;

e) implementação das medidas de controle dos riscos identificados.

37.60 As análises de eventos adversos devem obedecer às seguintes diretrizes:

a) buscar compreendê-los em sua complexidade, evitando conclusões reducionistas que não contribuam para a prevenção de outros eventos adversos;

b) evitar a utilização de métodos de análise focados predominantemente no comportamento dos trabalhadores;

c) considerar as situações de trabalho geradoras dos eventos adversos, buscando compreender como o trabalho habitual era de fato realizado.

37.61 As análises de eventos adversos devem:

a) ser iniciadas o mais brevemente possível;

b) ser desenvolvidas em equipe;

c) apontar os fatores imediatos, subjacentes e latentes relacionados com o evento;

d) considerar fatores relativos aos indivíduos, às atividades, ao meio ambiente de trabalho, aos materiais e à organização da produção e do trabalho, de forma que não se restrinja a identificar apenas fatores de ordem pessoal;

e) relacionar as medidas de controle necessárias;

f) ser registradas em relatório de modo a facilitar a comunicação e o diálogo para a prevenção.

37.62 Para que as análises de acidentes de trabalho ou de outros eventos adversos resultem em melhoria contínua das condições de trabalho, as empresas devem assegurar:

a) capacitação de pessoas para conduzir as análises;

b) tempo e meios adequados;

c) definição de cronograma e responsáveis pela adoção de ações corretivas e de prevenção;

d) implementação efetiva das medidas planejadas;

e) mecanismos de estímulo à participação das pessoas envolvidas.

37.63 Acidentes de trabalho ou outros eventos adversos que envolvam mais de uma empresa devem ser analisados com a participação de todas as envolvidas, as quais são responsáveis pela implementação das medidas necessárias.

35.64 A empresa deve definir medidas de prevenção, preparação e resposta a emergências, em cooperação com serviços externos públicos e privados de cuidado de emergências.

Documentação de gestão da segurança e saúde no trabalho

37.65 De acordo com as obrigações contidas nesta NR, o porte e a natureza da empresa, deve ser elaborada e mantida atualizada uma documentação sobre gestão da segurança e saúde no trabalho que inclua no mínimo:

a) registro sistematizado de todos os riscos existentes nos estabelecimentos da empresa;

b) descrição das ações de controle e de monitorações;

c) plano anual de ações;

d) registros dos resultados das avaliações e monitorações realizadas.

37.65.1 Ficam dispensadas de apresentar os documentos especificados no item 37.65 as empresas em que não forem identificados riscos.

37.66 As empresas obrigadas a desenvolver SGSST devem manter atualizados os seguintes documentos:

a) documento estratégico contendo a política e descrição dos elementos do sistema;

b) documento demonstrando a equivalência dos requisitos exigidos nesta NR com os dos modelos voluntários adotados, quando for o caso;

c) todos os demais documentos previstos no sistema adotado.

37.67 A empresa pode manter os documentos relacionados a esta NR em meio eletrônico, à exceção dos registros sistematizados das avaliações de risco e do plano de ação anual.

Observação: *Texto ainda não publicado oficialmente, apenas disponível para consulta pública.*

Cronograma Anual do PCMSO

Anexo 12

Ações	2016								2017				
	Mai	Jun	Jul	Ago	Set	Out	Nov	Dez	Jan	Fev	Mar	Abr	Mai
Visita Preliminar	X												
Inquérito Preliminar de Saúde e Segurança do Trabalho	X												
Entrega do PCMSO para apreciação da empresa	X												
Exames Médicos Ocupacionais Periódicos		X	X	X	X	X	X	X	X	X	X	X	
Palestra ou ação de Saúde que envolva o combate ao Tabagismo (Portaria MT n° 3.857)				X									
Palestra ou uma ação de Saúde que envolva prevenção de DST/Aids (Portaria MT n° 3.195)								X					
Palestra Solicitada pela empresa (opcional)													
Participação do Coordenador do PCMSO na SIPAT (opcional)													
Indicação da Caixa de Primeiros Socorros	X												
Curso de Primeiros Socorros (opcional)													
Entrega do Relatório Anual e Programação para o ano seguinte para análise da CIPA													X

OBS: O quadro do cronograma anual pode ser alterado de acordo com as necessidades da empresa. As opções relativas a: palestra solicitada pela empresa, participação do coordenador do PCMSO na SIPAT (Semana Interna de Prevenção de Acidentes) e curso de Primeiros Socorros são opcionais, devendo ser negociadas com a empresa.

Bibliografia Consultada

AIHA. A Strategy for Occupational Exposure Assessment, editado por Neil C. Hawkins et al. American Industrial Hygiene Association. Ontario: Akron; 1991.

Associação Nacional de Medicina do Trabalho – ANAMT. Belo Horizonte (MG), 2005.

Associação Nacional de Medicina do Trabalho – ANAMT. Centro de Estudos Avançados sobre as Práticas de Medicina do Trabalho e a Preparação dos Médicos do Trabalho – CEAMT. Belo Horizonte (MG), 2003.

BMA – British Medical Association. The Nature of Risk, cap. 2. The British Medical Association Guide – Living with Risk. Chichester: John Willey & Sons; 1987.

Brasil. Decreto 3.048, de 06 de maio de 1999 (alterado pelos Decretos 3.265/1999, 3.298/1999, 3.452/2000, 3.668/2000, 4.032/2001 e 4.079/2002 e 4.729/2003). Diário Oficial da União, Brasília (DF), 12/05/1999.

Brasil. Despacho da Secretaria de Segurança e Saúde no Trabalho do Ministério do Trabalho, de 01 de outubro de 1996. Diário Oficial da União, Brasília (DF), 02/10/1996.

Brasil. Lei 6.514, de 22 de dezembro de 1977. Altera o Capítulo V, do Título II, da Consolidação das Leis do Trabalho, relativo à Segurança e Saúde no Trabalho. Diário Oficial da União, Brasília (DF), 23/12/1977.

Brasil. Lei 8.213/1991. Planos de Benefícios da Previdência Social. Diário Oficial da União, Brasília (DF), 1991.

Brasil. Ministério da Saúde. Doenças Relacionadas ao Trabalho. Manual de Procedimentos para os Serviços de Saúde. Representação no Brasil da OPAS/OMS. Série Normas e Manuais Técnicos; n. 114. Brasília - DF: Editora MS; 2001.

Brasil. Ministério da Saúde. Dor relacionada ao trabalho. Lesões por esforços repetitivos (LER) distúrbios osteomusculares relacionados ao trabalho (DORT). Protocolos de Complexidade Diferenciada. Saúde do Trabalhador. Brasília-DF/2012/Série A – Normas e Manuais Técnicos. Disponível em: http://bvsms.saude.gov.br/bvs/publicacoes/dor_relacionada_%20trabalho_lesoes_ler.pdf Acessado em: 24 abr. 2016.

Brasil. Ministério do Trabalho. Despacho da Secretaria de Segurança e Saúde do Trabalho, de 1º de outubro de 1996.

Brasil. Norma Regulamentadora nº 37, texto proposto ainda não publicado oficialmente. Disponível em: <https://www.linkedin.com/pulse/nr-37-gest%C3%A3o-de-seguran%C3%A7a-e-sa%C3%BAde-trabalho-texto-proposto-stanley> Acessado em: 21 set. 2016.

Brasil. Norma Regulamentadora nº 7, da Portaria 3.214 do Ministério do Trabalho. Disponível em: http://www2.feg.unesp.br/Home/cipa998/norma-regulamentadora-7.pdf Acessado em: 24 abr. 2016.

Brasil. Portaria 3.214, de 08 de junho de 1978. Aprova as Normas Regulamentadoras – NR – do Capítulo V, do Título II, da Consolidação das Leis do Trabalho. Diário Oficial da União, Brasília (DF), 06/07/1978.

Brasil. RDC nº 50, da Agência Nacional de Vigilância Sanitária – Anvisa, de 21 de fevereiro de 2002. Diário Oficial da União, Brasília (DF), 20/03/2002.

British Standard, BS 8800: Guide to Occupation Health and Safety Management Sistem, London: BSI; 1996.

Burgess WA. Recognition of Health Hazards in Industry. A Review of Materials and Processes. 2nd ed. Chichester: John Willey & Sons; 1995.

Conselho Federal de Medicina – CFM. Resolução nº 1.488/1998. Regulamenta as atribuições dos médicos que prestam assistência médica ao trabalhador. Brasília (DF), 1998.

Conselho Federal de Medicina – CFM. Resolução nº 1.638/2002. Define o que é o prontuário médico e torna obrigatória a Comissão de Revisão de Prontuário nas instituições de saúde. Brasília (DF), 2002.

Conselho Federal de Medicina – CFM. Resolução nº 1.639/2002. Dispõe sobre o tempo de guarda dos prontuários e estabelece critérios para a certificação dos sistemas de informação. Brasília (DF), 2002.

Covello VT, Merkhofer MW. Risk Assessment Methods. Approaches for Assessing Health and Environmental Risks. New York: Plenum Press; 1993.

France, Ministère du Travail, de l'Emploi et de la Formation Professionelle. Guide d'Évaluation des Risques Proffessionnels. Paris: Imprimerie nationale; 2013.

Ménard L, Cloutier Y, Goyer N. Stratégie d'évaluation exploratoire d'un milieu de travail. Guide technique T- 02. Montréal, Québec: IRSST; 1987. 98 p.

Oficina Internacional del Trabajo. Enciclopedia de Salud y Seguridad en el Trabajo. Ginebra; 1998.

Oficina Internacional del Trabajo. Principios directivos técnicos y éticos relativos a la vigilância de la salud de lós trabajadores. Ginebra; 1998. Serie Seguridad y Salud en el Trabajo, número 72.